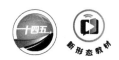

国家卫生健康委员会
"十四五"规划新形态教材

全国高等学校教材

供护理学类专业高等学历继续教育

护理心理学

第 **4** 版

主　　编　　史宝欣

副 主 编　　李红丽　李　莉

数字负责人　　史宝欣

编　　者　　于翠香　中山大学附属第五医院
（以姓氏笔画为序）　王艳娇　昆明医科大学第一附属医院

史红健　湖南中医药大学

史宝欣　天津医科大学

李　莉　川北医学院

李红丽　中国医科大学

李鸿展　广西医科大学

余　娟　甘肃中医药大学

沈晓颖　哈尔滨医科大学

张瑞星　郑州大学

贾立红　大连医科大学附属第一医院

数 字 秘 书　　史红健　湖南中医药大学

人民卫生出版社
·北 京·

图书在版编目（CIP）数据

护理心理学 / 史宝欣主编. -- 4 版 . -- 北京 ：人民
卫生出版社，2025. 4. --（全国高等学历继续教育
"十四五"规划教材）. -- ISBN 978-7-117-37839-0

Ⅰ. R471

中国国家版本馆 CIP 数据核字第 2025JR6265 号

护理心理学
Huli Xinlixue
第 4 版

主　　编　　史宝欣
出版发行　　人民卫生出版社（中继线 010-59780011）
地　　址　　北京市朝阳区潘家园南里 19 号
邮　　编　　100021
E － mail　　pmph @ pmph.com
购书热线　　010-59787592　010-59787584　010-65264830
印　　刷　　鸿博睿特（天津）印刷科技有限公司
经　　销　　新华书店
开　　本　　787×1092　1/16　　印张：16
字　　数　　376 千字
版　　次　　2003 年 8 月第 1 版　　2025 年 4 月第 4 版
印　　次　　2025 年 5 月第 1 次印刷
标准书号　　ISBN 978-7-117-37839-0
定　　价　　52.00 元

打击盗版举报电话　010-59787491　　E- mail　WQ @ pmph.com
质量问题联系电话　010-59787234　　E- mail　zhiliang @ pmph.com
数字融合服务电话　4001118166　　　E- mail　zengzhi @ pmph.com

出版说明

为了深入贯彻党的二十大和二十届三中全会精神，实施科教兴国战略、人才强国战略、创新驱动发展战略，落实《教育部办公厅关于加强高等学历继续教育教材建设与管理的通知》《教育部关于推进新时代普通高等学校学历继续教育改革的实施意见》等相关文件精神，充分发挥教育、科技、人才在推进中国式现代化中的基础性、战略性支撑作用，加强系列化、多样化和立体化教材建设，在对上版教材深入调研和充分论证的基础上，人民卫生出版社组织全国相关领域专家对"全国高等学历继续教育规划教材"进行第五轮修订，包含临床医学专业和护理学专业（专科起点升本科）。

本套教材自1999年出版以来，为促进高等教育大众化、普及化和教育公平，推动经济社会发展和学习型社会建设作出了重要贡献。根据国家教材委员会发布的《关于首届全国教材建设奖奖励的决定》，教材在第四轮修订中有12种获得"职业教育与继续教育类"教材建设奖（1种荣获"全国优秀教材特等奖"，3种荣获"全国优秀教材一等奖"，8种荣获"全国优秀教材二等奖"），从众多参评教材中脱颖而出，得到了专家的广泛认可。

本轮修订和编写的特点如下：

1. 坚持国家级规划教材顶层设计、全程规划、全程质控和"三基、五性、三特定"的编写原则。

2. 教材体现了高等学历继续教育的专业培养目标和专业特点。坚持了高等学历继续教育的非零起点性、学历需求性、职业需求性、模式多样性的特点，贴近了高等学历继续教育的教学实际，适应了高等学历继续教育的社会需要，满足了高等学历继续教育的岗位胜任力需求，达到了教师好教、学生好学、实践好用的"三好"教材目标。

3. 贯彻落实教育部提出的以"课程思政"为目标的课堂教学改革号召，结合各学科专业的特色和优势，生动有效地融入相应思政元素，把思想政治教育贯穿人才培养体系。

4. 将"学习目标"分类细化，学习重点更加明确；章末新增"选择题"，与本章重点难点高度契合，引导读者与时俱进，不断提升个人技能，助力通过结业考试。

5. 服务教育强国建设，贯彻教育数字化的精神，落实教育部新形态教材建设的要求，配备在线课程等数字内容。以实用性、应用型课程为主，支持自学自测、随学随练，满足交互式学习需求，服务多种教学模式。同时，为提高移动阅读体验，特赠阅电子教材。

本轮修订是在构建服务全民终身学习教育体系、培养和建设一支满足人民群众健康需求和适应新时代医疗要求的医护队伍的背景下组织编写的，力求把握新发展阶段，贯彻新发展理念，服务构建新发展格局，为党育人，为国育才，落实立德树人根本任务，遵循医学继续教育规律，适应在职学习特点，推动高等学历医学继续教育规范、有序、健康发展，为促进经济社会发展和人的全面发展提供有力支撑。

新形态教材简介

本套教材是利用现代信息技术及二维码，将纸书内容与数字资源进行深度融合的新形态教材，每本教材均配有数字资源和电子教材，读者可以扫描书中二维码获取。

1. 数字资源包含但不限于PPT课件、在线课程、自测题等。

2. 电子教材是纸质教材的电子阅读版本，其内容及排版与纸质教材保持一致，支持多终端浏览，具有目录导航、全文检索功能，方便与纸质教材配合使用，可实现随时随地阅读。

获取数字资源与电子教材的步骤

❶ 扫描封底**红标**二维码，获取图书"使用说明"。

❷ 揭开红标，扫描**绿标**激活码，注册／登录人卫账号获取数字资源与电子教材。

❸ 扫描书内二维码或封底绿标激活码随时查看数字资源和电子教材。

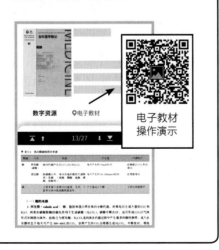

数字资源　♀电子教材

电子教材
操作演示

❹ 登录 zengzhi.ipmph.com 或下载应用体验更多功能和服务。

扫描下载应用

客户服务热线 400-111-8166

前　言

为了适应新时期我国高等学校护理学类专业专科起点本科学历教育的需要，经全国高等学历继续教育规划教材评审委员会审定，国家卫生健康委员会"十四五"规划教材、全国高等学历继续教育教材护理学专业（专升本）《护理心理学》第4版启动了修订工作。

本书根据专升本教育培养实用型人才的目标和专升本学生的特点，按"新、精、深"的原则，在尽量避免与专科教材不必要重复的同时，精选教学内容，根据临床护理工作实际需要，力图使学生提高护理心理学理论水平和临床实践技能，更好地为临床服务，同时维护和提高护士自身的心理健康水平。全书共分为十章，分别介绍护理心理学基础知识和基础理论、应激与心身疾病、临床心理评估与心理干预、病人心理、临床心理护理概论与实践、护士心理、护患关系与护患沟通等内容。本教材配有数字资源，包含PPT课件、自测题等，扫描书中二维码即可查看。

本书内容力求体现以健康为中心的护理学科特点，使学生体会并掌握生理-心理-社会医学模式下的临床护理模式，使其成为新形势下适应社会发展需要和人民群众健康需求的复合型临床护理人才。

本书的主要读者是我国高等医学院校专科起点升入本科的护理学专业学生，也可作为临床护理教师和护士的进修教材和参考用书。

本书在编写过程中得到了第四届全国高等学历继续教育规划教材评审委员会专家的热情帮助和指导，以及各编者所在单位的大力支持；在书稿定稿阶段，我的研究生王婧、崔佳璐、匡哲湘、张植婕等同学做了大量辅助性工作，在此表示衷心的感谢。

本书参编人员具有丰富的教学经验和临床实践经验，但由于时间仓促和水平所限，书中疏漏和错误之处在所难免，敬请读者和同行提出宝贵意见，以利再版时加以改正和完善。

史宝欣

2025 年 3 月

目　录

第一章　　**绪论**

随着我国经济社会的快速发展，人民群众对健康需求普遍提高，在医学模式由生物医学模式转变为"生理-心理-社会"模式的背景下，护理模式已经由"以疾病为中心"的"功能制护理"向"以病人为中心"的"整体护理"模式转变。在临床护理实践中护士关注病人的心理反应和情绪变化，满足病人的心理需求，对病人早日康复具有重要的促进作用。另外，在临床护理工作中维护护士心理健康、锻造优秀护士人格对提高临床护理质量、在临床护理工作充分发挥护士潜能、成就护士职业人生具有重要作用。因此，护士学习、掌握护理心理学相关理论和临床实践技能对提高临床护理质量和护理水平具有积极意义。

第一节　护理心理学概述

护士在临床护理实践中会遇到许多心理学问题，如在临床护理工作中对患有心身疾病的病人如何开展临床护理工作，以及如何应对在临床诊疗过程中病人可能出现的各种心理反应和行为问题。在临床护理实践过程中会涉及诸多心理学理论和实践技术，如何将心理学理论和技术运用到临床护理实践中，是护理学和心理学共同的研究领域。

一、护理心理学的相关概念

（一）心理学相关概念

心理学（psychology）是关于个体的心理现象和行为的科学。心理现象包括心理过程和人格两部分。心理过程包括认知过程、情绪和情感过程、意志过程。认知过程包括感知觉、记忆，是个体对信息的加工过程。情绪和情感过程是个体对客观事物认识过程中表现出来的态度体验。意志过程是指个体为了满足某种需求而产生一定动机，自觉确定目标并力求达到目的的心理过程。人格亦称个性，是个体在社会化过程中形成的特色成分，可分为人格倾向性、个性心理特征和自我意识三部分。人格倾向性包括兴趣、需求、动机、理想和信念等；个性心理特征包括能力、气质、性格；自我意识包括自我认知、自我体验和自我调控。

（二）护理心理学的定义

护理心理学（nursing psychology）是心理学在护理情境中研究与个体或群体心理和行为相关问题的一门应用学科，是将心理学理论和技术应用于护理学领域，研究病人和护士心理活动发生、发展和变化的规律和特点，并实施最佳护理措施的交叉学科。

护理心理学既要研究病人心理活动的规律和最佳心理护理方法，同时还应研究护士的心理活动规律和特点，其目的是了解病人的心理需求，采用有个体化的心理护理方法以消除或减轻病人的不良情绪，加快其康复进程；同时维护护士自身的心理健康，锻造优秀护士人格，培养优秀护理人才实施最佳临床护理服务，满足人民群众的健康需求。

二、护理心理学的特征和学科性质

（一）护理心理学的特征

护理心理学定义中的个体和群体包括护士和病人（亦称护理对象），而护理情境是指病人所处的特定社会生活条件，既包括医院、病人所处的家庭和社区，还包括所有影响病人和护士心理活动规律的社会条件和社会环境。护理心理学具有以下特征：

1. 注重探究护理情境中个体及群体间的相互作用　护理心理学在研究个体或群体心理活动规律时，应注重在护理情境下个体或群体间的相互作用。对病人心理活动规律的研究，既要了解病人的心理活动如何受到护理情境中其他个体或群体的影响，还要了解病人的心理活动如何影响护理情境中的其他个体或群体。

2. 重视研究护理情境对病人的影响　护理心理学在研究个体或群体心理活动规律时，应重视护理情境对个体和群体心理活动的影响作用。当病人面对井然有序的医疗环境，镇定自若且技术娴熟的医生和护士，其原本高度紧张和惊恐的情绪有可能逐渐放松，产生有利于疾病转归的心理活动；如果病人面对的是杂乱无章的医疗环境，惊慌失措、手忙脚乱的医生和护士，其原本高度紧张的情绪就会加剧，产生致疾病恶化的心理活动。

3. 强调探索个体内在心理因素对疾病的影响　护理心理学研究个体内在心理因素对疾病的影响，应重视个体内在心理因素在特定环境中对其自身具有的决定性作用。在相同的护理情境下，个体因心理因素的不同而产生不同的心理反应。乐观、开朗、坚强的个体与悲观、忧郁、软弱的个体面对疾病时，可能产生截然不同的心理活动。个体内在心理因素在特定的情境中对自身的心理活动和疾病过程具有不同影响作用。

（二）护理心理学的学科性质

护理心理学是一门新兴交叉学科，涉及多学科的理论和技术。护理心理学的学科属性具有以下3个特征：

1. 护理心理学是交叉的融合学科 护理心理学是现代医学发展的结果，同时还是心理学向护理学融合渗透的结果。护理心理学是介于医学、护理学和心理学之间的交叉学科，是具有浓重人文社会科学色彩的交叉融合学科。护理心理学运用心理学的理论阐述个体或群体在护理过程中的心理活动规律，需要汲取医学、护理学、人类学、社会学、行为学等学科的研究成果，以丰富护理心理学的学科内容，彰显"以病人为中心"的护理目标和服务宗旨。

2. 护理心理学是新兴的独立学科 新兴学科的出现是内外因素共同作用的结果。护理心理学是从心理学和护理学的交叉渗透过程中逐渐发展成的、具有独立理论基础和学科体系的新兴独立学科。经济社会发展带来的人类健康观念变化、医学模式转变、临床护理体制变革是护理心理学成为独立学科的外部条件。社会发展使得人们对健康的认识和需求发生变化，为了满足人民群众不断增长的健康需求，护理学需要借助心理学、社会学等相关学科的理论与方法，由此促进了护理学与上述学科的交叉和融合。

护理学和心理学的自身学科发展需求是推动护理心理学成为独立学科的内部条件。心理学和护理学的相互交叉，在护理临床实践中逐渐形成了相对独立的理论体系和研究领域。同时，大批拥有心理学理论知识和实践技能的护士在临床护理实践中积极探索心理学在护理学领域的应用研究，加速了护理心理学成为新兴独立学科的进程，这些都是促使护理心理学成为新兴独立学科的内在发展动因。

3. 护理心理学是重要的应用学科 护理心理学是护理学理论体系中非常重要的应用学科。护理心理学是心理学和护理学理论与实践的有机结合，将心理学理论体系和实践技术与临床护理实践紧密结合，应用于临床专科、社区和家庭以及护理院、康复中心、社会福利院、戒毒中心和安宁疗护中心等机构的临床护理工作中，对提高临床护理质量具有积极的促进作用。

三、护理心理学与相关学科的关系

（一）护理心理学与普通心理学

普通心理学（general psychology）是研究心理现象发生、发展和活动一般规律的科学，研究心理与客观现实的关系、心理与脑的关系、各种心理现象之间的相互联系和其在心理结构中的地位与作用，以及心理现象的研究方法等。普通心理学是心理学的基础学科，涵盖了心理学各分支学科的研究成果，同时又为各分支学科提供理论基础。普通心理学同样也是护理心理学的基础，是护理心理学的入门学科。国内的护理心理学教材大多包含普通心理学的内容，其目的是帮助护理专业学生了解和掌握心理现象及其一般规律，为护理心理学其他内容的学习奠定理论基础。

（二）护理心理学与医学心理学

医学心理学（medical psychology）是将心理学的理论和技术应用于医学领域，研究心理因素在人类健康与疾病及其相互转化过程中的作用和规律的学科。医学心理学既要研究医学领域中的心理、行为与健康和疾病（包括心身）的关系问题，还要研究如何将心理学的知识和技术应用于医学领域中以增进健康和治疗疾病的问题。医学心理学具有交叉学科和边缘学科的特点。医学心理学涉及的研究领域包括心理学的许多分支学科，如临床心理学、生理心理学、认知神经科学、变态心理学、神经心理学、健康心理学、咨询心理学、精神卫生学等。心理评估与心理治疗技术是医学心理学研究和干预的重要手段。心身医学和行为医学则是医学心理学主要的相关领域。

护理心理学是从医学心理学中分化出来的新兴学科。护理心理学和医学心理学在理论建构和临床实践技术方面都有许多交叉。如护理心理学中的应激理论不仅是心理与健康和疾病关系的核心理论，还是医学心理学的基础理论；护理心理学的心理评估理论和方法是医学心理学的重要内容，同时还是临床心理学的核心手段；心理干预在护理心理学和医学心理学中都是非常重要的核心内容。从总体上看，护理心理学同医学心理学一样，都将病人作为本学科的重要研究对象，但是护理心理学更多的是围绕病人的心理问题开展研究，充分发挥护士同病人密切接触的专业优势，探索如何根据病人心理活动的一般规律和个性特征，制订出个体化的心理护理计划，更好地促进病人康复。

（三）护理心理学与社会心理学

社会心理学（social psychology）是研究社会心理与社会行为的产生、发展与变化规律的科学。社会心理学研究社会中的群体心理现象，如社会情绪、阶层和族群心理、宗教心理、社会交往与人际关系等，还研究组织的社会心理现象，如组织内人际关系、心理相容、团体氛围、领导与被领导、团体团结与价值取向等。社会心理学的核心理论是人际关系理论，人际关系理论和沟通理论是护理心理学的核心研究内容，如社会因素对病人心理的影响、护患关系的调适等，都需要应用社会心理学的理论和技术加以解决。

第二节　护理心理学研究对象和研究方法

分析研究临床护理领域各种复杂的心理现象及其规律是护理心理学的研究目的。根据护理心理学研究对象的特征，结合护理心理学发展现状，科学地选择合适的研究方法，是促进护理心理学健康发展的重要保证。因此，护士应在熟练掌握心理学及相关学科的研究方法的基础上，立足临床护理领域的心理学问题开展研究，并在研究实践中逐渐构建护理心理学研究方法。

一、护理心理学的研究对象

护理心理学研究对象包括以病人为主体的护理对象心理和以临床护理为主体的护士心理两部分。

（一）护理对象心理

1. 病人　护理心理学主要研究疾病对个体心理活动的影响作用，形成对病人心理活动共性规律的认识。探究疾病行为的心理学基础，以明确心理因素致病的内在关系。分析不同疾病、不同治疗方式以及不同年龄病人的心理反应特点，为心理护理方案的制订提供客观依据。研究心理护理程序与干预措施效果，建立规范有效的临床心理护理模式。

2. 社区居民　促进社区居民的心理健康水平是社区护理的工作目标，也是护理心理学的研究内容。社区居民可分为健康群体、亚健康群体、慢性病群体。对健康群体以维护心理健康为主要内容；对亚健康群体以分析心理、社会因素对健康的影响以及预防疾病发生为主要内容；对慢性病群体则应以减缓心理反应对疾病的消极影响、增强个体心理调节能力为主要内容。

（二）护士心理

1. 护理专业学生　护理心理学研究内容关注护理专业学生的职业心理形成与发展影响因素，包括护士角色人格特质的形成与发展、护士角色人格影响因素、护士职业心理素质养成途径、优化护理职业教育途径等。

2. 临床护士　护理心理学关注临床护士的职业心理维护与巩固影响因素研究，包括积极职业心理要素、护士职业心理对病人心理变化的影响、临床护理过程对护士产生职业压力的分析、心理应对方式及护士心理调节能力、护士心理健康维护措施等。

二、护理心理学的研究原则

护理心理学的研究与医学、护理学、心理学、医学心理学等相关学科的研究具有相似性，但又有其自身特点。护理心理学遵循心理学研究特点，又有医学研究的特征。在护理心理学研究中，应该主要遵循以下原则：

（一）方法论原则

科学研究证明，辩证唯物主义和历史唯物主义的基本原理是指导科学研究唯一正确的方法。护理心理学研究同样应遵循辩证唯物主义和历史唯物主义的基本原理，辩证和发展地看待研究对象，不能割裂事物之间的联系，要避免主观唯心主义的影响。

理论联系实际同样也是护理心理学科学研究应遵循的方法论原则。护理心理学研究主要是借助于心理学或社会心理学的理论，分析护理领域中病人与护士的各类心理问题，研究护理情景对个体心理过程的影响，在心理学理论的指导之下，积极开展心理护理实践，并在此基础上逐渐形成本学科的理论体系。

（二）客观性原则

客观性原则指对客观事物采取实事求是的态度，既不歪曲事实，也不主观臆断。这是任何科学研究都必须遵循的原则。护理心理学是理论与实践相结合的学科，在护理心理学研究中，要深入临床护理实践工作获得相关研究素材，并在实践中对研究要素进行观察、思考、总结，认真解决临床护理中存在的实际问题。研究者对研究假设的验证务必坚持客观性原则，不能以个人的价值倾向影响对研究结果的判断。此外，护理心理学处于学科发展初期，各种评价指标与观察尺度尚未标准化，要求研究者具有高度的责任感和认真严谨的态度，熟练掌握和运用各类研究方法，坚持客观化标准，将理论与实际密切结合，坚持实事求是的科学态度，确保研究工作的真实性、科学性。

（三）系统性原则

事物不是孤立存在的，事物之间存在相互联系，以系统观点分析问题是科学研究应遵循的原则。护理心理学是研究在护理情境这一特定社会条件下，个体或群体心理活动发生、发展及其变化规律的学科。护理情境与个体之间存在相互作用和影响，如果在分析病人或护士的心理活动时离开护理情境孤立地看待其心理反应和变化，就无法揭示其心理反应的本质及发展规律。

（四）伦理学原则

护理心理学的研究对象是人，因此护理心理学的研究过程必须坚持知情同意的伦理学原则，并且严格限制任何有损于研究对象的研究手段，如欺骗、损害或伤害、侵犯等，同时有责任对研究对象的资料实行严格的保密原则，必须恪守以下伦理学原则：

1. 维护被研究者的身心健康 在护理心理学研究过程中，不允许人为地对被试者施以惊恐、忧伤等不良刺激，避免使用和采用易导致被试者不愉快或者疲劳的研究程序。

2. 尊重被研究者的主观意愿 在护理心理学研究过程中，研究者在被试者知情和同意的前提下，才能进行试验研究，不能强行要求被试者参加某项试验，如果被试者在研究试验过程中有意愿终止合作，研究者应该维护被试者的权利，尊重他们的选择。

3. 尊重被研究者的个人隐私 在护理心理学研究过程中，研究者有责任对被研究者的个人信息实行严格的保密原则，未经被研究者同意，不得将任何涉及被研究者个人的信息资料公之于众，如需将有关资料反映在研究报告中，必须隐去被研究者的真实姓名，或将其完整原始资料分解处理后使用。

三、护理心理学的研究内容和研究方法
（一）护理心理学的研究内容

护理心理学的任务是将心理学的理论和技术应用于临床护理实践，指导护士根据病人的心理活动规律做好心理护理工作。护理心理学必须深入研究以下领域：

1. 研究病人心理特征对健康和疾病的作用机制 护理心理学的重要任务之一是通过有效的研究方法，探究不同病种、不同性别、不同年龄阶段病人的一般心理活动规律和特殊心理活动特点，探索心理应激、情绪、人格和生活方式在疾病和健康中的作用和意义，探索健康相关行为和易患疾病的行为，以此为依据实施最佳的心理护理服务，促进病人早日全面康复。

2. 探索有效的心理护理方法并应用于临床护理实践 护理心理学的研究重点是如何科学准确地评估病人的心理状态，以及对病人异常心理活动进行干预。护士要掌握正确有效的心理评估技术，向病人提供客观准确的心理活动量化测评工具，建立心理护理效果评估的科学体系。针对病人当前存在的和潜在的心理问题及心理特点，在心理健康教育的基础上，选择合适的心理干预方法，制订个性化的心理护理方案，根据病人心理问题的性质、人格特征以及自身的经验，对病人

存在的心理问题进行干预，使其得到解决或缓解。护理心理学还应研究如何运用心理学知识和技术增进病人的心身健康，促进护理心理学理论和技术的不断完善和发展。

3. 研究优秀护士的心理特点并探索培养途径　护士通过临床护理实践为病人减轻痛苦并帮助其恢复健康，因此要求护士必须具备良好的心理素质和优秀的护士人格，良好的情感表达力和自控力，较好的人际沟通能力，以及较强的面对挫折、冲突和孤独的容忍力和耐受力。上述能力的养成是护士职业心理素质优化必须具备的能力和素质。现代临床护理工作对护士的心理素质提出了更高的要求，如何培养护士的良好心理素质，是护理心理学的重要研究内容。

（二）护理心理学的研究方法

研究方法的科学性对学科发展和完善非常重要，作为新兴的交叉学科，加强护理心理学的研究方法建设，可以完善护理心理学的学科建设，促进学科快速发展。护理心理学是医学、护理学、心理学、社会学等学科交叉融合的新兴边缘学科，其研究方法与心理学、社会学、医学和护理学等学科的研究方法具有极高的相似性，在研究程序上与上述学科基本相同，即提出问题、探究与问题相关的理论和模式、建立假设、选择合适的研究方法、通过观察测试和实验进行论证、验证假设得出结论、总结与反馈等七个步骤。护理心理学的研究方法主要有：观察法、调查法、实验法、测验法等。

1. 观察法（observational method）　是通过对研究对象的行为活动进行直接观察和记录，从而分析研究两个或多个变量间关系的研究方法，是科学研究中最基础和应用最广泛的研究方法。护理心理学领域所采用的观察法是通过对研究对象，特别是病人的动作、表情、言语等外显行为的观察来了解研究对象的心理活动。观察法在心理评估、心理干预中被广泛应用，根据是否预先设置情景，可分为自然观察法与控制观察法；根据观察结构不同，可分为结构式观察法和非结构式观察法。

（1）自然观察法与控制观察法

1）自然观察法（naturalistic observation）：是在自然情境中对个体行为做直接或间接的观察记录和分析，从而解释某种行为变化的规律。如观察身体的姿势、动作、表情等。自然观察到的内容虽然比较真实，但由于影响个体活动的因素过多，因而难以对自然观察的结果进行系统推论。

2）控制观察法（controlled observation）：又称为实验观察法，指在预先设置的观察情境和条件下进行观察的方法，其结果带有一定的规律性和必然性。在进行有关儿童行为、社会活动或动物行为的观察时多采用此观察法。

（2）结构式观察法和非结构式观察法

1）结构式观察法（structured observation）：指有现成的正式记录格式，并已规定研究人员要观察哪些现象和特征，以及用哪种方式进行观察的研究方法。如将住院病人心理状况分为焦虑、抑郁、焦虑抑郁并存3类，观察人员只需将病人的具体心理活动依次归类即可。

2）非结构式观察法（unstructured observation）：指没有正式的记录格式，研究人员参与到被观察者的活动中，用现场记录或日志记录法记录观察结果，再加上观察者的解释、分析和综合得出结论的研究方法。非结构观察法可以提供较为深入的研究资料，比较适用于探索性研究，其缺点是所收集资料的深度受观察者进入观察情景程度的影响，并且还受观察者主观因素的影响。

2. 调查法（survey method） 是通过访谈、会谈、座谈或问卷等形式系统直接地收集资料，并通过对资料的统计分析来认识心理行为现象及其规律的方法。调查法由于方法简便，结果较为科学，具备一定的参考价值，在心理学领域被广泛采用。

（1）问卷法（questionnaire method）：是研究者将事先设计好的调查问卷，当场或通过函件交由研究对象，由其自行阅读填写要求并填写问卷，然后由研究者回收问卷并对问卷进行整理和分析的研究方法。问卷调查可以在短时间内获得大量信息数据，但问卷和调查表的设计、问题陈述所使用的语言、调查样本的选取、调查过程中的质量管理以及对调查数据分析的准确程度都会影响问卷调查研究结果的科学性和学术价值，因此需要研究者科学策划和严谨设计，才能得到有价值的研究成果。

（2）访谈法（interview method）：指通过研究者或经过培训的调查员与研究对象（被试者）面对面会谈了解其心理信息，按同一标准记录研究对象回答问题的内容，同时观察其交谈时的行为反应，以补充和验证所获得的信息资料，经分析后得出结果的研究方法。访谈法的效果取决于问题的性质和研究者的会谈技巧，研究对象的内心感受是否真实地表露取决于研究者会谈前的充分准备和会谈过程中的引导、应变和关怀技术的应用。

3. 实验法（experimental method） 是经过设计，在高度控制的情景下，研究者通过操作自变量使其系统改变，观察因变量随自变量变化所受的影响，探究自变量与因变量间的因果关系的研究方法。实验法是目前最为严谨的研究方法，实验法能够完整体现陈述、解释、预测和控制四层次的科学研究目的。与护理心理学研究内容相关的实验法有实验室实验法、自然实验法、模拟实验法3种。

（1）实验室实验法（laboratory experimental method）：指在特定的心理实验室里，借助专门仪器设备研究病人心理行为规律的方法。实验室实验法的优点在于研究者能够控制实验变量，以消除无关变量影响，研究者可以随机安排研究对象，使其特征在各种实验条件下相等，从而显现出自变量和因变量间的关系。其缺点在于实验室条件下获得的研究结果缺乏概括性，因此外在效度较低，另外由于实验室条件与现实生活条件的巨大差异性，在实验室环境中很难消除研究对象的反应倾向性和研究者对研究对象的影响。

（2）自然实验法（natural experimental method）：指将实验法延伸到社会实际生活情境中进行研究的方法，自然实验法是护理心理学常用的研究方法。如研究噪声、光线强度和病房墙面颜色对住院病人心理影响的研究等都需以病房为研究现场开展研究。自然实验法的优点在于可以减少人为干扰，提高研究的内在效度和外在效度。自然实验法的缺点是由于实验控制不严，难免有其他因素作为外变量影响实验过程，此外研究工作要跟随事件发展的原有顺序进行，研究持续的时间可能较长。

（3）模拟实验法（imitative experimental method）：指根据研究需要人为设计某种模拟真实社会情境的实验场所，探求人的心理活动发生和变化规律的研究方法，如模拟护患交流情境，请有关人员扮演病人观察护士的人际沟通能力。模拟实验虽然是人为设计的情景，但对研究对象而言，如果没有察觉是人为设置的情境，其产生的心理反应实际上是真实的。模拟实验法由于研究对象不知道自己的身份，因此不会产生反应偏向。由于自变量得到了控制，因此可以得出研究变量间的因果关系。模拟实验法的缺点是对自变量控制程度较低，无关因素影响的可能性较大，难以保护研究对象的权利和安全。因此，研究者在根据研究目的选择研究方法时要充分考虑上述因素，选择合适的实验方法。

4. 测验法（test method） 也称心理测验法（psychological test method），测验法作为个体心理反应、行为特征等变量的定量评估手段，根据测验结果揭示研究对象的心理活动规律，是心理学收集研究资料的重要方法。测验法需采用标准化、有良好信度和效度的通用量表进行评估，如人格量表、智力量表、行为量表、症状评定量表等。心理测验种类繁多，必须严格按照心理测验的科学规范实施才能得到科学结论。护理心理学研究主要使用测评人格、行为、症状等方面的量表，具体内容请参阅本书的相关章节。

（三）护理心理学的研究方式

护理心理学研究方法指开展临床护理领域心理学研究的各种具体方法，研究方式是根据研究设计的具体需求，综合各种具体研究方法而展开的不同类型的研究。

1. 个案研究（case study） 又称为档案研究（archive research），指采用观察、访谈、测评、实验等方法，以单一典型案例（如个体，或一个家庭，或一个团队）为研究对象的研究方式。个案研究将临床诊疗疾病过程中所使用的询问病人的个人既往史、生活史、全面查体等一系列规范化程序引入心理学研究的各个领域。

个案研究强调研究结果对样本所属整体的普遍意义，如临床医学深入研究一个典型病例，即可为更大范围的治疗提供借鉴。个案研究必须配合个案问题的性质，将所得资料按各学科门类做进一步做专业化处理。护理心理学常常需采用个案研究的方法，通过对多个护士、病人的典型个案的研究和积累，以找出解决问题的规律。

个案研究还可用于某些研究的早期探索阶段，详细的个案研究资料可为进一步开展大规模研究提供依据。个案研究对于某些特殊案例进行深入、详尽、全面的研究，对揭示某些有实质意义的心理发展及行为改变问题有重要的意义。

2. 抽样研究（sampling study） 指采用观察、访谈、测评、实验等多种方法针对某类问题采用科学抽样所做的较大样本研究。抽样研究的关键是取样的代表性，如实施癌症病人心理承受能力研究时，如仅从癌症病人俱乐部抽样，其结论不具备整个癌症病人群体的代表性，毕竟癌症俱乐部的病人，仅占全部癌症病人的较少部分，从其抽样所得的结论，不能用于分析或获得所有癌症病人的心理活动规律。

3. 纵向研究（longitudinal study） 指对同一批研究对象在连续时间段内做追踪性研究，以探讨某一现象的发展规律。该研究方式还可依据研究的启动时间分为前瞻性研究和回顾性研究两种。

（1）前瞻性研究（prospective study）：指以当前为起点，综合采用多种研究方法追踪至未来的研究方式。前瞻性研究虽具有很高的科学价值，但因其实施难度较大，对研究者的知识结构、学术水平要求较高，目前在护理心理学研究领域中的应用尚不普遍。

（2）回顾性研究（retrospective study）：指以当前为终点，综合采用多种研究方法追溯既往的研究方式。回顾性研究较多采用交谈、访问、查阅记录等方法收集资料和数据，分析和评价既往诸多因素对当前事件的影响。临床心理学领域使用该研究方式较为普遍，但其科学价值远不及前瞻性研究，并且存在较大缺陷，其研究结果易受研究对象所报告资料的真实性和准确程度的制约。如原发性高血压病人可能自认为当前病况与既往经历有关，因而夸大生活事件及其影响程度，由此可能误导研究者得出"该病人的疾病状况与其所经历生活事件密切相关"的不真实结论。

4. 横向研究（transverse study） 又称横断研究，指对相匹配的实验组、对照组的研究对象选择同一时间内就相同变量进行的比较分析研究；或对背景相同的几组研究对象分别设置不同的刺激条件和刺激强度，观察各组研究对象所呈现出反应的差异，据此分析并推导其主要影响因素的研究方法。如研究癌症病人的家庭功能特点及常用应对方式时，在随机抽取一定数量的癌症病人进入实验组的同时，还需随机抽取与癌症病人的家庭背景类似、数量相当的正常个体进入对照组，并尽可能控制两组被试的家庭功能、应对方式之外的其他条件，即两组被试的其他条件经统计学处理无显著差异。随后通过对两组被试的家庭功能、应对方式的分析比较，得出"癌症病人的家庭功能特点及常用应对方式"的研究结论。横向研究常用于护理心理学研究。

5. 质性研究（qualitative research） 又称定性研究，是一种以研究者本人为研究工具，在自然情境下，对个体的生活世界以及社会组织的日常运作进行观察、交流、体验、理解与解释的研究。质性研究以解释现象为导向，其研究焦点是构建和维持有意义、复杂、有微小差别的过程，目的是捕获个体的社会生活经历，以及人们基于自己的观点对其经历的解释。与量性研究遵循的实证主义范式不同，质性研究遵循诠释主义、建构主义和批判主义等科学范式。因而其结果能够比较充分地显示研究对象的生活经历、价值观、情境体验和感受等。质性研究在护理心理学领域的运用日益受到关注，常用的质性研究方法包括现象学研究、扎根理论研究、人种学研究、行动研究等。

（1）现象学研究（phenomenological approach）：基于现象学的哲学思维，运用归纳及描述的方法，在没有预设及期望的情况下，强调从一个过来人的角度研究其日常生活中所经历的生活世界的本质及其基本结构。如文章《护士工作倦怠及其影响因素的现象学研究》即以现象学研究方法对护士进行半结构式深度访谈，了解护士对工作倦怠的个人体验，进而探究护士工作倦怠的影响因素。现象学研究方法通过有系统地对所研究的生活世界的经历和主观意义，采取开放的态度，不断地质疑、反思、洞察，让经验尽可能地呈现其整体性，以寻求所研究现象的本质。

（2）扎根理论研究（grounded theory approach）：是一种自下而上建立理论的研究方法，即在系统收集资料的基础上，寻找反映社会现象的核心概念，然后通过相关概念之间建立起的联系而形成理论。与现象学研究的着眼点不同，扎根理论的重点不在其经验性，而是强调基于资料的理论抽象。如依据"具有'坚强'特质的乳腺癌病人的抗癌体验"，运用扎根理论研究方法，形成乳腺癌病人坚强抗癌的理论模型。

（3）人种学研究（ethnographic approach）：又称民族志研究，是聚焦于文化视角的诠释和呈现研究的研究方法，其研究目标是尝试从寻找意义及情感的模式发现文化框架，分析其结构和内容，并以此解释社会现象。人种学研究的核心是完好或深度的描述，要求研究者必须沉浸到一个团体或一种社会环境中去获取信息（田野作业）。人种学研究中资料搜集的途径相当丰富，常用方法有参与观察、无结构性深入访谈和文件分析等。人种学研究适用于探讨不同文化环境中人们的健康信念或特定人群的生活方式及其健康行为等。

（4）行动研究（action research）：指社会情境参与者为提高对所从事的社会实践的理性认识，加深对实践活动及其依赖背景的理解所进行的反思研究，一般包括计划、行动、观察、反思、计划等步骤。行动研究强调以反思理性为基础，认为行动中的"知"很难用概念和语言表达，只有在具体情境和问题解决中才能真正了解行动者思维和情感。行动研究强调行动者做研究，在行动中研究，为行动而研究，重视以实践中的问题为主要导向，不但强调行动本身，还强调行动的背景；重视行动者的研究参与和协同合作，重视行动者的反思过程，强调具体问题的解决，其研究结果可使行动者自身获得研究解决问题的经验，促进专业成长。如2020年发表在《护理学》杂志上的《基于行动研究法的胃肠肿瘤患者术后口渴护理干预》对289例胃肠道术后病人采用行动研究法，通过观察、反思、计划、行动的2个循环过程，不断修正、完善口渴护理干预策略，形成围手术期口渴症状管理流程。结果显示，基于行动研究法对胃肠肿瘤手术病人进行口渴护理干预管理，可有效改善病人术后口渴程度与口腔舒适度。

第三节　护理心理学发展历程

护理心理学是在现代护理学发展过程中逐渐形成的交叉学科，随着医学模式的转变和人民群众健康需求的不断提高，护理心理学在护理学学科体系中的地位和作用越来越重要，了解护理心理学的发展历史和发展趋势，对丰富和完善护理学学科体系具有积极作用。

一、我国护理心理学发展概况

我国护理心理学的发展是随着护理学、心理学和医学心理学的发展而逐渐发展成为独立学科的。

（一）我国护理心理学历史沿革

1917年北京大学开设心理学课程，首次建立心理学实验室，标志着我国现代心理学进入科学时代。1920年南京高等师范学校建立了我国第一个心理学系。1921年中华心理学会在南京正式成立。1922年我国第一本心理学的杂志《心理》出版。中华人民共和国成立后仅有少数医院有专职的医学心理学人员从事心理诊断和心理治疗工作，直到1958年中国科学院心理研究所成立了"医学心理学组"，针对当时为数众多的神经衰弱病人开展以心理治疗为主的综合快速治疗，获得了显著疗效。

改革开放后，医学心理学工作在全国各地开展。1981年有学者发出应该建立和研究护理心理学的呼吁，由此我国护理心理学的研究逐步深入，其科学性以及在临床护理工作中的重要性引起学术界及卫生管理部门的高度重视，医学界尤其是护理界逐渐接受了护理心理学的理念，此后经过不懈努力护理心理学取得了令人瞩目的成就。1991年人民卫生出版社出版的高等医学院校本科教材《医学心理学》中，将护理心理学归为医学心理学的分支学科。1995年11月，中国心理卫生协会护理心理学专业委员会在北京正式成立，标志着护理心理学作为独立学科在国内学术界有了最高层次的学术机构。1996年，经有关专家学者讨论将护理心理学教材正式命名为《护理心理学》，并被列为教育部"九五"规划教材，由此护理心理学在我国成为一门独立学科，护理心理学的学科建设步入新的历史发展时期。

（二）我国护理心理学发展现状

自1996年我国第一本护理心理学教材问世以来，护理心理学作为一门独立学科得到了长足的发展，我国护理心理学发展趋势具有以下三方面的特征：

1. 学科建设日趋成熟完善 护理心理学作为一门具有心理学本质属性、应用于临床护理实践领域中的新兴独立学科，随着经济社会的发展和人类健康观的不断完善，护理心理学在确定学科性质、学科发展目标，构建学科理论体系及实践模式中逐渐走向成熟。

首先，形成了完备的护理心理学人才队伍。随着护理心理学知识的普及和临床心理护理实践的广泛开展，护理心理学人才队伍不断壮大。在这支队伍中既有具有丰富临床经验和心理学造诣的护理专家，还有热爱心理护理工作的临床护理骨干，在他们中间涌现出越来越多的护理心理学领域的学科带头人。由于重视护士自身心理素质培养，具有优秀护士人格的优秀护理人才大量涌现。其次，成立了护理心理学的最高学术机构，即中国心理卫生协会护理心理学专业委员会，使护理心理学的学科地位得到进一步提高。最后，护理心理学专业教材的出现使得护理教育体系更加完善。

护理心理学作为高等护理教育的必修课，始于20世纪80年代初我国恢复高等护理教育不久后，即从浅显的知识性讲座过渡到了系统讲授专业化理论的必修课程。目前，护理心理学教学体系已经形成，护理心理学既有本科教学，还有护理心理学研究方向的研究生教育，为培养专业性心理护理人才和具有较高心理素质的心理护理专家奠定了基础。

2. 心理护理科研活动深入开展 目前广大护理工作者积极开展心理护理的临床应用研究，随着心理护理方法研究的不断深入，对病人心理活动共性规律和个性特征探索的科学研究，取代了既往千篇一律的经验总结；临床心理护理的个案研究、系统性的病人心理研究及前瞻性研究逐渐增多，标准化心理测验的量化研究正在逐渐取代陈旧的研究方法，这些进步对心理诊断、心理护理程序、心理评估体系、优秀护理人才选拔和培养都起到了积极的推动作用。心理护理研究开始注重研究设计和影响因素控制，研究论文大多采用量表或问卷评估病人的心理状况，以生命质量评估护理效果，还有大量的文献采用Meta分析的方法系统总结了病人心理护理的理论和临床实践，这些均是护理心理学科研方法的进步。研究论文在数量上逐年递增，论文大量发表在《中华护理杂志》和《中国心理卫生杂志》等核心刊物上，推动了护理心理学的学术研究和交流，极大地促进了护理心理学的学科发展。

3. 临床心理护理方法得到广泛应用 随着护理心理学地位和作用的日益突出，广大临床护士开展心理护理研究的热情不断提升，探究有针对性的心理护理方法，在临床心理护理中不断强调根据病人的人格心理特征，采用个性化心理护理方法，提高了心理护理的质量和效果，有效地推动了我国临床护理事业的发展。护理心理学要求护士掌握个体化原则，针对每个病人不同情境下的心理状态和特点施以相应的护理。运用"护理程序"指导心理护理实践，逐步完善和创建科学的心理护理方法，加强临床心理护理的可操作性研究。随着社会的发展、人类的进步，以及人类健康观的发展，护理心理学在构建独特理论体系、明确学科发展目标的过程中，逐渐走向成熟。

二、西方护理心理学发展概况

西方的护理心理学历史可上溯到古希腊和古罗马时期，希波克拉底的"体液学说"将人的气质划分为四种类型，提出医治疾病应考虑病人个性特征等因素的治疗原则，对日后的临床心理护理理论和实践产生了巨大影响。创立于公元4世纪的大教会医院，将照顾病人伤病和拯救病人灵魂视为同等重要的工作，甚至认为由于护理可以帮助人们净化灵魂，其地位和作用比医疗更为重要。上述论述都可以作为护理心理学的历史溯源，同时也印证了护理是对人包括身体和心灵的全方位照护的理念。

（一）西方护理心理学历史沿革

西方护理心理学经历了3个阶段的发展历程。第一阶段是从19世纪60年代开始，南丁格尔的全新护理理念将护理心理学引入了科学发展道路，使护理心理学逐渐得到护理界的普遍重视。南丁格尔对护理工作的定位为护理心理学奠定了学科发展的基础。继南丁格尔之后随着护理学内涵的不断拓展，重视病人心理成为临床护理工作的重要内容，这种新的护理理念对护理心理学的学科建设与发展具有极大的推动作用。

第二阶段是从20世纪50年代开始，随着护理程序（nursing process）概念提出，以及责任制护理在美国明尼苏达大学医院开始付诸实践，护理界逐渐认识到护士的工作重点不仅是疾病本身，还必须掌握诸如心理情绪变化、所处的社会环境家庭环境等对病人恢复健康有影响作用的非生物因素。因此，加强专业护士的人文社会知识教育成为护理专业自身发展的要求。

第三阶段是从20世纪70年代新医学模式提出后开始，新医学模式的提出更清晰地阐明了心理因素与健康间的关系，以及心理因素对治疗疾病的影响；更明确了护理心理学的发展任务，为护理心理学发展提供了契机，护理心理学进入快速发展阶段，逐渐成为现代护理学的重要支撑。护理心理学日益受到护理管理、护理教育领域的高度重视，如美国的四年制本科护理教育课程体系中全部开设以护理心理学为核心的心理学类课程，平均每年有近百学时的心理学课程。

（二）西方护理心理学发展现状

西方护理心理学经过上述3个阶段的发展，已经进入了学科成熟阶段，并呈现出以下3方面的学科特征：

1. 心理学理论与临床护理实践日益融合　"以病人为中心"的护理理念的确立引发了护理领域的一系列变革，现代护理理论更加注重心理、精神、社会状况因素对健康和疾病的影响；护士角色也由单一的医疗辅助者转变为兼有照顾者、教育者、研究者、管理者等的多重角色；医生和护士的关系由过去的主导辅助关系转变为协作伙伴关系；在临床护理过程中，护士更加重视病人的感受和体验，在诊疗过程中病人可以参与其治疗护理方案的制订，其主观能动性得到充分调动；在护理过程中更加注重病人的个体差异，许多护理制度、措施均以病人为中心，采用个体化的护理方案实施临床护理服务。上述变革使得无论是临床护理实践还是护理教育都大量引入心理学理论和技能，使得心理学与临床护理实践的结合日益紧密。

2. 心理学理论与临床护理模式日益融合　整体护理模式是西方国家普遍采用的临床模式。护理程序是整体护理的核心内容，强调护理过程是一个持续的循环过程，认为人的生命过程自始至终都在与环境相互作用，会出现生理、心理和社会等方面的活动。护理程序认为人是一个开放系统，健康问题会不断出现，在影响健康的诸因素中心理问题是非常重要的原因。临床心理护理模式突出危机干预，强调全方位、最有效的心理援助方法，危机干预的理论基础和临床技术都源于心理学理论，随着整体护理模式被广泛使用，心理学理论与临床护理理论越来越呈现出不断融合的发展趋势。

3. 心理学理论与护理人才培养内容日益融合　根据现代护理理论制订的培养目标，对课程设置和护理专业学生知识结构进行了大幅度调整。根据整体护理模式对护士知识结构的全新要求，在课程设置中增加了大量心理学领域的相关课程。如美国四年制本科护理专业就开设了包括普通心理学、发展心理学、生理心理学、社会心理学、变态心理学、临床心理治疗学等与心理护理相关的课程。新加坡的护理专业开设心理学、行为学等课程，内容包括普通心理学、发展心理学、生理心理学、社会心理学、变态心理学等，使护理人才的知识体系更贴近整体护理模式的需求；英国三年制护理教育加强了心理学、交谈与安慰艺术等课程的教学；法国护理专业课程加入了心理学、社会医学、行为学等知识；澳大利亚悉尼大学护理学院的本科教育也增加了行为科学和人际沟通；日本护理专业的学生入学后，同样要学习包括心理学在内的人文社会科学课程。总之，护理心理学是心理学理论和技术与护理学有机融合的学科，对培养护理专业学生的临床素养和人文能力具有重要意义。

三、护理心理学发展趋势

护理心理学的学科发展和学科体系建设与护理学自身学科发展密切相关，护理学作为一门独立学科具有很强的科学性、社会性及服务性。

（一）护理学科发展趋势

护理学的根本任务是维护健康、预防疾病、恢复健康、减轻病痛。随着护理学一级学科体系的建立，当代护理学的发展趋势主要体现在以下4个方面：

1. 护理教育领域发展趋势　护理教育体系随着护理学科的发展得到进一步完善，将出现多层次、多形式的护理教育体系。护理教育将以高等护理教育为学历教育的主流，现有的高等职业教育、本科教育和研究生教育将随着人民群众对健康需求的不断提高而不断完善。护理教育在课程设置方面将加入体现人文精神和整体护理的内容。

随着临床护理领域对护士学历要求的不断提高，护士继续学历教育将成为护理教育体系的重要组成部分，护士继续学历教育在培养目标、课程体系建设、教育评估等方面将不断完善，形成具有中国特色的护士继续学历教育体系。

2. 临床护理实践领域发展趋势　随着医学科学的飞速发展，临床护理实践的专业性越来越强，分科越来越细，越来越多的高新技术应用于临床护理领域的各个方面。在这一过程中护士的角色不断扩大，除了原有的临床护士角色外，还会根据各医院的具体情况和临床需求设立临床护理专家、护理独立开业者、高级护理咨询专家、专科护士、护理顾问、个案管理者等角色。

护士工作场所将从医院逐步转向社区、家庭和社会等。护理对象也由单纯的病人转变为病人和以预防、保健护理为主的健康人，以及因高龄导致的失能、半失能老年人。

3. 护理管理领域发展趋势　随着护理领域相关法律和法规不断完善，护理管理的科学化程度越来越高，标准化管理逐步取代经验管理。护理质量保障体系的建立及完善将成为护理管理的重点内容。在护理管理过程中对护士的激励、尊重及帮助其自我实现将成为护理管理的重要组成部分。

4. 护理科研领域发展趋势　护理研究将进一步深化，护理研究将重点就如何解决临床护理问题进行深入探讨。护理研究方法也将出现多元化发展趋势，除传统的定量研究方法外，定性研究及综合研究将成为护理研究的主要方法之一。

（二）护理心理学发展趋势特征

针对护理学科的发展趋势，护理心理学作为高等护理教育教学体系和临床服务体系的重要组成部分，其发展趋势具有以下3个特征：

1. 提高护士心理健康成为核心研究领域　护理心理学越来越重视研究和探讨如何维护和提高护士自身的心理健康水平；如何提高护士的自身心理素质，包括研究护士应具备哪些心理素质；如何对护士进行心理负荷训练；如何加强管理心理学在临床护理领域中的应用等。

2. 强化护理心理学理论与临床实践有机结合　为了适应临床护理事业的不断发展需要，护理心理学越来越重视研究心理护理的临床实践技术，在临床心理护理实践过程中力求采用科学合理的个体化心理护理手段，以提高临床心理护理质量和效果。

3. 注重学科研究的科学性　在护理心理学科学研究过程中注重研究计划的科学性和合理性，在干预性研究过程中有效管控影响因素，采用标准化评价方法和统计学方法是临床心理护理研究的发展趋势。

学习小结

本章系统论述了护理心理学产生的历史背景和发展过程、护理心理学的研究对象和研究方法，以及护理心理学国内外发展概况和发展趋势；重点掌握护理心理学的研究对象和研究方法。

（史宝欣）

1. 护理心理学是心理学在护理情境中研究与（　　）心理和行为相关问题的一门应用学科
   A. 个体
   B. 群体
   C. 个体或群体
   D. 个体和群体
   E. 社会

2. 护理心理学是将心理学理论和技术应用于护理学领域，研究（　　）心理活动发生、发展和变化的规律和特点，并实施最佳护理措施的交叉学科
   A. 病人
   B. 家属
   C. 护士
   D. 病人和护士
   E. 病人和家属

3. 护理心理学研究病人心理活动的规律和最佳心理护理方法，同时还应研究（　　）的心理活动规律和特点
   A. 护士
   B. 病人
   C. 家属
   D. 医生
   E. 社会公众

4. 护理心理学的研究方法与心理学、社会学、医学和护理学等学科的研究方法具有极高的（　　）
   A. 同一性
   B. 交叉性
   C. 相似性
   D. 融合性
   E. 排斥性

5. （　　）是科学研究中最基础和应用最广泛的研究方法
   A. 观察法
   B. 调查法
   C. 实验法
   D. 测验法
   E. 访谈法

   答案：1. C；2. D；3. A；4. C；5. A

第二章　　　**心理学基础**

学习目标	
知识目标	1. 掌握：感觉、知觉、记忆、思维、想象、注意、需要、动机、能力、气质、性格及自我意识的概念；动机冲突的基本形式；气质类型。 2. 熟悉：感觉的一般规律；知觉的特征、注意的特征、意志的品质、人格的主要特征、性格的特征。 3. 了解：心理的实质；感觉、知觉、记忆、思维、想象、注意、需要、动机、能力、气质及性格的分类；气质的意义；心理现象对临床护理工作的影响。
能力目标	通过对心理现象相关知识的学习，不断提高在日常生活、学习及护理工作中对各种心理现象的识别和应用能力。
素质目标	培养良好的心理素质，包括知、情、意的协调和人格的不断完善，有意识地进行思维训练、情绪管理、意志锻炼，逐步培养深厚的家国情怀、良好的职业精神等人格品质。

第一节　心理的实质

心理学是研究心理现象发生、发展及其变化规律的科学。心理现象是心理活动的表现形式，包括心理过程和人格（个性）两个方面（图2-1-1）。心理过程是心理活动发生、发展的过程，包括认知过程、情绪情感过程和意志过程，即人们常说的"知、情、意"三个方面；人与人之间由于先天遗传素质和后天生活环境的差异而形成不同的心理特点，这就是人格特点。人格也称个

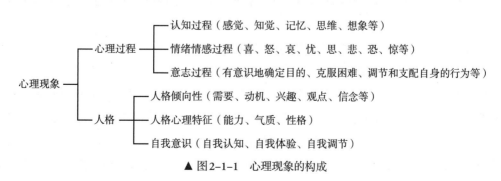

▲ 图2-1-1　心理现象的构成

性，是个体具有独特倾向性的总和，由人格倾向性、人格心理特征和自我意识组成。

对于心理现象及其实质的研究一直是人类科学探究的重大问题，大量的事实及科学研究证明：脑是心理的器官，心理是脑的机能，心理是人脑对客观现实主观能动的反映。

一、心理是人脑的机能

（一）心理水平的提高与神经系统进化相平行

心理现象是生物长期进化的结果，生物经过不断地演化，具备神经系统后，能够建立条件反射，才出现了心理。动物进化程度越高，神经系统结构越复杂，其心理现象就越复杂。通常来说，无脊椎动物的心理发展基本处于感觉阶段，只能形成对刺激的个别属性的稳定反应，比如蜜蜂、蚂蚁只依据物体的气味来分辨敌友。脊椎动物出现了管状神经系统，已经形成了脑，并有了中枢神经系统和周围神经系统之分，心理发展进入知觉阶段，能够将复合刺激当作信号，也就是可以将刺激的各种属性综合起来，建立条件反射，做出整体性的反应。高等脊椎动物如哺乳动物的灵长类开始具有思维活动的萌芽，能够借助事物的表象及简单的概括能力，在一定程度上反映事物间的关系，解决一些相对复杂的问题，如类人猿可以搬动木箱站上去取挂在高处的香蕉。研究表明，同其他动物相比，人类的脑重量指数最大，大脑皮质进化最完善，其结构最复杂，与此相应，人类的心理活动是所有动物中最复杂的。

（二）神经心理学的成果证明心理是脑的机能

早期的医学通过研究脑损伤或脑疾病病人的人格、行为、感觉与能力的改变来了解脑的功能。如著名的菲尼亚斯·盖奇（Phineas Gage）案例引导人们深入研究大脑与人的心理之间的联系。1861年，法国医生布洛卡（Paul Broca）通过研究失语症病人，在大脑左半球发现了语言中枢并将其命名为布洛卡区。20世纪40年代，加拿大神经外科医生怀尔德·潘菲尔德（Wilder Penfield）通过对脑手术病人进行微电极刺激发现大脑表面被分割成许多区域，每个区域都有其独特的功能。苏联神经心理学家鲁利亚（A. Luria）通过比较解剖法、脑局部刺激法及脑组织损毁法，对脑的机能进行了更为系统的研究，发现了脑的不同区域同相应的心理功能之间的对应关系。当今生命科学技术迅速发展，生物心理学家可以利用脑电图仪来测量和分析大脑产生的电活动，利用功能性磁共振成像术（fMRI）直观地看到人在进行各种心理活动时，大脑各部位的活跃情况，还可以利用正电子发射计算机断层扫描技术（PET）更为详细地呈现心理活动时大脑不同区域的活跃程度。时至今日，越来越多的科学事实证明了"心理是人脑的机能"这一论断。

二、心理是人脑对客观现实主观能动的反映

（一）心理是对客观现实的反映

人脑是心理的器官，是心理产生的物质基础。心理并非脑凭空产生的，客观现实是心理活动的源泉和内容。离开客观现实，人的心理就成了"无源之水""无本之木"。所谓的客观现实是指人心理以外的一切客观存在，包括自然环境和社会环境，社会环境中的人际交往对心理的发展起着决定性的作用。如果幼儿一直缺乏正常社会环境的刺激，心理就得不到正常发展。自18世纪

以来，世界各国先后发现多个被动物哺育大的孩子，有"猴孩""狼孩""熊孩""羊孩"和"猪孩"等。由动物抚养长大的孩子，即使回到人类社会后得到了精心抚育，其口头语言能力也无法恢复，情绪贫乏，动作失调，回避与人的交往，智力低下，长期保留抚养其长大的动物的一些习性。"兽孩"的事实说明，即使有人类的大脑，但个体如果长期脱离社会实践，缺乏社会交往，也不会产生正常的心理活动。

（二）心理是对客观现实主观能动的反映

人脑对客观世界的反映并不是机械的、被动的，而是积极主动、有选择性的。每个人都是在自己的知识经验基础上反映客观世界，形成自己独特的经验，并根据自己的需要及价值标准主动地认识世界、评价事物。在反映现实的过程中，人还会根据实践的结果与条件的变化来调整行为，改正错误，使反映与客观世界进一步趋同。故反映客观世界的过程是主观能动的。

（三）社会生活实践对人的心理起制约作用

人的心理也受到其社会性的制约。人在社会关系中的地位会影响其心理活动的内容。高度复杂的社会需求导致人的心理有高度复杂的主观能动性。社会生活实践的多样性，使人们形成不同的个性特征，与此同时，人的心理活动也会随着社会生活条件和社会关系的变化而变化。

第二节　心理过程

心理过程是指人的心理活动发生、发展的过程，包括认知过程、情绪情感过程和意志过程，心理过程着重探讨人心理的共同性。

一、认知过程

认知过程是人脑对外界输入的信息进行加工处理转换成内在的心理活动，进而支配人的行为的过程，也就是信息加工的过程，由感觉、知觉、记忆、思维和想象等认知要素构成。

（一）感觉与知觉

1. 感觉

（1）感觉的概念：感觉（sensation）是指人脑对当前直接作用于感觉器官的客观事物个别属性的反映。通过感觉人们能够了解自身机体的状况，例如，感受到一定的温度，闻到某种气味，看到某种颜色，听到某种声音，身体是否倾斜，有无腹痛等。一切高级的心理活动都在感觉的基础上产生，感觉是人们认识客观世界的基础，是一切知识的来源，是维持人正常心理活动的必要条件。

（2）感觉的种类：根据刺激来自机体外部还是内部，感觉分为外部感觉和内部感觉。外部感觉是由来自机体外部的刺激作用于感觉器官引起的，反映外部客观事物的个别属性，其感受器位于身体表面或接近于身体的表面，包括视觉、听觉、嗅觉、味觉和皮肤感觉等。内部感觉，又称为机体觉，是由机体内部的刺激所引起，反映机体自身状态的感觉，其感受器位于身体的内部器官和组织内，包括运动觉、平衡觉和内脏感觉（如饥渴、饱胀）等。

（3）感受性及感觉阈限：机体对刺激感觉能力的大小称感受性（sensibility）。感受性的大小用感觉阈限（sensory threshold）来度量。要引起感觉，刺激必须达到一定的量。刚刚能引起感觉的刺激量称为绝对感觉阈限。刚刚能够觉察出最小刺激量的能力称为绝对感受性。感受性的高低与感觉阈限的大小成反比关系。对两个刺激最小差别量的感觉能力，称差别感受性。能够引起差别感觉的最小刺激量称为差别感觉阈限，差别感觉阈限的大小与差别感受性的高低同样成反比关系。

（4）感觉的特性

1）感觉适应：同一刺激持续作用于同一感受器而产生的感受性提高或降低的现象，称作感觉适应（sensory adaption）。感觉适应现象是感觉中的普遍现象。嗅觉的适应性最强，"入芝兰之室久而不闻其香，入鲍鱼之肆久而不闻其臭"就是嗅觉的适应现象。听觉的适应不大明显。痛觉的适应最难发生，这具有重要的生物学意义。而视觉适应最为复杂，从亮处进入暗室时，开始什么也看不清楚，一会儿就能看清了，表明感受性升高了；从暗处进入亮处时，也需要过一会儿才能看清东西，表明感受性降低了。

2）感觉对比：不同刺激作用于同一感觉器官，使感受性发生变化的现象，称为感觉对比（sensory contrast）。感觉对比包括同时对比和先后对比：① 同时对比，即几个刺激物同时作用于同一感受器时产生的感觉对比。例如，同一张灰色纸片放在黑色的背景上看起来要亮些，放在白色的背景上则看起来要暗些。② 先后对比，即几个刺激物先后作用于同一感受器时产生的感觉对比。例如，先吃柠檬再吃苹果就会觉得苹果更甜了。

3）感觉补偿：感觉补偿（sensory compensation）指某感觉系统的功能受损或丧失后由其他感觉系统的功能来弥补。例如，盲人的听、触觉较常人更灵敏，有些聋哑人可以"以目代耳"，学会"看话"等。感觉补偿现象说明了人的感受性有着巨大的潜力，经过长期训练会表现出惊人的表现，如音乐家有高度精确的听觉，调味师有高度敏感的味觉和嗅觉等。

4）感觉后像：刺激物对感受器的作用停止后，感觉现象并不立即消失，它能保留一个短暂的时间，这种现象称为感觉后像（sensory afterimage）。视觉后像表现得最为明显，如看电影、电视都是依靠视觉后像的作用。感觉后像包括正后像和负后像，正后像在性质上和原感觉的性质相同，负后像的性质则同原感觉的性质相反。

5）联觉：当某种感官受到刺激时出现另一种感官的感觉和表象称为联觉（synesthesia），即一个刺激不仅引起一种感觉，同时还引起另外一种感觉的现象。如"冷色调"蓝色看起来比较凉爽，"暖色调"红色看起来觉得温暖。再如，视觉图像变幻可以破坏平衡觉，使人感觉眩晕或呕吐等。

相关链接 | **感觉剥夺实验**

1954年，加拿大麦吉尔大学的心理学家进行了一项感觉剥夺实验。研究者以每天20美元的报酬招募大学生作为被试，实验要求被试躺在一个小房间的一张舒适小床上，除了吃饭和上厕所，被试都要戴着眼罩，手和胳膊被套上纸板做的袖套和手套。小房间里一直充斥着空调单调的嗡嗡声。参加实验的学生原本以为这是一个清静的可以休息和思考的机会，结果不久就发现，他们的思维变得混乱，无法思考，宁愿放弃这笔不菲的报酬也要求退出实验。实验后，被试报告说他们无法集中注意力，对任何事情都无法清晰地思考，甚至在实验之后的一段较长时期内都无法正常学习。

该实验说明感觉虽然是一种简单的心理活动，但它对人来说意义重大。感觉是维持人正常心理的必要条件，剥夺感觉，就会影响知觉、记忆、思维及情绪体验等较高级的和复杂的心理现象。没有刺激，没有感觉，人不仅不会产生新的认识，而且连正常的心理机能都不能维持。

2. 知觉

（1）知觉的概念：知觉（perception）是人脑对直接作用于感觉器官的客观事物的整体属性反映。当客观事物作用于人的感觉器官时，人不仅能反映该事物的个别属性，而且能通过各种感觉器官的协同活动，在大脑里将该事物的各种属性，按其相互的联系和关系，组合成一个整体，这种对客观事物和机体自身状态的整体反映过程就是知觉。

（2）感觉与知觉的区别与联系

1）感觉与知觉的区别：感觉反映的是客观事物的个别属性，是个别感觉器官的活动，知觉反映的是事物的整体属性，是多种感觉器官的联合活动；知觉是在感觉的基础上产生的，是对感觉信息的整合和解释，没有感觉，也就没有知觉，但知觉不是感觉的简单相加，而是依赖以往的知识经验对感觉的有机整合。

2）感觉和知觉的联系：两者都是对直接作用于感觉器官的客观事物的反映，如果没有客观事物直接作用于感觉器官，就不会产生感知觉；感觉和知觉都是人类认识世界的初级形式，想要进一步认识事物的本质特征及其与外界的联系，则必须在感知觉的基础上进行更复杂的心理活动，如记忆、思维和想象等。

（3）知觉的基本特性

1）选择性：在知觉过程中，人们可根据自己的需要来选择知觉对象，这种有选择地知觉外界事物的特性就是知觉的选择性（图2-2-1）。被选为知觉内容的事物称为对象，其他衬托对象的事物称为背景。知觉对象与背景的关系并不是固定的，可以依据一定的主客观条件进行转换。由于知觉的选择性，才使人能够把注意力集中到某些重要的刺激或刺激的重要方面，排除次要刺激的干扰，从而更有效地感知外界事物，适应外界环境。

2）整体性：人们在知觉事物的过程中，能依据以往的经验把事物的各个部分、各种属性综合成一个整体，这种特性就是知觉的整体性（图2-2-2）。即使在刺激并不完备的情况下，人们仍能保持完整知觉。这是因为当客观事物作用于人的感觉器官时，人脑会对来自感觉器官的信息进行加工处理，利用已有的经验对缺失部分进行整合补充，从而把事物知觉为一个整体。

3）理解性：是指人们在知觉事物的过程中，会以过去的知识经验为依据，对知觉对象加以解释，力图赋予其一定意义的特性（图2-2-3）。知觉的理解性是以知识经验为前提的，知识经验越丰富，对事物的知觉就越深刻、越精确、越迅速。人的知识经验不同，知觉的理解性也会有差异。

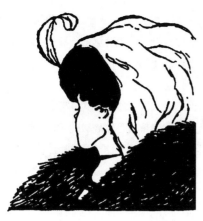
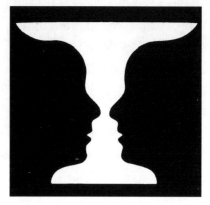

▲ 图2-2-1 知觉的选择性

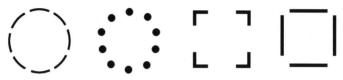

▲ 图2-2-2 知觉的整体性

A,B,C,D,E,F
10,11,12,13,14

▲ 图2-2-3 知觉的理解性

4）恒常性：当知觉的客观条件在一定范围内变化时，知觉的映像在相当程度上仍然保持不变，这就是知觉的恒常性（图2-2-4）。知觉的恒常性以经验、知识、对比为基础，当从不同的距离、光线、角度知觉事物时，尽管感觉信息发生改变，但对于熟悉的事物依然可以维持恒常的知觉映像。

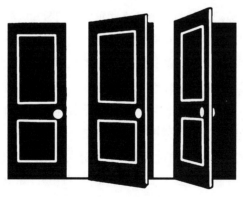

▲ 图2-2-4 知觉的恒常性

（4）感知觉与护理：首先，从护理专业的角度看，一方面护士本身感知觉的敏锐性会影响其护理工作的效果，感觉敏锐的护士可能会及时察觉到病人的面部表情、姿势、体态等的细微变化，从中发现病情变化；另一方面，病人的感知觉可能会因为疾病的存在而改变，在护理工作中要引起重视。其次，从护理环境角度看，医院和病房的环境会影响到病人心理甚至其康复。比如我们需要尽量保持病房安静，操作时做到"四轻"，即说话轻、走路轻、关门轻、操作轻，避免"感觉超载"影响病人休息，同时又要注意适当安排病人的娱乐活动，利用冷暖色调产生的联觉设计病房，摆放绿植装饰环境，给予适当良性刺激，避免出现"感觉剥夺"现象。

（二）注意

1. 注意的概念　注意（attention）是个体的心理活动对一定对象的指向和集中。指向性和集中性是注意的两大特性。注意不是一个独立的心理过程，是伴随着其他心理过程的一种心理特性，如"注意看""注意听"。注意对人类具有十分重要的意义，它保证个体能够及时地集中自己的心理活动，正确地反映客观事物，从而更好地适应环境和改造世界。

2. 注意的种类　根据注意有无目的性及意志努力的程度，可分为无意注意、有意注意和有意后注意三种类型。

（1）无意注意：也称不随意注意，指没有预定目的，也不需要意志努力的注意，即外界事物引起的不由自主的注意。例如，在安静的环境里，突然有人大声呼喊，人们都会不约而同地将目光转向该人。

（2）有意注意：又称随意注意，指有预定目的，需要意志努力的注意。有意注意是主动注意，人们通常需要大量的有意注意才能完成工作和学习任务。如课程内容抽象，需要专注听课，就是有意注意。

（3）有意后注意：指有预定目的，但无须意志努力的注意。它是有意注意之后出现的注意的特殊形式，对完成长期任务有积极的意义。比如学开车，开始的时候特别注意，这是有意注意，后来慢慢驾驶技术熟练了，就不用意志努力特别去注意了，只需要在人多交通复杂的情况下注意就行了，这就是有意后注意。

3. 注意的品质

（1）注意的广度：也称注意的范围，是指在单位时间内注意到事物的数量。影响注意广度的因素包括知觉对象的空间排列、个体的知识经验和任务的难度等。

（2）注意的稳定性：是指注意能较长时间地集中于某种事物或从事某种活动上的特性，是衡量注意品质的一个重要指标，在人们的工作、学习和生活中具有重要意义。注意的稳定性受注意对象的特点、个体的兴趣和状态等影响。

（3）注意的分配：是指个体同时进行两种或两种以上活动的时候，将注意分别指向不同的对象。例如学生边听课边记笔记、歌手自弹自唱等。注意分配的重要条件之一是同时进行的几种活动中，必须有一些活动是比较熟练的，甚至达到"自动化"程度。注意分配能力是可以训练的。在实际生活中有些工作如外科手术、开车、驾驶飞机等要求具备灵活的注意分配能力。

（4）注意的转移：指根据任务的要求，个体主动地把注意从一个对象转移到另一个对象上。

如正在书写护理记录的护士，听到病人的呼叫后，把注意从护理记录转移到呼叫帮助的病人身上。

（三）记忆

1. 记忆的概念　记忆（memory）是过去经历的事物在人脑中的反映，包括识记、保持、再认或回忆（再现）三个基本环节。记忆是在头脑中积累和保持个体经验的心理过程，是人脑对所输入的信息进行编码、储存和提取的过程，对保证人的正常生活起着重要作用。

2. 记忆的分类

（1）记忆按其内容分类：可分为形象记忆、情绪记忆、逻辑记忆和运动记忆。

1）形象记忆：以感知过的客观事物的具体形象为内容的记忆。形象记忆保存事物的感性特征，具有显著的直观性。例如，对事物的大小、形状、颜色、声音、气味、软硬、冷热等记忆都属于形象记忆。

2）情绪记忆：以个体体验过的情绪或情感为内容的记忆。如失去亲人后的痛苦心情很长时间难以忘怀，就是情绪记忆的表现。情绪记忆比其他记忆更持久。

3）逻辑记忆：是以概念、判断、推理等逻辑思维结果为内容的记忆，具有概括性、理解性等特点。逻辑记忆形式是人类所独有的。当学习数学公式时，就需要用到逻辑记忆。

4）运动记忆：是以曾经做过运动或学习过的动作为内容的记忆，是人们获得语言、掌握和改进各种生活和劳动技能的基础，运动记忆一旦形成很难遗忘。很多基础护理操作都用到运动记忆。

（2）按记忆保留时间长短分类：可分为瞬时记忆、短时记忆及长时记忆。

1）瞬时记忆（immediate memory）：又称感觉记忆（sensory memory）或感觉登记，指刺激停止后感觉信息还能保留一个极短时间才消失的记忆。瞬时记忆是记忆系统的开始阶段，是以信息的物理特性为编码的主要形式，有鲜明的形象性，如视觉后像的记忆、回声的记忆等。瞬时记忆保持时间很短，通常为0.25~2秒。瞬时记忆中登记的材料受到特别注意就会进入第二阶段即短时记忆，否则就会被遗忘。

2）短时记忆（short-term memory）：又称操作记忆或工作记忆，是指刺激作用终止后，保持时间在1分钟以内的记忆。它起着少量信息临时仓库的作用，除了重要的信息外，一般信息很快消失。比如一个人从电话簿上查到一个需要的电话号码后，能根据短时记忆立刻拨号，但电话结束后，就记不清该号码了。短时记忆的特点是储存时间很短，如果不复述很快就会遗忘。如果进行加工处理就会转入长时记忆。另一特点是短时记忆容量有限，一般为（7±2）个组块。

3）长时记忆（long-term memory）：又称永久记忆，指保存时间在1分钟以上直至多年甚至终身的记忆。长时记忆的信息大部分来源于对短时记忆内容的加工，也可因印象深刻一次获得。长时记忆的信息是有组织的知识系统，该系统对人的学习和行为决策具有重要意义，是个体积累经验和心理发展的前提。长时记忆的特点是容量没有限度，保持时间长。

3. 记忆的基本过程　记忆的基本过程包括识记、保持、再认或回忆三个阶段。

（1）识记（memorization）：是通过反复感知、识别和记住事物的过程。从信息加工的观点看，识记是外界信息输入大脑并进行编码的过程，是记忆的初始环节。

根据有无明确目的和努力程度，可将识记分为无意识记和有意识记：① 无意识记，即没有明确目的，不需要意志努力而形成的识记；② 有意识记，即有明确目的，需要意志努力才能形成的识记。

根据是否理解识记的内容，可将识记分为机械识记和意义识记：① 机械识记，即依靠机械地重复进行的识记，如通常所说的死记硬背；② 意义识记，即在理解的基础上进行的识记。

（2）保持（retention）：是知识经验在头脑中的积累和巩固过程，是识记和回忆的中间环节。与保持相反的过程就是遗忘，德国心理学家艾宾浩斯（H. Ebbinghaus）最先研究了遗忘的规律，并绘制出了著名的"艾宾浩斯遗忘曲线"（图2-2-5），该曲线图中纵轴表示学习中记住的知识数量，横轴表示时间（天数），曲线表示记忆量变化的规律。该曲线揭示了遗忘"先快后慢"的时间规律，遗忘在学习之后立即开始，而且遗忘的进程并不是均匀的，最初遗忘速度很快，以后逐渐缓慢。

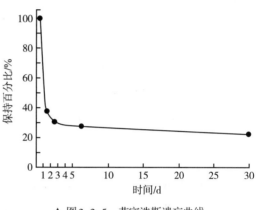

▲ 图2-2-5 艾宾浩斯遗忘曲线

（3）再认或回忆：是指从大脑中提取已有的长时记忆存储的信息的过程，是记忆的最后环节。再认（recognition）是指曾经经历过的事物重新出现时，能够再次认识的心理过程。回忆（recall）也称再现（reproduction），是经历过的事物不在面前时，能以概念或形象的形式在头脑中重现的心理过程。它们都以识记为前提，都是检验记忆保持的指标，从信息加工的观点看都是提取信息的过程。

4. 影响记忆的因素

（1）识记的目的和任务是否明确：心理实验表明，识记的目的和任务越明确、越具体识记效果越好，反之则越差。

（2）识记材料的性质和数量：有意义的材料较无意义材料遗忘慢；形象材料较抽象材料遗忘慢；简单的材料较复杂的材料容易记住；较长的材料首尾遗忘少，中间遗忘多；运动性记忆巩固后不易遗忘。

（3）学习程度：心理实验表明，遗忘与学习程度在适当范围内成反比。学习程度越高，复习次数越多，遗忘越少，过度学习达150%保持效果最好。

（4）识记方法：① 根据遗忘规律，学习后及时复习；② 分散识记比集中识记效果好；③ 意义识记比机械识记效果好；④ 不要把性质相似的材料安排在一起学习，以免产生前摄抑制（先前的经验影响新的学习）和倒摄抑制（新学的内容干扰先前的经验）；⑤ 结合回忆的识记比单纯重复的识记效果好；⑥ 多种感官相结合，如识记时眼看、耳听、手写、口读等相结合，比单纯视觉识记效果好。

5. 记忆与临床护理工作 良好的记忆品质有助于护士准确识别病人病情，正确进行护理评估，及时采取相应措施，为病人提供可靠的护理服务。此外，因疾病可能会影响到病人的记忆，护士在工作中要特别注意记忆力障碍对病人的影响，要考虑到不同病人的记忆特点，采取针对性的护理措施。

（四）思维

1. 思维的概念　思维（thinking）是人脑对客观事物间接的概括的反映，即人们对感性材料进行分析和综合、作出判断、进行推理的认识活动过程。思维离不开感知觉，只有在大量感性认识基础上，才能揭示出事物的本质特征和规律。

思维具有间接性和概括性两大特征。① 间接性：是指人们通过已有经验或借助一定的媒介对客观事物进行间接的认识。如医生能够借助病人的症状、体征及辅助检查资料，间接地判断病人疾病的病因。② 概括性：是指人们对事物的本质和规律的认识。例如，压力性损伤是由于局部组织长期受压，发生持续缺血、缺氧、营养不良而导致的组织损伤，这是对压力性损伤的本质的认识；长期卧床且营养缺乏的病人容易发生压力性损伤，这是对"长期卧床""营养缺乏"和"压力性损伤"之间的规律性联系的认识。

2. 思维的基本过程　思维过程是人们运用概念、判断、推理的形式，对外界信息不断进行分析与综合、比较与分类、抽象与概括、归纳与演绎等处理。

3. 思维的分类

（1）根据思维的水平及凭借物分类：可分为动作思维、形象思维和抽象思维。

1）动作思维：又称实践思维，是以实际动作或操作来解决具体问题的思维，即以动作为支柱，依赖实际操作解决直观具体问题的思维。在个体心理发展中，动作思维是1~3岁幼儿的主要思维方式，但在实际生活中，成人也常常依赖实际操作来解决一些问题。如输液过程中出现滴入不畅时，护士一边进行调整针头角度、看回血等动作，一边思考，以找出原因、排除故障。

2）形象思维：是利用具体形象来解决问题的思维，思维活动依赖具体形象和已有表象。从个体心理发展看，形象思维是3~6岁的儿童主要采取的思维方式。在现实生活中，艺术家、文学家及设计师更多地运用形象思维。

3）抽象思维：又称逻辑思维，是以抽象概念和理论知识来解决问题的思维，是人类思维的核心形式，成人的思维大部分是抽象思维，是运用语言、符号等进行的思维活动。如护理程序的实施，就需要用到抽象思维。

（2）根据探索答案的方向分类：可分为求同思维和求异思维。

1）求同思维：又称聚合思维或集中式思维，是把问题提供的各种信息聚合起来，朝着同一个方向思考，得出一个正确答案或最好的解决方案的思维模式。这种思维有时会妨碍思考问题的灵活性。

2）求异思维：又称发散思维，是根据已有的信息向不同方向思考，去探索多样性答案的思维。例如，用多种方法来解答同一道数学题，就属于求异思维。求异思维的主要特点是思维的变通性、流畅性和独特性。

（3）根据思维创新程度分类：可分为习惯性思维和创造性思维。

1）习惯性思维：又称为常规思维、惰性思维，是经验证明行之有效的程序化思维，是人们按照现成的方案或程序，用惯常的方法、固定的模式来解决问题的思维方式。这种思维方法无须经过深入思考，规范且节约时间，利于提高效率，缺点是创造性水平较低。如护士发现病人呼吸困难，立即实施吸氧护理操作。

2）创造性思维：指在思维过程中重新组织已有的知识经验，沿着新的思路，产生出新颖、独特的解决方案的思维。创造性思维是人类思维的高级过程，新的科学理论的提出、新护理工具的研发都需要创造性思维的参与。

4. 思维与临床护理工作　思维与临床护理关系密切。护理质量不仅取决于护士的经验、知识和技术，更取决于护士的临床思维水平和深度。因此，临床护士要特别注意培养自己的临床思维能力、评判性思维能力和创新思维能力等科学思维能力。此外，有些疾病如神经系统疾病、精神疾病等会影响到病人的思维，护士要给予特殊关注和护理。

（五）想象

1. 想象的概念　想象（imagination）是人脑对已有表象进行改造，形成事物新形象的心理过程。想象不是表象的简单再现，而是在表象的基础上进行加工、重新形成新形象的过程。如"麒麟"就是人们想象出来的集狮头、鹿角、虎眼、麋身、龙鳞、牛尾于一体的生物。

2. 想象的分类　根据想象产生时有无预定目的，可分为无意想象和有意想象。

（1）无意想象（involuntary imagination）：指无预定目的、不由自主地产生的想象。例如，触景生情、浮想联翩，把天上的白云看成羊群等，都属于无意想象。

（2）有意想象（voluntary imagination）：指根据一定的目的、自觉进行的想象。根据想象的独立性、新颖性和创造性的不同，有意想象可分为再造想象、创造想象和幻想。

1）再造想象：是根据语言、文字的描述或图表、模型的示意，在头脑中形成相应事物新形象的心理过程。它能使人超越个体狭隘的经验范围和时空限制，获得更多的知识并更好地进行理解。

2）创造想象：是不依据现成描述而在头脑中独立创造出事物新形象的心理过程。创造想象比再造想象有更大的独立性、新颖性和创造性，比再造想象更复杂、更困难。

3）幻想：是一种与生活愿望相结合并指向未来的想象，是创造想象的一种特殊形式。幻想有积极幻想和消极幻想之分。积极幻想是创造力实现的必要条件，是科学预见的一部分；消极幻想是指不以客观规律为依据甚至违背事物发展规律的客观进程，毫无实现可能的幻想。

二、情绪与情感过程

（一）情绪与情感概述

1. 情绪与情感　情绪（emotion）与情感（feeling）是个体对客观事物是否符合自己的需要而产生的态度体验。情绪与情感反映着客观事物与人的需要之间的关系。当客观事物符合个体的主观需要时，个体就会产生满意、喜悦等积极的内心体验，反之则产生愤怒、悲哀等消极的内心体验。

2. 情绪与情感的区别与联系　情绪与情感既有区别又有联系。情绪和情感互相依存，不可分割。情绪是情感的基础，稳定的情感是在情绪的基础上发展起来的，同时又通过情绪得以表达，离开情绪的情感是不存在的。两者的区别在于：① 情绪发生早，情感产生较晚；② 情绪通常与机体的生理需要是否获得满足相联系，是人与动物所共有的，情感则与社会需要是否满足相联系，是人所特有的；③ 情绪具有情境性、激动性和暂时性，往往随情境的改变而变化，情感则具有稳定性、深刻性和持久性，一般不受情境所左右，是对人、对事稳定态度的反映；④ 情绪是情感的表现形式，往往具有较明显的外部表现，情感常以内心体验的形式存在，相对内隐而不外露。

（二）情绪与情感分类

1. 情绪的划分　情绪分类的方法很多，中国传统医学将情绪分为"喜、怒、忧、思、悲、恐、惊"七种。从生物进化的角度可将人的情绪分为基本情绪和复合情绪两种，其中基本情绪包括快乐、愤怒、恐惧和悲哀四种，复合情绪则是由基本情绪的不同组合派生出来的，如由愤怒、厌恶和轻蔑组合起来的复合情绪是敌意。

2. 情绪状态分类　根据情绪产生的强度和持续时间的长短，情绪状态可分为心境、激情和应激。

（1）心境：心境是一种微弱而持久的带有渲染性的情绪状态。它不是对某一事物的特定体验，而是以同样的态度体验对待一切事物，让所体验的所有事物都产生和心境相符的同样的色调。"人逢喜事精神爽"就是心境的表现。心境可影响人的日常活动和健康状态。一般来说，积极乐观的心境有利于提高活动效率并益于健康，而消极悲观的心境则可能降低活动效率并有损健康。

（2）激情：激情是一种迅猛爆发、强烈、短暂的情绪状态。如重大成功后狂喜、突如其来的危险造成的极度恐惧等都是激情的表现。激情具有爆发性和冲动性，同时伴随有明显的生理变化和行为表现。如盛怒时肌肉紧张、咬牙切齿；狂喜时眉开眼笑、手舞足蹈。激情具有积极和消极的两极性。激情状态下人出现"意识狭窄"现象，即认识活动范围缩小，仅仅指向与体验有关的事物，理智分析能力受抑，行为控制能力减弱，易做出鲁莽行为。

（3）应激：指个体对出乎意料的紧急情况或环境刺激做出的适应性反应。在突如其来的紧迫或危险情境下，个体必须迅速地采取决策和行动时，容易出现应激状态。此时，有的人能急中生智、当机立断、化险为夷，而有些人则惊慌失措、目瞪口呆。

3. 情感分类　情感是与人的社会性需要相联系的主观体验，调节着人的社会行为，是人所特有的，主要包括道德感、理智感和美感。

（1）道德感：是个体根据一定的道德标准，在评价自己或别人的思想、意图和行为时所产生的情感体验。如果个体言行符合道德标准，就会产生自豪感和幸福感，反之就会感到不安和内疚。道德感具有社会历史性，不同时代、国家、民族有着不同的道德评价标准。

（2）理智感：是在智力活动过程中，认识和评价事物时所产生的情感体验。理智感是在认识过程中发展起来的，同时又对认识过程起着推动作用。如探索未知事件时的求知欲和好奇心，为真理献身时的坦荡与自豪等，都属于理智感。

（3）美感：是根据一定的审美标准评价事物时所产生的情感体验。人的审美标准既反映事物的客观属性，又受个人的思想观点和价值观念的影响。美感具有社会历史性，不同文化背景下的审美标准不同。

（三）情绪与情感的表达

情绪和情感是一种内部体验，当这种体验发生时，个体的外显行为和内在的生理活动都会发生一定的变化。

1. 外部表现 情绪发生时总是伴随着某些外部表现形式。这些外部表现形式称为表情，包括面部表情、体态表情和言语表情。

（1）面部表情：指通过眼部、颜面和口部肌肉的变化表现的情绪状态，能够比较精细、准确地表现出人的不同的情绪和情感，是鉴别人的情绪和情感的主要标志。

（2）体态表情：指人在不同的情绪状态下身体姿态和动作上发生的变化，通常也称为"体语"。如人在高兴时会手舞足蹈、捧腹大笑，人在悔恨时会捶胸顿足等。

（3）言语表情：指在不同的情绪状态下，人的语音、语调和语速发生的变化。如高兴时语调较高、语速较快，悲伤时语调低沉、语速缓慢。

2. 生理变化 任何情绪都伴随着一定的生理变化，包括循环系统、呼吸系统、肌电、脑电波以及分泌腺等的变化。如人在紧张时会出现心跳加快、血压升高、呼吸加速等。

（四）情绪与护理临床实践

首先，在临床护理工作中，护士能否管理好情绪，不仅关乎自身健康，还关系到护患关系，影响到病人的康复，因此稳定的情绪对护士非常重要。其次，疾病会导致病人出现焦虑、恐惧、愤怒等负性情绪，而负性情绪不利于病人康复，帮助病人进行情绪调节是心理护理的重要内容。护士应在工作中保持积极、乐观、稳定的心境，通过言语、面部、体态表情等外部表现传达对病人的关爱，帮助病人改善负性情绪。

三、意志过程

（一）意志的概念

意志（will）是人自觉地确定目的，并以此支配调节自身的行动，克服困难以实现预定目的的心理过程。意志使人的内部意识转化为外部动作，充分体现了意志的能动性。

（二）意志行动的基本特征

人的意志是通过行动表现出来的，受意志支配的行动称为意志行动。意志行动具有以下基本特征：

1. 目的性 人在活动之前，会把活动结果确立为行动目的。在活动中，方法选择、步骤安排等始终从属于目的，并以预先确定的目的作为标尺来评价活动结果。

2. 以随意运动为基础 随意运动是指由人的主观意志控制的运动。意志行动以随意运动为基础，根据实践目的去组织、支配和调节一系列的动作，组成复杂的行动，从而实现预定目标。

3. 与克服困难相联系 意志是在人们克服困难的过程中表现出来的，需要克服的困难越大，意志的特征就越鲜明，如果不与克服困难相联系，就不属于意志行动。

（三）意志品质

意志品质是构成人的意志的某些比较稳定的心理特征，是人格的一个组成部分，具有明显的个体差异。良好的意志品质需从小培养和自我锻炼，包括以下方面：

1. 自觉性　指个体能主动地支配和调节自己的行动，以达到既定目标的意志品质。自觉性主要表现为理智的行动，既不轻易受外界的影响，又不拒绝有益的建议，在行动中一往无前。与自觉性相反的品质是盲目性（又称受暗示性）和独断性等。

2. 果断性　指个体能够明辨是非、迅速而合理地决断，以实现目标的意志品质。果断性是以深思熟虑为基础，能够正确全面地考虑行动目的和方法，当机立断。意志的果断性与思维的灵活性和敏捷性分不开，也与个体的机智、学识、胆识相关。与果断性相反的意志品质是优柔寡断和鲁莽草率。

3. 坚韧性　指个体以充沛的毅力和顽强的斗志克服重重困难，努力实现目标的品质。善于抵制各种诱惑，不屈不挠，锲而不舍。与坚韧性相反的品质是顽固执拗和动摇。顽固执拗是不能正确估计自己，并拒绝采纳别人建议，明知有错还一意孤行，实际是意志薄弱的表现；动摇性是指遇到困难就畏缩不前甚至妥协，或怀疑预定目的是否恰当，不断改变或放弃决定，见异思迁、虎头蛇尾、知难而退、半途而废。

4. 自制性　指个体能克制情绪，约束和支配自己的语言和行为的意志品质。自制性强的人能自觉排除各种内外诱因的干扰，坚持执行决定，圆满完成任务。与自制性品质相对应的是冲动性和怯弱，前者不能约束自己的行动，后者在行动时畏缩不前或仓皇失措。

（四）意志与护理临床实践

护理工作繁忙琐碎，护士在临床护理工作中，会遇到各种困难和问题，如果没有良好的意志品质，就难以胜任该工作，故护士需培养良好的意志品质，在遇到困难及挫折时能力排干扰，将病人的生命和健康放在首位，做好各项工作。对于病人来说，疾病本身及诊疗过程中所产生的痛苦会使其意志发生变化，如病情稍有反复有的病人就失去治疗信心，有的变得缺乏主见或极度脆弱。护士应关注病人的意志变化，并提供有针对性的护理。

相关链接　｜　"中国飞人"苏炳添：顽强意志成就梦想

中国田径曾经有一个梦，那就是在奥运会百米赛场上，中国选手能占有一席之地。在第32届夏季奥林匹克运动会男子100m半决赛中，中国短跑运动员苏炳添创造了9秒83的个人最好成绩，刷新亚洲纪录，成为第一个站上奥运会男子百米决赛跑道的中国运动员。

梦想的实现，浸透着奋斗的汗水。每一次自我超越，都离不开对梦想的执着和意志的坚持。百米跑道上，运动员每快0.001秒，都需要付出艰辛的努力。苏炳添在竞技成绩达到瓶颈后，毅然改起跑脚、调整步数、改摆臂动作，他要与自己长期训练中形成的习惯对抗，也要与可能出现的一连串不理想成绩对抗。从首度突破10秒大关到10次跑进10秒，从追平亚洲纪录到将亚洲纪录大幅提升0.08秒……他从未停止前进的步伐。反复淬火才能百炼成钢，苏炳添凭借顽强的意志，用自强不息的拼劲和自我超越的勇气为体育精神写下生动注脚。

第三节 人格

一、人格概述

（一）人格的概念

人格（personality）一词来源于古希腊语"persona"，原指戏剧演员所戴的面具，不同的角色戴不同的面具，就像我国京剧中的脸谱一样。心理学借用面具这一词来代表人格，用来说明在人生的舞台上，人会根据社会角色的不同更换面具，这些面具是人格的外在表现，而面具后的真实自我则是人格的内在特征。

由于人格心理学的复杂性以及研究者的观点、视角的不同，目前心理学界对人格的概念和定义尚无一致的看法。我国《心理学大辞典》对人格的定义反映了多数学者的看法："个性，也可称人格，指一个人的整个精神面貌，即具有一定倾向性的心理特征的总和。"

从构成方式上来讲，人格包括人格倾向性、人格心理特征和自我意识。人格倾向性是指影响或决定人的行为方向的心理现象，如需要、动机、兴趣、信念和世界观等。人格心理特征是指在心理活动中表现出的稳定的心理特点，包括能力、气质和性格。自我意识是个体对自我的意识，由自我认知、自我体验和自我调节三方面组成。

（二）人格特征

1. 人格的整体性 人格的诸多组成要素总是有机地结合在一起，形成完整的统一体。这种整体性表现为人格内在的统一，使人的内心世界、动机和行为之间保持和谐一致，否则就会导致人格分裂。如真正道德高尚的人，不论何时何地的表现都令人敬佩。

2. 人格的稳定性和可变性 人格一旦形成，就会在适应或改变客观世界的过程中经常表现出来。人格的稳定性使得能从心理面貌上将不同个体区别开来。但人格的稳定性并不意味着人格是一成不变的。个体生活经历的改变，必然会对其人格产生或多或少的影响，如移民、严重疾病等都可能造成人格某些方面如自我观念、价值观、信仰等的改变。

3. 人格的独特性和共同性 现实生活中的每个人都有其独特的人格特点，即使是具有极为相似生物遗传特征的同卵双生子，也同样具有各自的独特性。强调人格的独特性，并不排斥其共同性。由于共同的社会文化、环境的影响，同一民族、同一群体的个体之间有很多相似的人格特征。所谓"一方水土养一方人"，就是指人格的共同性。

4. 人格的生物性与社会性 人格是在遗传和生物基础上形成的，受生物特性的制约，故人格具有生物性。但是人不能脱离社会生活实践，个体满足需要的内容和方式是受到社会历史条件制约的，故人格具有社会性。

（三）人格形成的影响因素

人格的形成与发展受多种因素影响，包括遗传、环境、社会实践和自我教育等。

1. 遗传因素 遗传是人格形成和发展的自然基础。基因携带父母的生物特征传递给子女，对人格的作用在生命历程的早期比环境因素大。遗传对人格各部分的影响不完全相同，通常在智力、气质等与生物因素相关性较大的特质上，遗传因素的作用较明显，而在价值观、信念、性格等与社会因素关系紧密的特征上，后天环境因素的影响更重要。此外，遗传来的体态、体质和容貌，也会通过社会评价的作用影响人格。但遗传因素只是为人格的形成和发展提供了可能性，不能完全决定人格的发展。

2. 环境因素　环境是影响人格形成和发展的决定因素。这里主要指社会环境，包括家庭、学校和社会文化环境等。

（1）家庭环境：家庭是个体最早接触的环境，包括家庭氛围、家庭经济条件及社会地位、父母的教养态度与方式。父母对子女的教养方式是最重要的家庭因素。父母持民主、平等的态度对待孩子，易建立融洽的亲子关系，利于儿童形成自尊、自信、友善等人格特点。父母关系和睦，相互尊敬和支持，对孩子的人格形成有积极影响。在多子女家庭，出生顺序会影响到兄弟姐妹在家庭中的地位，对人格也有影响。

（2）学校环境：学校课堂教学的内容、班集体的气氛、师生之间的关系和教师的言行、管理风格、公正性等教育因素，对个体人格的形成和发展可产生深刻影响。学校教育在学龄儿童人格的形成与发展中具有重要作用，随着年龄增长，教师的影响力下降，同辈的影响力上升。

（3）社会文化环境：社会文化因素如社会风尚、大众传媒等对人格形成的影响十分明显。社会文化决定了人格的共同性特征，使其成员的人格结构具有一定程度的相似性。

3. 社会实践因素　个人所从事的实践活动，是制约人格形成和发展的要素之一。从事某一特定的实践活动，要求人反复地扮演与此活动相适应的角色，久之便形成和发展了这一活动所必需的人格特点。不同的实践活动要求不同的人格特点，同时又造就和发展了相应的人格特点。

4. 自我教育因素　个体在实践活动中接受环境影响的同时，其主观能动性也起着积极作用。人是一个自我调节系统，一切外来的影响都必须通过个体的自我调节才能起作用。因此，从环境中接受或拒绝什么，希望或不希望成为什么样的人，是有一定的自主权的，这取决于个体采取怎样的自我教育。故从某种意义上讲，人格也是自己塑造的。

二、人格倾向性

人格倾向性是推动人进行活动的动力系统，决定着人对周围世界的认识和态度的选择和趋向，包括需要、动机、兴趣、爱好、态度、理想、信仰和价值观等。

（一）需要

1. 需要的概念　需要（need）是有机体感到某种缺乏而力求获得满足的心理倾向，是人脑对生理需求和社会需求的反映。需要是个体心理活动和行为的基本动力，是保证人正常生存和发展的基础，在人的活动中起着重要作用。

2. 需要的种类

（1）根据需要的起源：将需要分为自然性需要和社会性需要。自然性需要又称生物性需要或生理性需要，是人和动物都具有的一类需要，与维持个体的生存与种族繁衍密切联系，是一种本能的需要，如人对空气、水分、食物、睡眠、性生活、安全及运动等的需要。人与动物在满足自然性需要的对象和方式上存在本质的差异。社会性需要与个体的社会生活相联系，是后天习得的需要，如人对劳动、交往、学习、审美、威信、道德等的需要。社会性需要是人类所特有的一类需要。

（2）根据需要对象的性质：将需要分为物质需要和精神需要。物质需要是个体对生存和发展所必需的物质生活的需要，既包括对自然界产物如空气、阳光的需要，也包括对社会文化产品如家具、服饰的需要。精神需要主要是指人在认识、交往、道德、审美和创造等方面的需要。人类最早形成的精神需要是对于劳动和交际的需要，随着社会生产力的发展，新的精神需要不断产生且日趋丰富。

3. 需要层次理论 需要层次理论由美国人本主义心理学家马斯洛（Maslow AH）提出，他将人类的主要需要根据其发展顺序及层次高低分为五个层次，即生理、安全、归属与爱、尊重和自我实现（图2-3-1）。

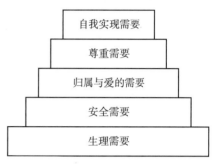

▲ 图2-3-1 需要层次理论

（1）生理的需要：指对阳光、水、空气、食物、排泄、睡眠、繁衍等的需要。这种需要是个体为了生存而必不可少的，在人类各种需要中占有最强的优势，当一个人被生理的需要所控制时，其他需要会被推到次要位置。

（2）安全的需要：指对生活在无威胁、能预测、有秩序的环境中的需要，如生命安全、财产安全、职业安全和心理安全等需要。

（3）归属与爱的需要：指对朋友、伴侣、家庭的需要以及受到组织、团体认同的需要，表明人渴望亲密关系，不愿被孤立或疏离。

（4）尊重的需要：包括"自我尊重"和"他人尊重"两方面。前者指自信、自强、好胜等，后者指希望获得他人的重视、赞许等。

（5）自我实现的需要：指追求自我理想的实现，充分发挥个人才能与潜力的需要。自我实现是人的最高层次的需要，是一种创造的需要，其产生依赖于前面的基本需要的满足。

每个人都潜藏着这五种不同层次的需要，并按次序逐级上升。人最迫切的需要是激励人行动的主要原因和动力。当下一级需要获得基本满足以后，追求上一级的需要就成了驱动行为的动力。

马斯洛的需要层次理论探讨了需要的实质、层次及发生发展规律，现已广泛用于护理实践。护理管理者可以依据该理论，制订满足护士需要的措施，以调动护士的工作积极性。护士可以根据该理论，评估病人的需要，确定护理问题并制定有针对性的护理措施。但马斯洛的需要层次理论忽视了社会因素对人成长所起的决定性影响，忽视了人的多种需要往往是同时存在、互相制约的。如临床病人虽然安全需要最为迫切，但同时也有归属和获得他人爱与尊重等各种需要。

（二）动机

1. 动机的概念 动机（motivation）是引起、维持个体活动并使活动朝向某一目标的内部动力。动机与需要联系密切，动机是在需要的基础上产生的，并受到外在诱因的影响。动机是推动人们活动的直接原因。

2. 动机的功能 动机对于个体活动具有三种基本功能：① 激活功能，激发个体产生某种活动；②维持调节功能，维持并调节个体的活动，避免偏离目标；③指向功能，引导活动向某一目标进行。

3.动机的分类

（1）根据需要的内容不同：可将动机分为生理性动机与社会性动机。生理性动机又称生物性动机，是以生物性需要如食物、水、睡眠、空气、性、躲避危险等为基础的动机。社会性动机是以社会需要为基础的动机，如兴趣动机、成就动机、权力动机和交往动机均属社会性动机。

（2）根据动机的来源：可分为外在动机和内在动机。外在动机是指人在外界的要求与外力的作用下所产生的行为动机，如儿童为得到父母或老师的奖赏而学习。内在动机是指由个体内在需要引起的动机，如某学生因为对数学有兴趣而自觉主动地学习数学知识。

4.动机冲突 当动机结构中同时存在性质和强度非常相似或相互矛盾的动机时，个体难以决定取舍，表现为行动上的犹豫不决，这种相互冲击的心理状态，称为动机冲突。动机冲突可分为四种基本类型：

（1）双趋冲突：指对个体都具有吸引力的两种目标同时出现，形成强度相同的动机，但由于条件限制，只能选择其中的一个目标，此时个体往往会表现出难以取舍的矛盾心理，这就是双趋冲突。如"鱼与熊掌不可兼得""忠孝难以两全"描述的就是双趋冲突。

（2）双避冲突：指对个体具有威胁性的两种目标同时出现，使个体对这两个目标均产生逃避动机，但因条件和环境的限制，不得不选择其中的一个，这种心理冲突即为双避冲突。"前遇大河，后有追兵"正是这种处境的表现。

（3）趋避冲突：指某一事物对个体具有利与弊的双重意义时，会使人产生两种动机态度：一方面好而趋之，另一方面又恶而远之，这种心理矛盾状态就是趋避冲突。如"想吃鱼又怕鱼刺""想吃甜食又怕长胖"就是这种冲突的表现。

（4）多重趋避冲突：在实际生活中，当人们面对着两个或两个以上的目标，而每个目标又分别具有吸引和排斥两方面的作用，人们必须进行多重的选择，由此引起的冲突即为多重趋避冲突。如找工作，若选择大城市，机会多、收入高，但离家远、压力大；若选择留在家乡的小城市，离家近、环境熟悉，但收入相对较低、机会较少。

在现实生活中，个体常遇到各种动机冲突，动机冲突不但影响人的正常工作和学习，还会给身心健康带来威胁，如果不能很好地处理，就可能陷入困惑苦闷之中，甚至导致心理障碍。

三、人格心理特征

人格心理特征是个体在社会活动中表现出来的比较稳定的成分，包括能力、气质和性格。

（一）能力

1.能力的概念 能力（ability）是指个体成功地完成某种活动所必需的心理特征。能力在活动中体现，在活动中发展，并直接影响活动效率。能力与知识、经验和个性特质共同构成人的素质，成为胜任某项任务的条件。很多心理学家认为，天才的才能并不是完全的"天赋之才"，而是经由后天的社会实践活动得到高度发展的才能，是各种能力完善的结合。因此，可以说，牛顿、爱因斯坦等科学家的杰出才能并非先天就有的，如果他们没有经过后天的勤奋学习和锻炼，是不可能成为天才的。正如爱迪生所说："天才就是99%的汗水加1%的灵感。"

2. 能力的分类　按能力的倾向性可将其分为一般能力和特殊能力。

（1）一般能力：指人们从事一切活动所共同需要的能力，如观察、记忆、思维、想象等能力，通常也叫智力，是人们完成任何活动都不可缺少的。

（2）特殊能力：指人们从事特殊职业或专业需要的能力，如音乐中所需要的听觉表象能力。

人们从事任何一项专业性活动既需要一般能力，也需要特殊能力，两者的发展也是相互促进的。

3. 能力的差异　个体之间的能力各不相同，是由遗传、性别、年龄、环境、文化背景等因素造成的。

（1）能力的类型差异：指能力在质的方面的差异，主要表现在知觉、记忆、思维等方面。人的特殊能力的差异也很明显，如有文学才能的人，具有敏锐而又深刻的观察能力、丰富的想象力及较强的语言表达能力等，而具有音乐才能的人，则具有敏锐的音乐感觉能力、较强的听觉表象记忆能力等。

（2）能力的水平差异：在一般能力方面，能力的水平差异主要指智力发展水平的差异。智力通常用智商来表示，大量的智力测验结果表明，人与人之间的智商差异呈正态曲线分布，即两头小，中间大。根据韦克斯勒智力量表（又称韦氏智力量表，Wechsler intelligence scale）测验结果，智商超过130的人属于智力超常；智商低于70的人属于智力低常，两者占比均较低，普通人智商在100左右（表2-3-1）。

▼ 表2-3-1　智力的分布

智商	智力等级	占人口百分数/%
130以上	超常	1
110~129	偏高	19
90~109	中等	60
70~89	偏低	19
70以下	低常	1

（3）能力发展早晚的差异：即能力的年龄差异。有的人在儿童时期就显露出非凡的智力和特殊能力，属于才华早露或称早慧。如奥地利作曲家莫扎特5岁就创作了第一首乐曲，8岁举办独奏音乐会；唐初四杰之一的王勃10岁能作赋，13岁就写出了著名的《滕王阁序》。有的人智力表现较晚，即所谓"大器晚成"。如画家齐白石长期做木匠，40岁才显露绘画才能，成为著名的画家；明代医学家李时珍在61岁时才写成《本草纲目》。

（二）气质

1. 气质的概念　气质（temperament）是表现在心理活动的强度、速度、灵活性与指向性等方面的稳定的心理特征。如，情绪的强度，是强烈还是柔和；知觉的速度，是快还是慢；思维的灵活性，是灵敏还是迟钝；性格的指向性，是外向还是内向等。气质与日常生活中人们所说的"脾气""秉性""性情"等含义相近。

2. 气质的类型　关于气质的类型，依据不同的观点提出的各种学说中，最著名的是古希腊医生希波克拉底提出的体液学说。他认为人体内有四种体液：血液、黏液、黄胆汁和黑胆汁，根据这四种体液在个体中所占的不同比例，将人的气质划分为四种类型，即多血质（血液占优势）、黏液质（黏液占优势）、胆汁质（黄胆汁占优势）、抑郁质（黑胆汁占优势）。四种典型气质类型的特点见表2-3-2。

▼ 表2-3-2　四种典型气质类型的特点

类型	行为特征
多血质	活泼易感好动，敏捷而不持久，注意易转移，兴趣易变换，情绪体验不深刻、外露
黏液质	安静沉着，注意稳定，善于忍耐，情绪反应慢、持久、不外露
胆汁质	精力充沛，动作有力，性情急躁，情绪易爆发、外露且强烈，冲动
抑郁质	反应迟钝，敏感怯懦，情绪体验深刻、持久、不外露，易伤感，善于观察小事细节

3. 气质与高级神经活动类型　俄国著名生理心理学家巴甫洛夫（Ivan Pavlov）于1927年用高级神经活动类型说解释气质的生理基础。巴甫洛夫认为高级神经活动的基本过程就是兴奋和抑制过程，它有三个基本特征，即强度、平衡性和灵活性。三种特征的不同组合形成了高级神经活动的四种基本类型：兴奋型（或不可遏制型）、活泼型、安静型、抑制型（或弱型），分别与体液学说的四种气质类型相对应（表2-3-3）。

▼ 表2-3-3　四种气质类型的高级神经活动类型对照表

气质类型	神经类型	神经过程的基本特征		
		强度	平衡性	灵活性
胆汁质	兴奋型	强	不平衡	—
多血质	活泼型	强	平衡	灵活
黏液质	安静型	强	平衡	不灵活
抑郁质	抑制型	弱	—	—

4. 气质的意义　人的气质差异是先天形成的，受神经系统活动的特性所制约，无好坏之分，任何气质都有其积极方面和消极方面；气质不能决定人的社会价值，也不直接具有道德评价含义，任何气质的人只要努力都能在不同实践领域中取得成就；但气质类型对于职业选择具有一定的意义，选择气质特征合适的人员从事某项工作，可提高工作效率，减少失误；气质类型对心身健康有一定影响，如情绪不稳定、易伤感、易冲动等可成为心身疾病的易感素质；在教育工作中，气质特征为教育者提供了因材施教的依据。

（三）性格

1. 性格的概念　性格（character）是个体在社会生活中形成的，对客观现实的稳定态度和与之相适应的习惯化了的行为方式。在人格结构要素中，性格是最重要的人格心理特征，是人格的核心。性格受人的价值观、人生观、世界观的影响，体现一个人的品德，有好坏之分，具有道德评价的含义。

2. 性格的特征

（1）性格的理智特征：指人在感知、记忆、想象和思维等认知过程中所表现出来的特征，如全面型思维或片面型思维。

（2）性格的情绪特征：指人在情绪活动的强度、稳定性、持续性以及主导心境等方面表现出来的特征。如热情、冷漠、积极乐观、消极悲观等。

（3）性格的意志特征：指人在意志过程方面的性格特征。当人们为达到既定目的，自觉调节行动，努力克服困难时，就表现出性格的意志特征。如目的性还是冲动性，坚定不移还是知难而退，当机立断还是优柔寡断等。

（4）性格的态度特征：指人在处理各种社会关系方面所表现出来的性格特征。包括对待社会、集体，是公而忘私还是损公肥私；对待学习、工作，是认真负责还是敷衍了事；对待他人，是真诚、善良、富有同情心还是虚伪、傲慢、冷漠；对待自己，是自信还是自卑等。

3. 性格的类型　由于性格的复杂性，性格类型的划分至今没能达成共识。心理学所划分的性格类型主要有：

（1）以心理功能优势分类：英国心理学家培因（A. Bain）等人根据知、情、意在性格中占的优势不同，将性格分为理智型、情绪型和意志型。理智型的人，通常以理智来评价、支配和控制自己的行动；情绪型的人，往往不善于思考，其言行举止易受情绪左右；意志型的人一般表现为行动目标明确，主动积极。

（2）以心理活动的倾向分类：瑞士心理学家荣格（C.G.Jung）根据个体的心理活动倾向于外部还是内部，将性格分为外倾型和内倾型，又称为外向型和内向型。外向型的人，注重外部世界，情感表露在外，热情奔放，善于交往，行动快捷，有时轻率；内向型的人，做事谨慎，深思熟虑，感情深沉，交往面窄，适应环境不灵活。

（3）以个体独立性分类：美国心理学家威特金（H.A. Witkin）根据个体独立性程度，将性格划分为独立型和顺从型。独立型的人善于独立思考，不易受外来因素的干扰，能够独立发现和解决问题；顺从型的人易受外来因素的干扰，常不加分析地接受他人意见，应变能力较差。

4. 性格与气质的关系　气质和性格两者相互渗透、彼此制约。

（1）性格与气质的区别：① 从起源上看，气质是先天的，是与生俱来的特质，受高级神经活动类型制约；性格是后天的，是人在实践活动中与社会环境相互作用的产物，受社会环境制约。② 从可塑性上看，气质的可塑性小，性格的可塑性更大一些。如婴儿出生就表现出来气质的差异，有的爱哭好动，有的平稳安静，这是先天特质，较难改变，但性格可通过后天学习来塑造。③ 气质无好坏之分，不直接反映道德品质，而性格有好坏之分，受人生观、价值观的影响，直接反映一个人的道德品质。

（2）性格与气质的联系：① 气质可以渲染性格特征。性格是在气质的基础上、在后天的环境影响下而形成的，故性格的表现不可避免地要沾染气质的色彩。如同样是勇敢的性格特征，胆汁质的人可能表现为勇往直前、怒不可遏；而黏液质的人则可能表现为沉着应战、威武不屈。② 性格在一定程度上可以掩盖和改造气质。如外科医生在做手术时应具备沉着冷静的性格特征，胆汁质的医生在工作中应有意识地改造原有的易冲动、急躁的气质特征。③ 气质可以影响性格形成的速度与稳定性。如对于稳重或忍耐性格的形成，黏液质的人易形成，而胆汁质的人则需要极大的克制和努力，形成后也不稳定。

四、自我意识

（一）概念

自我意识（self-awareness）是指个体对自己作为主体和客体存在的各方面的意识。换句话说，自我意识是人对自己身心状态及对自己同客观世界关系的意识，是人的意识发展的高级阶段。自我意识是人格的重要组成部分，在人格中起调节和控制作用，是人的心理区别于动物心理的一大特征。

（二）自我意识的结构

从知、情、意三个方面进行分析，自我意识由自我认知、自我体验、自我调节三个子系统组成。

1. 自我认知 是对自我的认识和评价，如"我是一个什么样的人"。主要包括个体的自我感觉、自我观察、自我分析和自我评价等方面的内容。正确认识和评价自己，人格才能得以健全发展。

2. 自我体验 是主体对自身认识引发的内心情感体验，是主观的我对客观的我所持的一种态度，如自信、自卑、自尊、自豪、内疚、羞耻等。自我体验通常与自我认知有关，也与个体对社会规范、价值标准的认识有关。

3. 自我调节 是自我意识在意志行动上的表现，主要包括自主、自立、自强、自律、自我控制等方面。如"怎样改变自己""怎样使自己成为理想中的人"等。自我调节是自我意识的最高阶段，是自我意识能动性的表现。

（三）自我意识在人格中的作用

自我意识在人格发展中的作用主要有以下几方面：首先，自我意识调节遗传与环境因素对人格的影响，是导致人格差异的重要原因；其次，自我意识可以对已有的人格品质进行认识、评价和调节，实现人格的自我完善；再次，人格的发展水平和自我意识的发展水平呈正相关，人格越成熟自我意识发展水平越高；最后，自我意识是维持人格发展连续性和稳定性的重要因素。

（四）健全自我意识的途径

1. 正确认识自己 树立正确的自我观，从多个角度来客观地评价自我，找准自己在现实中的位置。通过与他人进行比较来了解自我；通过听取他人对自己的评价，并将信息进行分析、综合、比较来认识自我；通过反省、分析自己的成败原因，调整自我评价。

2. 积极悦纳自我 悦纳自我是指坦然接受自己的一切，理智对待自己的优势和劣势，以发展的眼光看待自己，培养对自己的价值感、自豪感、愉快感和满足感。悦纳自我是形成、发展正确自我意识的核心和关键。一个人首先要自我接纳才能被他人所接纳。

3. 有效调节自我 有效的自我调节是健全自我意识、完善自我的根本途径。对自我的有效调节和控制，离不开意志的力量。只有意志健全的人才会做到对自我进行有效控制，从而实现理想的自我。有效的自我调节需要通过建立符合自身实际情况的发展目标，发挥自己的优势，增强自尊和自信，培养顽强的意志，完善自我。

4. 不断超越自我 健全自我的过程也是一个塑造自我、超越自我的过程。不断超越自我，就是要把昨天的成就当作今天的起点，通过自觉、积极、持之以恒的行动，不断战胜自我，把自我塑造得更加强大。

学习小结

本章主要介绍了心理的实质、心理现象的分类等内容。心理是脑的机能，是人脑对客观现实主观能动的反映。心理学研究的对象是心理现象，心理现象包括心理过程和人格两个方面。心理过程是指人的心理活动发生、发展的过程，包括认知过程、情绪情感过程和意志过程，着重探讨人的心理的共同性。人格也称个性，指一个人的整个精神面貌，即具有一定倾向性的心理特征的总和，包括人格倾向性、人格特征和自我意识，人格侧重于研究探讨人的心理的差异性。通过本章学习，希望学生能对心理现象产生兴趣，能掌握其概念及基本特征，知晓心理现象对日常生活及临床护理工作的影响，活学活用，有意识地提高自身心理素质，提升护理质量。

（李莉 余娟）

复习参考题

一、单项选择题

1. 心理现象是心理活动的表现形式，包括两大部分，即（   ）
   A. 认知过程和意志过程
   B. 心理过程和人格
   C. 人格倾向性和人格特征
   D. 认知过程和自我意识
   E. 情绪情感过程和意志过程

2. 淡蓝色给人凉爽的感觉，这属于感觉特性中的（   ）
   A. 感觉补偿

   B. 感觉适应
   C. 感觉对比
   D. 感觉后像
   E. 联觉

3. 小黄申请某项银行业务，须在1分钟内输入手机接收的6位数字的验证码，小黄看了一眼凭记忆输入，但过后就忘了，该记忆过程属于（   ）
   A. 瞬时记忆
   B. 感觉记忆

C. 感觉登记

D. 短时记忆

E. 长时记忆

4.《三国演义》中的猛将张飞，做事冲动、行为冒失、为人耿直、忠义烈性。根据巴甫洛夫高级神经活动类型学说，张飞的神经活动类型属于（　　）

A. 弱型

B. 兴奋型

C. 活泼型

D. 安静型

E. 均衡型

5. 肖女士对自己的鼻子不满意，想去整形医院做鼻子整形，但是又担心手术失败，王女士这种心理冲突属于（　　）

A. 双趋冲突

B. 双避冲突

C. 趋避冲突

D. 多重趋避冲突

E. 内在冲突

答案：1. B；2. E；3. D；4. B；5. C

二、简答题

1. 感觉和知觉有哪些特性或特征？护理人员在护理过程中如何应用这些特性或特征？

2. 试述如何提高记忆效果。

3. 联系实际谈谈如何培养自己的意志品质。

4. 人格形成的影响因素有哪些？

5. 运用本章所学知识，对自己的人格特点进行评估并分析其成因。

第三章　应激与心身疾病

第一节　应激概述

一、应激与应激源

案例导读

学生张某，农学专业，该生性格内向，学习很努力，研究生阶段因课题需要到外校生物学实验室进行实验研究，研一至研二学年期间一直在实验室进行毕业课题试验，该项试验很复杂，工作量较大，多次重复试验，屡次失败，与导师联系尚未妥善解决问题，该生考虑到距离毕业时间已很近，而实验数据还未得出，毕业定会受到影响，因此出现严重失眠、食欲缺乏、焦虑、抑郁，整日坐在实验室发呆。

思考： 上述案例中学生面临的主要应激源什么，他产生的应激反应包括哪几类？

（一）应激的概念

应激（stress）是医学和心理学领域的常用术语，随着社会的发展，能引发应激状态的因素越来越多，并且越来越复杂，由于人们认识水平不断深化，对应激的研究逐步深化并形成了不同的理论派别。近年来对应激的研究已从生理和医学的微观领域扩大到心理与社会的宏观领域。心理应激已成为医学界和心理学界普遍关注的问题，应激概念的演变和发展过程中，包括法国生理学家伯纳德（C. Bernard）、美国生理学家坎农（W.B. Cannon）、加拿大生理学家塞里（H. Selye）、美国心理学家拉扎勒斯（RS. Lazarus）在内的几位学者作出了重大贡献。

1. 应激概念的形成与发展　在19世纪Bernard认为，个体在环境变化时会采取一定方式保持内部环境的稳定。对机体完整性和稳定性的挑战或刺激会诱发机体作出反应，以抗衡其所造成的威胁。这是现代应激概念的基础。

20世纪20年代，Cannon在Bernard研究思想影响下，提出了内环境"恒定"的理论，定义了"内稳态"的概念和应激学说。Cannon将引起应激反应的刺激（就是现在称为应激源的一部分）看作是扰乱"稳态"的一种力量；并认为应激反应的"搏斗或逃跑"行为模式的生理基础是交感–肾上腺髓质功能的唤醒。Cannon于1914年在阐述应激学说时曾用过"重大的情绪应激"及"瞬间应激"等概念。

20世纪30年代，Selye首次将引起全身多系统反应的伤害刺激或需求称为"应激"（后来改称为"应激源"），他认为应激是机体对紧张刺激的一种非特异性的适应性反应，他还将应激源持续存在引起机体产生的症状与体征称为一般适应综合征（general adaptation syndrome，GAS）。Selye认为一般适应综合征与刺激的类型无关，他将这些变化归因为垂体（分泌促肾上腺皮质激素）–肾上腺皮质（分泌糖皮质激素）轴的激活和耗竭过程。机体通过下丘脑–垂体–肾上腺轴（hypothalamic–pituitary–adrenal axis，HPA）对有害刺激作出防御反应。Selye将一般适应综合征分为警戒期（alarm stage）、抵抗期（resistance stage）和衰竭期（exhaustion stage）三个阶段。① 警戒期：机体识别出来自内部或外部的有害刺激，便唤起体内的防御能力，增强力量，保持最佳态势，进入"逃或战"的反应，表现为肾上腺皮质增大，肾上腺素分泌增多，血压升高，脉搏和呼吸加快；② 抵抗期：如果有害刺激持续存在，机体会进一步提高体内的结构和功能水平来增强应对刺激的能力，表现为肾上腺变小，淋巴结恢复正常，激素水平恒定，此期机体仍在尽力应对挑战，但如果有害刺激持续时间太长和刺激强度过大，生理资源会逐渐趋向枯竭而丧失抵抗能力；③ 衰竭期：有害刺激持续时间太长和刺激过于严重，机体丧失了抵抗力，最终耗竭，表现为肾上腺皮质增大，淋巴系统功能紊乱，免疫系统严重受损，副交感神经系统异常兴奋，个体出现抑郁、疾病甚至死亡。

20世纪60年代，Selye强调了认知评价和应对方式在应激反应中的中介作用，应激的发生并不伴随特定的刺激或特定的反应，而是发生于个体察觉或评估一种有威胁的情境之时，即应激刺激或生活事件虽然是应激源，但应激反应是否出现以及如何出现，决定于当事人对事件的认知。

2. 应激的定义　现代应激理论将应激定义为个体面临或觉察到环境变化对机体有威胁或挑战时作出的适应性和应对性反应的过程。

社会个体在一定的社会环境中生活，总会有各种各样的情境变化或刺激对其产生影响，如果这种影响被个体感知到了，或作为信息被其接收（输入），个体就会对其进行主观评价，因而可能会导致一系列的生理心理变化，个体最终对刺激（情境）作出相应的反应。如果刺激（情境）需要个体作出很大的努力才能实现适应性反应，或这种反应超出了个体所能承受的适应能力，就会引起生理、心理平衡失调，即出现紧张反应状态。但这一过程非常复杂，是否会出现心理应激取决于多种变量共同作用的结果，其中最重要的因素是必须要有"应激源"。但是有了应激源以后机体却不一定都会形成应激状态，因为应激状态的形成还要有许多其他条件，如认知评价、情绪反应、社会支持、人格特征等。

（二）应激源的概念

应激源（stressor）指能够引起个体产生应激的刺激因素。通常是指向机体提出适应和应对要求并导致机体充满紧张性的生理和心理反应的刺激物。常见的应激源为生活事件，包括来自心理的、社会的、文化的和生物学的各种事件。

（三）应激源的分类

1. 躯体性应激源　指直接作用于躯体而产生应激的刺激物，包括理化因素、生物因素和疾病因素等，如冷、热、噪声、机械损伤、细菌、病毒、放射性物质等均属于躯体性应激源。

2. 心理性应激源　主要指导致个体产生愤怒、焦虑、抑郁、恐惧和沮丧等情绪反应的各种心理冲突和心理挫折。

（1）心理冲突：是一种心理困境，由个人同时有两种动机却无法同时获得满足而引起。心理冲突有四种基本形式：① 双趋冲突，也称接近–接近式冲突。两个目标具有同样的吸引力，产生同等强度的动机，但只能选择一个。② 双避冲突，也称避–避式冲突。两个事物同时对个人造成威胁、厌恶感，产生同样的逃避动机，但又必须接受一个才能避免另一个。③ 趋避冲突，也称接近–避式冲突。对单一事物同时产生两种动机，即向往得到它，同时又想避开它。④ 多重趋避冲突，也称双重接近–避式冲突。遇到多个目标，每个目标对自己都有利也有弊，举棋不定而产生的冲突。

（2）心理挫折：指个体在从事有目的的活动过程中，遇到无法克服的障碍或干扰，致使个人动机无法实现、个人需要不能满足的一种情绪状态。日常生活中，人们随时随地都可能遭遇挫折的情境，因而产生挫折。如因患重病而不能工作，婚事遭到父母反对，经济困难而不能上学等。

3. 社会性应激源　指造成个人生活样式（或风格）上的变化，并要求人们对其作出调整或适应的社会生活情境、生活事件或变故。社会性应激源范围极广，日常生活中各类事件，诸如战争、动乱、天灾人祸、亲人去世、子女生病、家庭冲突等都属于此类。社会性应激源是人类生活中最为普遍的一类应激源，它与人类的许多疾病有着密切的联系。

4. 文化性应激源　指一个人从熟悉环境转换到陌生环境中所经历的生活方式、语言环境、价值观念、风俗习惯的变化。最为常见的是"文化性迁移"，如由一种语言环境进入另一种语言环境，或由一个民族聚居区、一个国家迁入另一个民族聚居区、国家时，就会面临生疏的文化环境的挑战，可能产生适应和应对的需要及心理应激反应。文化性应激源对个体的影响持久且深刻。

二、应激理论模型

应激的理论模型是用来解释应激发生、发展过程的理论体系。应激的理论模型有多种，以下介绍三种主要的应激理论模型：

（一）应激的刺激理论模型

这种理论模型把应激定义为能够引起个体产生紧张反应的外部环境刺激。如失业、人际纠纷、天灾、战争、贫困等。它在研究中往往把应激看作自变量，重点分析什么样的环境刺激可使人产生紧张反应，试图寻求刺激和紧张反应之间的因果关系。国外心理学家在应激领域进行了大量卓有成效的研究，揭示了生活事件与躯体疾病及精神病症状的密切关系，对于人们根据生活事件预测患病可能性并及早进行预防和干预，具有重要的现实意义（图3-1-1）。

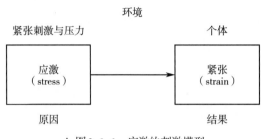

▲ 图3-1-1　应激的刺激模型

（二）应激的反应理论模型

该理论模型把应激看作是人或动物等有机体对环境刺激的一种生物学反应现象，可由加在机体上的许多不同环境刺激和需求（从剧烈的生理因素如出血到单纯的心理学因素如居丧）而引起，并且是非特异性的，即环境刺激或需求可能是多种多样的，但机体生物学反应却是固定不变的，称之为一般适应综合征，包括警戒期、抵抗期、衰竭期三阶段。该理论的代表人物是Selye，是一位内分泌专家，被称为"应激综合征之父"。Selye认为下丘脑-垂体-肾上腺皮质轴（hypothalamic-pituitary-adrenocortical axis，HPACA）这一生理学控制系统在一般适应综合征的产生中具有重要作用，并详细阐述了应激的生理机制，提出了应激的反应模型（图3-1-2）。

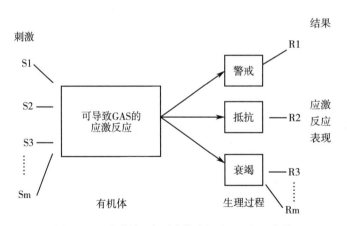

▲ 图3-1-2　应激的一般适应综合征（GAS）反应模型

（三）应激的CPT理论模型

应激的CPT理论模型，即认知-现象学-相互作用（cognitive-phenomenological-transactional，CPT）理论模型，是一种心理学模型，更多地涉及应激中的心理及行为过程（图3-1-3）。代表人物有Lazarus、Folkman、Cox、Mackay等。

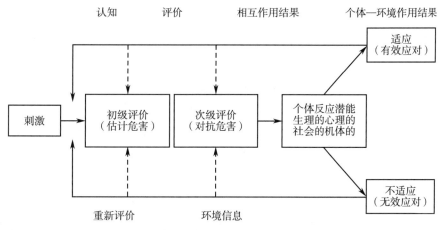

| 认知 | 评价 | 相互作用结果 | 个体—环境作用结果 |

▲ 图3-1-3　应激的认知–现象学–相互作用（CPT）模型

CPT理论有三个重要的观点：① 认知的观点。此观点认为思维、经验以及个体所体验到的事件的意义是决定应激反应的主要中介和直接动因，即应激是否发生，以什么形式出现，均由个体评价与环境之间的关系决定，包括初级评价和次级评价。初级评价是指个体对事件的危害性进行评价，可能是挑战、威胁、损害及丧失。次级评价是指个体对自身应对资源、应对能力进行评价。如果认为自己完全有能力解决困境，那么应激强度就会很低或根本不存在应激体验。② 现象学的观点。此观点侧重强调与应激有关的时间、地点、事件、环境以及人物的具体性。③ 相互作用的观点。此观点强调个体和环境之间的相互作用，认为应激是通过个体与环境之间存在的特定关系而产生的，如果个体认为自身无力应对环境需求则会产生应激体验。CPT理论注重个体在应激情境中的主观能动性，并且看到了信息反馈和行为调整在其中起着重要作用。

三、应激反应

应激反应（strain reaction）也称应激的心身反应，指个体由应激源存在而导致的各种生理、心理、行为等变化。人在应激源的刺激作用下，会产生各种各样、涉及多个层面的应激反应。

（一）应激的生理反应

应激的生理反应涉及机体多个系统的调节作用，以下将从神经、内分泌及免疫系统进行介绍。

1. 心理–神经中介机制　该机制主要通过交感神经–肾上腺髓质轴调节。当机体处在急性应激状态时，应激刺激被中枢神经接收、加工和整合，然后将冲动传递到下丘脑，使交感神经–肾上腺髓质轴被激活，释放大量儿茶酚胺，引起肾上腺素和去甲肾上腺素大量分泌，引起中枢兴奋性增高，导致心理、躯体、内脏等功能改变，即所谓非特应系统（ergotropic system）功能增高，而与之相对应的营养系统（trophotropic system）功能降低。表现为以下几种情况：网状结构的兴奋增强了心理上的警觉性和敏感性；骨骼肌系统的兴奋导致躯体张力增强；交感神经的激活，引起一系列内脏生理变化，如心率、心肌收缩力和心排血量增加，血压升高，瞳孔扩大，汗腺分泌增多，血液重新分配，脾脏缩小，皮肤和内脏血流量减少，心、脑和肌肉获得充足的血液，分解代谢加速，肝糖原分解，血糖升高，脂类分解加强，血中游离脂肪酸增多等，为机体适应和应对应激源提供充足的功能和能量准备。必须指出，如果应激源刺激过强或时间太久，也可造成副交感神经活动相对增强或紊乱，从而表现为心率减慢，心排血量和血压下降，或血糖降低，造成眩晕或休克等。

2. 心理-神经-内分泌中介机制　该中介机制通过下丘脑-腺垂体-靶腺轴进行调节。腺垂体被认为是人体内最重要的内分泌腺，肾上腺是腺垂体的重要靶腺之一。研究发现，当人在飞行跳伞、阵地作战、择期手术、参加考试等应激情况下，都有上述两轴系统即肾上腺皮质和肾上腺髓质被激活。Selye 曾用一般适应综合征来概括下丘脑-腺垂体-肾上腺皮质轴被激活所引起的生理反应，并描述了一般适应综合征三个不同阶段生理变化的特点。当应激源作用强烈或持久时，冲动传递到下丘脑引起促肾上腺皮质激素释放激素（corticotropin releasing factor，CRH）分泌，通过脑垂体门脉系统作用于腺垂体，促使腺垂体释放促肾上腺皮质激素（adrendcorticotrophic hormone，ACTH），进而促进肾上腺皮质激素特别是糖皮质激素氢化可的松的合成与分泌，从而引起一系列生理变化，包括血内促肾上腺皮质激素、皮质醇和尿中 17-羟皮质类固醇增多，血糖上升，炎症被抑制，蛋白质分解，抗体增强等。

3. 心理-神经-免疫中介机制　研究表明，免疫系统并非功能自主的独立体，而是在应激反应过程中，与中枢神经系统进行双向性调节。一般认为短暂、轻度的应激不影响或略增强免疫功能，如 Weiss 等观察到轻微应激对免疫应答呈抑制趋向，中度应激可增强免疫应答，高强度应激则显著抑制细胞免疫功能。但长期较强烈应激可损害下丘脑，导致皮质激素分泌过多、机体内环境严重紊乱，从而导致胸腺和淋巴组织退化或萎缩，抗体反应抑制，巨噬细胞活动能力下降，嗜酸粒细胞减少和阻滞，中性粒细胞向炎症部位移动等一系列变化，最终导致机体免疫功能受到抑制等，降低机体对抗感染、变态反应和自身免疫的能力。Bartrop 等于 1977 年提出，对澳大利亚某次火车失事遇难者配偶的研究显示，被试者在丧偶后第五周的淋巴细胞功能抑制十分显著，其淋巴细胞功能仅相当于对照组的 1/10。又如 Riley 于 1975 年把同样接种可致乳房肿瘤病毒的两组小鼠分别放入有强烈应激的拥挤环境和无应激刺激的环境，结果显示，前者肿瘤发生率为 92%，后者仅为 7%。

（二）应激的心理反应

应激的心理反应可以涉及心理现象的各个方面，以下重点介绍与健康和疾病相关的认知反应和情绪反应。

1. 认知反应　轻度的应激刺激可以使人被适度唤起，此时个体的认知能力，如注意力、记忆力和思维想象力增强，以适应和应对外界环境的变化，此为积极性认知反应。如果应激水平过高或长期处于应激状态，会促使个体产生负面的认知性应激反应。表现为意识障碍，如意识朦胧、意识范围狭小；注意力受损，如注意集中困难、注意范围变窄；注意、思维、想象力减退等。下面介绍几种常见的认知性应激反应。

（1）偏执（paranoia）：指当事人表现为认识上的狭窄、偏激或不知变通，平时理智的人此时可能会表现出固执、钻牛角尖、蛮不讲理；也可表现为过分自我关注，即注意自身感受、想法、信念等内部世界，而不是外部世界。

（2）灾难化（catastrophizing）：是一种常见的认知性应激反应，表现为当事人过度强调应激事件的潜在和消极的后果，导致整日的不良情绪反应。

（3）反复沉思（rumination）：即对应激事件情不自禁地反复思考，从而影响适应性应对策略（如宽恕、否认等）的出现，导致适应受阻。这种反复的思考往往不能自我控制，具有强迫症状特性，这与某些人格因素有关系。

（4）闪回（flashback）与闯入性思维（intrusive thoughts）：是指遭遇严重灾难性应激事件以后，脑海中会经常不由自主地闪现灾难的场景，或者突然闯入既往的一些灾难性痛苦情景或思维内容，并具有挥之不去的特点。这些也是创伤后应激障碍的重要症状之一。

（5）否认（deny）、投射（projection）、选择性遗忘（selective forgetting）：均为心理防御机制的表现形式，在重大应激后出现，具有保护机体的作用，但过度使用也会带来不利影响。

2. 情绪反应　常见的应激情绪反应包括焦虑、恐惧、抑郁、愤怒，实际上应激能唤起几乎所有的负性情绪（受挫折、冲突、压力、伤害、悲伤、迷惑、力不从心、内疚、羞耻、孤独等）。这些负性情绪反应还可与其他心理行为活动产生相互影响，使自我意识变狭窄、注意力下降，判断能力和社会适应能力下降等。以下介绍几种常见的应激情绪反应：

（1）焦虑（anxiety）：是应激反应中最常出现的情绪反应，是人预期将要发生危险或不良后果时所表现的紧张、恐惧和担心等情绪状态。在心理应激条件下，适度的焦虑可提高人的警觉水平，伴随焦虑产生的交感神经系统的被激活可提高人对环境的适应和应对能力，是一种保护性反应。但如果焦虑过度或不适当，就是有害的心理反应。

（2）抑郁（depression）：指悲哀、寂寞、孤独、丧失感和厌世感等消极情绪状态，伴有失眠、食欲减退、性欲降低等，严重者出现自杀行为。抑郁常由亲人丧亡、失恋、失学、失业、遭受重大挫折和长期病痛等原因引起。

（3）恐惧（fear）：指企图摆脱已经明确的、有特定危险、会受到伤害或生命受威胁情境时的情绪状态。恐惧伴有交感神经兴奋，肾上腺髓质分泌增加，全身动员，但没有信心和能力战胜危险，只能回避或逃跑，过度或持久的恐惧会对人产生严重的不利影响。

（4）愤怒（anger）：是与挫折和威胁有关的情绪状态，由于目标受到阻碍，自尊心受到打击，为排除阻碍或恢复自尊，常可激起愤怒。愤怒时交感神经兴奋，肾上腺素分泌增加，因而心率增快，心排血量增加，血液重新分配，支气管扩张，肝糖原分解，并多伴有攻击性行为。

（三）应激的行为反应

伴随应激反应，个体的行为也会有相应的改变。以下介绍几种主要的行为反应：

1. 逃避与回避　逃避（escape）指已接触到应激源后采取远离应激源的行动。回避（avoidance）指事先知道应激源将要出现，在未接触应激源之前就采取行动远离应激源。两者的目的均为摆脱情绪应激，排除自我烦恼。

2. 退化与依赖　退化（regression）指当人受到挫折或遭遇应激时，放弃成年人的应对方式而使用幼儿时期的方式来应对环境变化或满足自己的欲望。退化行为主要是为了获得别人的同情、支持和照顾，以减轻心理上的压力和痛苦。退化行为必然会伴随产生依赖（dependence）心理和行为，依靠别人关心照顾而不是自己去努力完成本应自己去做的事情。退化与依赖多见于病情危重经抢救脱险后的病人以及慢性病病人。

3. 敌对与攻击 敌对（hostility）是内心有攻击的欲望，但表现为不友好、谩骂、憎恨或羞辱别人。攻击（attack）是在应激刺激下个体以攻击方式作出反应，攻击对象可以是人或物，可针对别人也可针对自己。如某些病人不肯服药或拒绝接受治疗，或表现出自残行为，其共同的心理基础是愤怒。

4. 无助与自怜 无助（helplessness）指一种无能为力、无所适从、听从天命、任由他人摆布的行为状态，通常是在经过反复应对不能奏效、对应激情景无法控制时产生，其心理基础包含了一定的抑郁成分。自怜（self pity）即个体对自己感到怜悯、惋惜，其心理基础包含对自身的焦虑和愤怒等成分。自怜多见于独居、对外界环境缺乏兴趣者，当他们遭遇应激时常独自哀叹、缺乏安全感和自尊心。

5. 物质滥用 物质滥用（substance abuse）指某些人在心理冲突或应激情况下会以习惯性的饮酒、吸烟或服用某些药物的行为方式转换其对应激的行为反应方式。尽管物质滥用对身体无益，但这些不良行为能达到暂时麻痹自己、摆脱自我烦恼和困境之目的。

（四）心理防御机制

心理防御机制（defense mechanism）概念最初由弗洛伊德（Freud）提出，后由他的女儿安娜·弗洛伊德（Anna Freud）进行了系统研究。心理防御机制是指人们面对紧张情境时避免精神上痛苦与不安的一种自我保护性的应对方式。心理防御机制具有四个特征：① 借助心理防御机制可以减弱、回避或克服消极的情绪状态，它们对维持个体的心理健康常态起着重要作用。防御机制本身不是病理性的，但若正常防御功能的作用改变可引起心理病理状态。② 防御机制通过自我肯定支持自尊，保护并防护自己免于伤害。多数心理防御机制涉及对现实的歪曲，如对现实挫折情境视而不见，错误地把某些特征赋予并不具备这些特征的他人等。实际上，防御机制也是一种心理的自我保护。③ 个体在使用心理防御机制时通常自己并未意识到，而是在不知不觉中运用的。④ 防御机制可同时以两种或两种以上方式共同发挥作用。

按个体的心理发展过程，心理防御机制分为以下四种类型：① 自恋型防御机制，又称精神病型。婴幼儿常采用这种防御机制，正常成人多暂时使用，因精神病患常极端地采用，故称精神病型。包括否认、曲解和外射等。② 不成熟的防御机制，多发生于幼儿期，也常被成年人采用。包括内射、退行和幻想等。③ 神经症性防御机制，少儿时期得到充分采用，成年人常采用，但神经症病患常极端地采用，故称神经症型。包括合理化、转移、反向、抵消、补偿、隔离、压抑等。④ 成熟的防御机制，出现较晚，是一种很有效的心理防御机制，成熟的正常成人经常采用，包括幽默、升华、压抑等。

安娜·弗洛伊德归纳出300多种心理防御机制，其中常见的有以下13种：

1. 升华（sublimation） 指个体把社会所不能接受的冲动或欲望转向更高级的、社会所能接受的方式表现出来，以保持内心的宁静和平衡。这样，由于升华机制的作用，原来的动机冲突得到了宣泄，不仅消除了动机受挫而产生的焦虑，而且使个人获得成功满足感。

2. 合理化（rationalization） 又称文饰作用和理性化，指潜意识地用一种似乎有理的解释或实际上站不住脚的理由来为其难以接受的情感、行为或动机辩护，以使这种理由为自己接受，其目的是减少或免除因挫折而产生的焦虑，保持个人的自尊。这种防御机制，人们在日常生活中使用最多，如"不打不成才"、"棍棒下面出人才"、"良药苦口利于病"、病人把疾病导致的明显体重下降解释为"减肥"等。

3. 补偿（remunerate） 指个人存在真实的或想象的躯体或心理缺陷时，通过代偿而得到非常有效的纠正，即个体意识到在某方面较弱时，便针对该薄弱环节作出更大的努力来克服自卑感和相应的焦虑。补偿是一种意识的过程。例如，某些残疾者通过惊人的努力，克服自身的缺陷，成为著名作家、画家或运动员等；某些口吃者通过补偿作用而成为讲话流利的演说家。但过度补偿对心理健康不利，如果使用补偿过度，会导致心理异常，如某些自卑感很强的人在行为上可表现为自以为是、攻击好斗、自不量力等。

4. 抵消（counteract） 指以某种象征性活动或事情潜意识地抵消已经发生的不愉快的事情，好像那些事情根本没有发生过似的，以此来减轻心理的不安。例如，按我国的习俗，过年或婚嫁等喜庆日子，忌讳言"死""碰鬼"等不吉利的话；在医院里，亲朋好友的去世，常常不叫"死亡"，而称之为"永远地离开"，停放死尸的地方也大都称为"太平间"，以此来减轻失去亲朋好友的内心痛苦。

5. 替代（substitute） 指当个体所确立的目标与社会的要求相矛盾时，或者受到条件限制而无法达到时，他会设法制订另一目标，取代原来的目标。常言的"条条道路通罗马""一颗红心，两手准备"就是替代作用的具体表现。

6. 认同（agree with） 指把别人具有的，而自己感到羡慕的品质在不知不觉中加到自己身上。如有的人总喜欢把自己与事业上非常成功的名人或有名望的单位联系在一起，从而求得一些间接的光荣，借此减少挫折的影响；儿童在成长过程中，总是潜移默化地吸取父母的一些品质，纳入自己的人格之中。

7. 幽默（humor） 是一种以奇特、含蓄、双关、讽喻、诙谐、巧合等形式构成的良性刺激，常与乐观相联系，以此在不知不觉中化解挫折困境和尴尬场面，并赋予生活以情趣和活力。有时在某种场合下，一句微不足道的诙谐语，往往一语转变窘境，使原来的困境大事化小，小事化了，渡过难关。

8. 压抑（depressed） 是所有心理防御机制的基础和最基本的方法，指把为社会道德规范所接受的冲动、欲望、思想、情感等在其尚未觉察时压抑在潜意识层，或把痛苦的记忆予以选择性遗忘，从而免受动机、紧张、焦虑所形成的心理压力。按精神动力学派的观点，这些被压抑的内容并非消失，遇有机会仍会逸出，如触景生情；压抑的内容平日虽不被意识到，但在特殊情况下能影响人们的日常行为，如梦境、健忘或言行上的一时失误，可能在某种程度上反映了压抑的动机和冲动。倘若压抑在潜意识的冲突内容过多，超过自我的控制力，则有可能从其他途径表现出来，导致精神疾病或心身障碍等。

9. 否认（deny） 是一种潜意识的、简单而原始的心理防御机制，否认与压抑不同，不是把痛苦事件有选择性地忘记，而是把已发生的不愉快的事件加以否认，认为它根本没有发生过，以此来逃避心理挫折和痛苦感。如亲朋好友的突然去世，自己患了绝症，事业上短时间内一败涂地等，个体常常难以相信会发生这类情况。通过否认，可以缓冲突然来临的打击，不致过于震惊和过度悲痛，暂时维持心理平衡，以使心理上对接受痛苦现实有所准备。但是，如否认持续时间过长，现实中的问题并未消失，有可能错过了解决问题的时机，则可能引起更大的挫折。

10. 反向（reverse） 指对内心的一种难以接受的观念或情感以相反的态度或行为表现出来。在日常生活中，有的人自己极为需要某一种东西，却表现为极力反对；有的病人非常关心自己的病情，但在别人面前却表现出无所谓的姿态。此类种种现象，均属反向。

11. 幻想（fantasy） 指当个人无力克服前进道路上的障碍时，企图以一种非现实的想象的情境来逃避挫折情境，以得到自我满足。白日梦是一种幻想，儿童常常以幻想方式来处理心理问题，但成人终日做白日梦不面对现实是一种病态表现。

12. 投射（projection） 指把自己所具有的，但又为自己所不喜欢或不能接受的性格、态度、意念、欲望等转移到外部世界或他人身上，以此来避免内心的不安。常言道，"以小人之心，度君子之腹"，就是投射的典型表现。

13. 推诿（prevarication） 指把自己的过失或失败归因于自身以外的原因，以推卸责任的方式来减轻内疚，求得心理平安。如学生考试失利，认为是老师出题太难；护士不努力学习护理技术，反而抱怨护理条件不好等。推诿可暂时减轻挫折时的焦虑情绪，但长久如此，不找自身原因，不提高自己的能力，会遭遇到更多的心理挫折。

（五）应激反应评定

引起应激反应的因素很多，有机械性的（如创伤）、物理性的（如过热、过冷）、化学性的（如毒物）、生物性的（如急性感染），也有心理方面的（如惊恐、忧伤、精神过度紧张）。以下从三个方面介绍应激反应的评估和量化。

1. 应激反应的生理测量 应激的生理测量包括血压、心率、皮肤电反应、呼吸频率以及激素分泌水平的测量。应激状态下交感神经激活、肾上腺髓质增大和去甲肾上腺素活动增加会引起应激状态，可以造成外周血管收缩，继而导致外周血流的变化。这些变化可以通过皮肤表面温度测量出来，也可以利用电子测温仪测定肛温。应激反应中，肾上腺髓质肾上腺素分泌的增加，影响着心脏的活动，血压和心率是容易准确测量的生理指标。Andersson等观察到脑损伤病人在心理应激时皮肤电导率和自发的皮肤电反应次数明显增加。

2. 应激反应的生物化学测量 近年来，国际上越来越多的学者认为应激的内分泌机制是复杂的，尚难划出应激激素的范围，在他们的实验里都测量了多种内分泌激素，试图用多种内分泌激素的综合评价来评定应激状态。Spencer认为血浆皮质醇、甲状腺激素和催乳素是评估应激反应有用的指标。Kataranovski等对热应激大鼠的白细胞介素–1、白细胞介素–6、肿瘤坏死因子以及α-球蛋白、结合珠蛋白反应进行检测，发现这些细胞因子和蛋白变化是早期评估热应激反应较好的指标。有关不同应激状态下胃肠应激激素的变化也有一些报道。

3. 应激反应的心理测量 对应激反应的心理评估主要采用量表或问卷测量法。下面简要介绍生活事件测量、日常困扰测量及知觉压力的测量。

（1）生活事件测量：美国华盛顿大学医学院精神病学家Holmes及Rahe等对5 000多人进行社会调查，编制了社会再适应评定量表（social readjustment rating scale，SRRS），为生活事件作为应激源的强度分析及其与疾病的相关性研究提供了量化工具。该量表列出了43种生活变化事件，并以生活变化单位（life change unit，LCU）为指标加以评分（表3-1-1）。1976年他们报道，心脏病猝死、心肌梗死、结核病、白血病、糖尿病、多发性硬化等与LCU升高有明显关系。心理上的丧失感对于健康的危害最大。这种丧失感可以是具体的事或物，如亲人死亡等；也可以是抽象的丧失感，如工作的失败等。其中，尤以亲人（如配偶）丧亡的影响最大。研究证实，LCU与10年内的重大健康变化有关，LCU的一年累计值的健康预测意义：超过300，预示患重大的疾病的可能性为80%；200~300，预示患病可能性为50%；150~200，预示患病可能性为33%；不超过150个单位，预示的生活事件未对其健康构成风险。

▼ 表3-1-1　社会再适应评定量表

等级	生活事件	LCU	等级	生活事件	LCU
1	配偶死亡	100	23	儿女离家	29
2	离婚	73	24	姻亲纠纷	29
3	夫妻分居	65	25	杰出的个人成就	28
4	坐牢	63	26	妻子开始或停止工作	26
5	家庭成员死亡	63	27	上学或就业	26
6	个人受伤或患病	53	28	生活条件发生变化	25
7	结婚	50	29	个人习惯改变	24
8	被解雇	47	30	与上司发生矛盾	23
9	复婚	45	31	工作时间或条件变化	20
10	退休	45	32	搬迁	20
11	家庭成员健康情况变化	44	33	转学	20
12	妊娠	40	34	娱乐方式改变	19
13	性障碍	39	35	宗教活动变化	19
14	家庭增加新成员	39	36	社会活动变化	18
15	工作调整	39	37	抵押或贷款少于1万元	17
16	经济状况发生变化	38	38	睡眠习惯改变	16
17	好友死亡	37	39	共同生活家庭成员数目发生变化	15
18	工作性质变化	36	40	饮食习惯改变	15
19	夫妻不睦	35	41	休假	13
20	抵押超过1万元	31	42	圣诞节	12
21	抵押品赎回权被取消	30	43	轻微违法行为	11
22	工作责任的变化	29			

注：LCU，生活变化单位。

（2）日常困扰测量：除了重大生活事件和过去的应激外，研究者对微小的应激事件和日常困扰，以及它们对健康和疾病所造成的积累风险进行了研究。日常困扰包括家务劳作、排队等候、交通阻塞以及难以解决的小事情等，日常的小问题能导致心理不适和躯体不适。Lazarus及同事编制了一个用于测量微小应激事件的量表——日常应激量表。已有研究将日常困扰和躯体健康的损害及原有疾病症状的恶化联系起来。Kanner等于1981年编制了两个量表，一个是日常生活小困扰的量表，共有117个题目，另一个是日常生活中令人兴奋事件的量表，共计125个题目。Delongis于1982年使用这两个量表进行的研究表明：健康状况与小困扰出现的频率和强度有关，而与生活事件数目和严重性无关，即日常小压力比主要的生活改变更能预测健康。

（3）知觉压力的测量：知觉压力的测量是对某种超个人能力事件的体验，这类事件虽不是很严重，但却经常缠绕着我们，测评知觉压力，让个体确定超越自己应对能力的事情有哪些。Cohen、Williamson等在1983年至1988年编制了知觉压力量表（percived stress scale，PSS），其优点是用来预测早期健康问题更为有效，还可以评估个人习惯性的或慢性的压力。此量表更多侧重的是对生活事件的知觉，共有14个条目，评估的是近一个月中个体知觉到的"不可预测"或"超负荷"的事件发生的频率。

（六）应激反应对健康的影响

心理应激同个体的健康有密切的联系，一方面心理应激可以影响个体的健康，另一方面个体的健康状态也会影响心理应激反应的强度和耐受力。

1. 心理应激对个体健康的积极影响　适度的心理应激对个体的健康和功能活动有积极的促进作用。主要表现在以下几个方面：一是适度的心理应激是人类成长和发展的必要条件。心理应激是一种特殊的环境，若幼年和青少年时期经受适度的心理应激，可以增强个体应对困难和挫折的能力，并提高个体对社会生活的适应能力，能更好地耐受各种紧张性刺激，促进形成健全的人格和良好的社会适应能力。二是适度的心理应激是维持心理和生理功能的必要条件。个体在社会生活实践中，通过应对各种紧张性刺激，使生活富有挑战性，生活更加充实，能够体验成功的喜悦和欢乐，并激发兴趣，锻炼意志，提高工作效率。

2. 心理应激对个体健康的消极影响　心理应激对某些个体会引起比较强烈的心理和生理反应，以症状和体征表现出来，如疲乏、头痛、失眠、消瘦、精神痛苦等心身反应，一旦刺激物去除，躯体症状会随之消失。当心理应激超过个体的适应能力时，其就会损害身体健康，如果心理应激持续、强烈地作用于个体，心身反应往往会进一步加重，持续时间延长，可引发多种心身疾病，如神经症、精神疾患、高血压、冠心病、支气管哮喘、消化性溃疡、甲状腺功能亢进症、癌症等。持久或强烈的心理应激还会改变个体对生活、对他人、对社会及对世界的看法，导致个体出现极端行为。

第二节 应激的心理中介机制

一、认知评价

（一）认知评价的概念

认知评价（cognitive appraisal）指个体察觉所遇刺激与情境对自身影响的认知过程，是指个体对遇到的生活事件的性质、程度和可能的危害情况的认知估计。Folkman和Lazarus在1984年提出将个体对生活事件的认知评价过程分为三步：初级评价、次级评价和再评价。初级评价是指个体对所遇刺激与情境是否具有威胁以及威胁大小的估计。次级评价是在初级评价的基础上，个体针对存在的威胁，对自身应对能力的有无及是否有效所作的估计。再评价是指在初级评价和次级评价的基础上，对现实情境作出再度认知评价，判断这种潜在的应激源是否具有现实意义及其性质。

认知评价在从生活事件到应激反应的过程中起重要的中介作用。具有不同认知及应对能力的人，对同一种应激源就有可能作出不同的评价。所谓"仁者见仁，智者见智"就是这个道理。个体的人格特征、价值观、宗教信仰、健康状态和既往经历均会影响对应激源的评价。社会支持一定程度上可以改变个体的认知过程，而生活事件本身的属性与认知评价关系密切。如社会再适应评定量表中，是以配偶死亡作为基准，来依次排列其他各种生活事件的（表3-1-1）。对这一应激源而言，有的人可能悲痛欲绝，有的可能暗自悲伤，还有的人情绪反应可能刚好相反。

（二）认知评价的影响因素

认知评价的影响因素：① 个体人格特征，对于同样的生活事件，乐观者往往比悲观者作出更积极的认知评价。② 社会支持，如病人亲友、同事的安慰、鼓励和物质上的帮助可以减轻病人对疾病后果的消极认知评价。③ 应激反应，如病人在等待手术期间因过分紧张而失眠，失眠又可能使手术当日病人的认知趋向于消极。④ 应对方式，当人们认为某件应激源可控制时，往往采用问题应对的方式应对应激源；而如果认为某件应激源不可控制时，往往采用情绪应对的方式应对应激源。

（三）认知评价管理

对生活事件的认知评价直接影响个体的应对活动和最终的心身反应性质和程度，是应激反应的关键因素之一。对认知评价进行量化的研究，目前尚缺乏经典的测量工具，一般通过问卷和访谈的方法，让被研究者对相关事件的特点作出相应的等级评估，从而进行认知层面的干预，减少应激给个体带来的危害，对认知评价管理会有重要意义。

二、个体应对能力

（一）应对概述

1. 应对的概念　应对（coping）又称应付，是个体对生活事件以及因生活事件而出现的自身不平衡状态所采取的认知和行为措施。应对概念的含义很广，并且是多维度的。如果将应激看成是过程，那么应对活动涉及应激作用过程的各个环节。从应对的主体角度看，应对活动涉及个体的心理活动、行为操作和躯体变化等方面。

Lazarus于1966年依据应对的指向性将应对方式分为：① 问题指向应对，又称问题关注应对（problem-focused coping），即针对事件或问题的应对策略，着重于改变现存的人与环境关系，个体针对已察觉的问题（应激源）或采取积极努力、寻求解决的办法，或回避问题；② 情绪指向应对，又称情绪关注应对（emotion-focused coping），即个体情绪反应的应对策略，着重于调节和控制应激时的情绪反应，从而减轻烦恼并维持一个适当的内部状态，以便能处理各种信息。

Billings和Moss于1980年提出应对方式的3种类型：① 积极的认知应对，指个体希望以一种自信有能力控制应激的乐观态度评价应激事件，以便在心理上有效地应对应激；② 积极的行为应对，指个体采取明显的行动，希望以行动解决问题；③ 回避应对，指个体企图回避主动对抗或希望采用间接方式如过度饮食、大量吸烟等方式缓解与应激有关的情绪紧张。

Zimbardo于1985年根据应对的目的，把应对分为两类：① 通过直接的行为改变应激源或个体与应激的关系，如抗争（fight）、逃避（flight）、妥协（compromising）等；② 通过麻痹自我感觉的活动改变自我，而不是改变应激源，如使用药物、放松治疗、分散注意、幻想等。

应对方式既受其他因素的影响，又影响其他因素。生活事件的属性不同其应对方式往往不同，连续的负性生活事件可能使个体的应对方式倾向消极。认知评价直接决定个体采用问题关注应对或者情绪关注应对，个体的认知策略如再评价本身就是一种应对。社会支持在一定程度上可以改变个体的应对方式，如遇到危急情况时是否有熟悉的人陪伴会影响个体的应对策略。个性特征间接影响个体对特定事件的应对方式，如具有爆发性人格特征的人在紧急事件面前容易失去有效的应对能力。应激反应同样会影响应对方式，如长期慢性应激可以使个体进入失助状态，失去积极应对环境的能力。

2. 提高应对能力的方法

（1）消除不合理信念：信念是人们对于自己生活中应遵循的原则和理想的信仰，它深刻而稳固，是在人们对现实采取积极的态度、对问题进行有根据的独立思考、对自己的职责有强烈的责任感的基础上逐步形成的。信念以理想为中心，通常与情感和意志融合在一起，表现为人的生活立场，支配着人的行为。乐观向上、理想崇高的人能更有效地应对各种紧张情景和事件；奋斗目标明确的人在紧张情景下会较快地恢复心理平衡。具有不合理信念的人对事物的看法常常以偏概全，一旦遭受挫折，便难以正确对待，容易产生自卑、自责、自罪感，或出现焦虑或抑郁情绪状态，因此要注意消除不合理的信念。由于信念的形成是一个较长期的过程，故消除不合理的信念亦是一个较长期的过程。需要在生活中不断反思、认真领悟，并在实践中不断验证提高，才能逐渐克服不合理的信念。

（2）建立适宜期望值：对自己能力估价过高，对事物建立的期望值过高，容易使人产生或加重挫折感，导致失望、沮丧、抑郁的情绪出现。而对自己的能力估价过低，对事物建立的期望值过低，则会看不到希望和光明，导致个体丧失信心和斗志。因此应正确评估自身能力，建立适宜的期望值，以便正确面对现实、面对挫折及克服挫折。

（3）寻求社会支持：来自社会各方面的精神或物质上的支持可作为一种保护性因素，提升个体的抗挫折能力，缓和应激源对个体的冲击，从而有利于个体调控心理应激反应。相反，缺乏社会支持，对有些个体来说，则会影响他们的抗挫折能力，妨碍其正常的心理应对。

（二）应激管理

> **案例导读**
>
> 小贾是一名新入职的博士毕业生，进入某高校办公室管理岗位，在工作中她觉得力不从心，很多看起来很简单的事情，她做起来很吃力，而且经常出错。她觉得自己学到的东西根本用不到工作中去，因此，她对自己的能力和专业知识水平产生了很大怀疑，渐渐地，做事越来越没自信，害怕领导交代她去做事，甚至害怕去上班，每天都处于情绪低落的状态，甚至想要辞职。
>
> **思考**：小贾的压力源是什么？针对小贾这种焦虑、自卑、恐惧的情绪反应应如何进行管理？

应激管理是个体主动地应用一定的技术和方法，积极地应对应激事件，从而减轻生活事件的负面影响，尽可能地消除应激事件可能导致的心身伤害的策略和方法。良好的应激处理模式可以有效地降低应激的强度来维护心身健康。应激的管理措施如下：

1. 正确看待压力 压力是个体的一种心理或生理状态，个体处在压力状态时就会感到应调整自己以适应环境。工作负担、婚姻问题和经济困难等问题会使个体感到压力；同样，外出旅游、体育运动、调换新工作、结婚或约会等愉快的事情也会使个体感到压力。即使在健康状态下的平静生活同样也包含着压力。适度的压力有益于个体的生存与发展，当压力过大时就会引起应激反应、无效行为和心理问题。

2. 学会机体反应控制技术

（1）锻炼：由于机体的紧张状态已经使个体做好了行动的准备，因此，身体运动能释放紧张，应选择那些诸如跑步、游泳等强度足够剧烈的活动项目以便使紧张得到充分释放，同时，还需要保证运动的趣味性使其能够持之以恒。

（2）静思（冥想）：静思是个体比较容易掌握的方法，同时也是最有效的放松方法之一。静思可以有不同形式，包括听音乐、自己演奏乐器、散步或静心做自己爱好的事情。任何一种能够有效打断心理烦恼并能够放松的静思方法都会使身体恢复平静。

（3）逐步放松：逐步放松是一种系统、全面和具有选择性的放松技术。该技术通过让身体某一部分（如手或足）的肌肉先绷紧，然后再有意识地使其放松。当身体的各个部位都得到放松时，便能很容易觉察和控制身体的变化。通过练习掌握放松技术，能有效消除紧张情绪。

（4）引导想象：引导想象技术指个体通过想象选择几个安全、宁静惬意的场景使自己产生平静、放松和有益的视觉形象过程。人们常选择的场景有树林、海滨和湖泊。如个体会想象暖暖的阳光照在身上，海风轻轻吹拂，赤脚走在轻柔的海滩上，或躺在漂浮在水面上的气垫上，或静静地躺在一大片草地上等。要达到上述视觉化效果，需要将自己独自置于舒适的环境中，想象要尽量真实，并尝试去感觉、品尝、呼吸或倾听，最好的效果是找到真正处于该场景时的感觉。坚持每天想象数次，每次大约5分钟，当感觉景象变得具体和熟悉时即可达到减轻应激反应和放松的效果。

3. 矫正无效行为

（1）放慢节奏：人们对压力的仓促反应常常是给自己增加压力，因此个体需要有意放慢反应速度，最重要的是达到目标，欲速则不达。

（2）做好时间管理：计划性是克服压力的有效方法。个体通过重新审视要做的事情并重新计划，按重要性排出先后顺序，将精力集中在最重要的事情上。

（3）正视自己的能力：许多个体都要求自己实现完美的目标，而这种不切实际的期望会产生压力。个体应该认识到自己不可能在所有事情上都正确或完美，因而需要为自己设定渐进的能够达到的目标，实事求是地为自己设定计划，同时还要学会拒绝接受自己不可能完成的附加任务。

（4）维持平衡：个体在正常生活中需要顾及包括工作、学习、家庭、孩子、朋友、兴趣、爱好、娱乐等方方面面的平衡关系。如果在其中的某一方面或某几方面花费过多的精力和时间，而耽误其他方面的目标完成，就会造成心理压力。个体应认识到人生追求的是生活质量而不是数量，因此应学会在压力和放松之间保持动态平衡。

（5）寻求社会支持：社会支持是他人提供的一种心理或物质方面的援助。个体的社会关系（如家庭成员、朋友、同事和邻居）都可以成为其需要时的社会支持源。这些支持将成为个体阻挡压力的缓冲器。个体的适时倾诉实际上就是缓解压力的方式和途径，另外，当其他个体需要帮助时为其提供帮助的过程，也是个体释放压力和感受心灵洗涤的方式和途径。

（6）改变思维方式：个体产生的压力在很大程度上受其对事件认知的影响，因此应使其尝试用其他方式应对应激源并对其重新界定，或想象应激源处于较小威胁的情境中以减轻压力。

（7）记录自己的感受：研究发现，将自己烦恼时的体验、想法和感受记录下来的个体能够更快更好地适应压力。

三、人格特征

（一）人格与应激关系

人格影响应激过程通常经过两种机制。一种是暴露差异假设（differential exposure hypothesis），即人格因素影响个体暴露于应激的程度，从而导致应激反应不同。这种情况发生在应激源是人格与应激反应的中介因素的情形下。例如：A型人格的个体期望较高，往往对自己提出不切合实际的要求，从而使其更多地暴露于应激源；敌意较高的个体往往也更多遭受人际冲突应激源，这种效应称为人格的直接效应。另一种是反应差异假设（differential reactivity hypothesis），即人格因素影响个体对应激源的反应。这种情况发生在人格缓和应激源与应激反应的关系的情形下，可称之为缓和效应。例如韧性较强的个体在同样应激情况下较少出现应激反应。

（二）应激相关的人格类型

人格不但可以直接缓冲应激反应，而且能通过影响包括认知评价、应对方式、社会支持等在内的其他应激因素实现其缓冲效应。诸多研究表明，人格影响个体应激反应的程度及意义与其人格行为类型有关。

1. 应激易感性人格

（1）A型人格：Friedman和Rosenman把A型人格称之为"急性子"。Rosenman研究表明，A型人格比其他所有危险因子的组合更能有效地预测心脏疾病。A型人格的个体更易于激活交感神经，血压、胆固醇和甘油三酯值较高，从而被认为是冠心病易罹性行为模式。

（2）共存人格：20世纪80年代心理学家提出了"共存"这一概念，这是用来描述那些通过让他人依赖来获得自我价值的个体。共存也被视为一种成瘾人格，因为与它相关的行为和其他过程成瘾很相似（这里指行为而不是物质成瘾）。具有共存人格的人非常友好而且受人喜爱，心理学家Anne Wilson Schaef阐述了具有共存人格特质的表现，包括外在参照、缺少情绪界限、印象管理、怀疑自己的感觉、殉难者综合征、缺少精神健康。

（3）无助-绝望人格：美国心理学家马丁·塞利格曼（Martin E.P. Seligman）描述该种类型人格表现为不断地遭遇失败，一而再，再而三，最终在明显能够控制的失败中，他们也会放弃努力。也就是说，不断重复的失败变成一种习得。Arthur Schmale博士的研究表明，无助-绝望人格的个体认为他们遇到的问题超过了自身的资源所能支持的程度而最终放弃努力。Schmale将无助-绝望人格定义为挫折、绝望、无用的感觉，感受到了满意感的丧失，个体自己假设完成最终的责任时会有挫折感，认为自己在生活中完成任何事情时都会有可悲的失败。

2. 应激耐受性人格

（1）坚韧人格（hardiness）："hardiness"一词最初起源于农业领域，指农作物在不利的气候条件下生长的能力。坚韧人格概念被管理学家用以表述人格、工作应激和健康之间的关系。坚韧人格概念后来在健康与疾病的文献中成为表征应激和疾病关系的变量。Kobasa将坚韧人格定义为一组能够帮助人们管理应激的态度、信念和行为的人格特质，它包含三个子概念，投入、控制与挑战。

人格坚韧性不同的个体对待同样的事件会有不同的评价，这种评价直接影响到个体对应激性事件（包括生活事件和日常琐事）的评价和态度，采取不同的认知和行为方式，产生不同的心理反应。Banon等研究表明，高坚韧个体自我主宰意识较好，不会将应激事件灾难化，会以较高热情积极面对，表现出好的心理适应，出现较少的心理症状。我国学者研究发现，在相同应激水平下坚韧人格分数越高，被试心理应激与心理症状间的关系越弱。研究结果表明，坚韧人格可以缓冲应激对心理症状的影响，人格坚韧性越高，个体越善于控制和管理应激，自我投入意识和工作投入意识就越强，较少体验应激带来的威胁，从而减轻了负性应激反应，由应激造成的心理症状也就越少；相反，人格坚韧性越低，个体就越会将应激性事件评估为威胁性的，表现为紧张不安和退缩回避，由应激导致的心理症状就越多。

相关链接 │ 坚韧人格与健康

20世纪60年代，许多研究者试图发现人格特质与头号杀手——冠心病，以及癌症的关系。之后越来越多的研究表明压力水平越高，罹患疾病的概率越大。但有一组研究者，在Suzanne Kobasa博士的领导下，开始对一些个体感兴趣，这些个体不管压力情景如何都能抵抗压力的生理和心理影响。Kobasa等人在联邦制解除管制时期，对数百名TAT公司的员工进行研究，当时许多经理完成了Holmes和Rahe压力问卷以及生理症状及疾病调查表。在同样的环境中数百名经理表现出压力的生理症状而有些人却没有。对于这一小部分群体进行进一步的研究，结果显示他们有独特的人格特征。Kobasa等人把这种人格特质称为坚韧人格。坚韧人格用以描述那些体验高度的生活应激，但由于表现出一系列的态度、信念和行为倾向而使自己免于疾病的个体。坚韧人格包括三个成分：投入（commitment）、控制（control）和挑战（challenge）。投入是指个体对于目的和意义的感知，这种感知通过个体积极卷入生活事件而不是消极被动避免卷入的方式表现出来。控制是指在不利的条件下，个体拥有的通过自身行动来改变生活事件的信念，并在这种信念指导下采取行动，努力对生活事件施加影响而不是孤立无助。挑战是指个体希望从积极的和消极的经验中进行持续学习，认为变化才是生活的正常状态，变化是成长的促进力量而不是对于安全的威胁。后来的研究者把投入、控制和挑战称之为坚韧人格的"3C"结构。

（2）R型人格：Zucerman等人研究并提出了R型人格这一概念，认为与倾向于避免冒险的个体相比，那些喜欢可以提供强烈感觉的活动（攀岩、跳伞、帆板运动、滑翔等）的个体能更好地应对生活事件，刺激阈值低的个体更容易受生活事件的影响。

四、社会支持

（一）社会支持的概念

社会支持（social support）指个体与社会各方面包括亲属、朋友、同事、伙伴等人以及家庭、单位、党团、工会等社会组织所产生的精神上和物质上的联系程度。社会支持可分客观支持、主观支持和个人对支持的利用度。客观支持是指一个人与社会所发生的客观的、实际的联系程度，例如得到物质上的直接援助和社会网络。这里的社会网络是指稳定的（如家庭、婚姻、朋友、同事等）或不稳定的（非正式团体、暂时性的交际等）社会联系的大小和获得程度。主观支持是指个体体验到在社会中被尊重、被支持和被理解的满意度。个人的利用度是指个体遇到生活事件时，能够利用别人的支持和帮助的程度。

（二）社会支持与应激反应

目前学术界关于社会支持影响个体心理健康的机制存在两种观点，即独立作用假说和缓冲作用假说。

1. 独立作用假说 独立作用假说又称主效应模型（main-effect model）。该假说认为无论生活事件存在与否，个体是否处在压力状态下，社会支持始终具有一种潜在的维护心身健康的作用。此结论源自研究的统计结果，因统计结果仅显示社会支持对个体心身反应症状的主效应，而未出现社会支持与不良生活事件之间的交互作用，故称为主效应模型。

2. 缓冲作用假说 缓冲作用假说又称为缓冲器模型（buffering model）。该假说认为社会支持对健康的影响在于其可缓冲生活事件对健康的损害，但社会支持本身对健康无直接影响。缓冲作用主要体现在两个方面：其一，社会支持可影响个体对潜在应激事件的认知评价，即由于个体认识到社会支持存在，不会把潜在应激源评价为现实应激源；其二，应激源产生后，足够的社会支持可帮助个体消除或减弱应激源，并对应激源进行再评价，从而缓解应激反应症状。

社会支持与心身健康有密切关系。有研究表明，幼年严重的情绪剥夺，可产生某些神经内分泌的变化（如促肾上腺皮质激素和生长激素不足等）。Thomas 等研究 256 名年成人的血胆固醇水平、血尿酸水平及免疫功能后发现，通常应激会使血胆固醇水平升高，血尿酸水平升高，免疫功能降低。该研究发现，社会相互关系调查表（interview schedule for social interaction，ISSI）的密友关系部分社会支持得分高，则血胆固醇水平及血尿酸水平低，免疫反应水平高。该结果与年龄、体重、吸烟、酗酒、情绪不良体验等因素无关。

动物实验也支持社会支持与心身健康之间的肯定联系。有研究发现在实验应激情境下，如果有同窝动物或动物母亲存在、有其他较弱小动物存在或有实验人员安抚时，可以减少小白鼠胃溃疡、地鼠高血压、山羊实验性神经症和兔动脉粥样硬化性心脏病的形成。相反，扰乱动物的社会关系，如模拟的"社会隔离"可导致动物行为的明显异常。

第三节　心身疾病

一、心身疾病概述

（一）心身疾病的概念

心身疾病（psychosomatic disease）又称心理生理疾病（psychophysiological disease）或心身障碍（psychosomatic disorder），是介于躯体疾病与神经症之间的一类疾病，有广义和狭义两种解释。广义的心身疾病是指心理社会因素在疾病的发生、发展过程中起重要作用的躯体器质性疾病和躯体功能性障碍。狭义的心身疾病是指心理社会因素在疾病的发生、发展过程中起重要作用的躯体器质性疾病，如原发性高血压、冠心病、消化性溃疡。而心理社会因素在疾病的发生、发展过程中起重要作用的躯体功能性障碍，则被称为心身障碍，如神经性呕吐、偏头痛。显然，广义的心身疾病包括了狭义的心身疾病和狭义的心身障碍。

（二）心身疾病的特点

由于心身疾病是一组发生发展与心理社会因素密切相关，但以躯体症状表现为主的疾病，其主要特点包括以下内容：① 生物或躯体因素是某些心身疾病的发病基础；② 心理社会因素在疾病的发生、发展、预后中起重要作用；③ 人格特征与某些心身疾病密切相关；④ 有比较明显的病理生理过程；⑤ 通常发生在自主神经系统支配的系统或器官上；⑥ 同一病人可有几种心身疾病同时存在或交替发生；⑦ 疾病经常有缓解和反复发作倾向；⑧ 病人常有相似家族史；⑨ 心身综合治疗效果好。

（三）心身疾病的流行特征

关于心身疾病的患病率，由于人们对心身疾病的认识存在差异，各国的界定范围不尽相同，导致心身疾病患病率的流行病学调查结果差异很大。国外调查的人群中患病率为 10%~60%；而我国报道显示，约有1/3的门诊和住院病人患有心身疾病。心身疾病在内科病人中所占比例很高，内分泌科占75.4%，心血管内科占60.3%，呼吸内科占55.6%，普通内科占30.8%，皮肤科占26.6%。心身疾病的流行病学特征包括以下几个方面：

1. 年龄特征 65岁以上的老年人和15岁以下的少年患病率较低；更年期或老年前期是患病高峰；青年期到中年期患病率呈明显上升趋势，可能与承受的压力较大有关。

2. 性别特征 男女患病比例为2∶3，女性患病率明显高于男性。个别病种如消化性溃疡、支气管哮喘、冠心病等，男性患病率高于女性。

3. 人格特征 一些心身疾病与特定的人格类型有关，如高血压和冠心病的典型人格特征为A型人格，心肌梗死的二次发生与D型人格密切相关，C型人格癌症患病率是非C型人格的3倍。

4. 社会环境 有研究表明，不同种族、国家、地区以及不同饮食习惯、职业环境的个体，心身疾病患病率不同。就我国而言，城市居民的心身疾病患病率高于农村居民，脑力劳动者高于体力劳动者，经济文化水平与工业化程度越高其患病率越高，社会支持体系完善的个体受到应激后较社会支持较差的个体能更快恢复心理结构和社会功能的完善。

（四）心身疾病的范围

传统的心身疾病包括消化性溃疡、溃疡性结肠炎、甲状腺功能亢进症、克罗恩病、类风湿关节炎、原发性高血压及支气管哮喘。目前，糖尿病、肥胖症、癌症等疾病也被纳入心身疾病范围。比较公认的心身疾病分为以下几类：

1. 内科心身疾病

（1）心血管系统：冠心病、原发性高血压、阵发性心动过速、心律不齐、期前收缩、雷诺病（Raynaud disease）等。

（2）呼吸系统：支气管哮喘、通气过度综合征、神经性咳嗽、心因性呼吸困难等。

（3）消化系统：胃及十二指肠溃疡、神经性厌食、神经性呕吐、溃疡性结肠炎、习惯性便秘、贲门痉挛、幽门痉挛等。

（4）内分泌系统：糖尿病、甲状腺功能亢进症、垂体功能减退症、低血糖、艾迪生病等。

（5）神经系统：血管神经性头痛、肌紧张性头痛、偏头痛、睡眠障碍、自主神经功能失调症等。

2. 外科心身疾病 全身肌肉痛、痉挛性斜颈、外伤性神经症、器官移植后综合征、整形术后综合征、肠粘连、书写痉挛、类风湿关节炎、过敏性膀胱炎等。

3. 妇科心身疾病 痛经、月经紊乱、经前紧张征、功能性子宫出血、性功能障碍、功能性不孕症等。

4. 儿科心身疾病 心因性发热、站立性调节障碍、遗尿症、夜惊、异食癖、继发性脐绞痛等。

5. 皮肤科心身疾病 神经性皮炎、皮肤瘙痒症、斑秃、银屑病、多汗症、慢性荨麻疹、湿疹等。

6. 眼科心身疾病 原发性青光眼、中心性视网膜炎、眼肌痉挛、弱视等。

7. 耳鼻喉科心身疾病 梅尼埃病、咽部异物感、耳鸣、晕车、口吃等。

8. 口腔科心身疾病　特发性舌痛症、口腔溃疡、颞下颌关节紊乱综合征、唾液分泌异常、咀嚼肌痉挛等。

9. 其他　癌症、肥胖症等。

随着心身医学研究的不断发展与深入，心理社会因素在疾病的发展、诊断、治疗和预后中的作用越来越受到重视，新的心身疾病也不断被提出。

二、心身疾病的发病机制

心身疾病的发病机制比较复杂。大量研究表明，心身疾病是社会、心理、生理等致病因素相互作用的结果，较有影响力的理论主要有以下三种：

（一）心理动力学理论

心理动力学理论重视潜意识心理冲突在各种心身疾病发生中的作用，认为个体特异的潜意识特征决定了心理冲突，引起特定的心身疾病。著名学者Alexander认为心身疾病有3种发病因素：① 未解决的心理冲突；② 身体器官的脆弱易感倾向；③ 自主神经系统的过度活动性。心理冲突多出现于童年时代，常被压抑于潜意识中，在个体成长过程中受到许多生活或社会因素的刺激而重新出现。如果这些重现的心理冲突找不到恰当的疏泄途径，就会由过度活动的自主神经系统引起相应的功能障碍。心理动力学理论的发病机制在一定程度上过分夸大了潜意识的作用。

（二）心理生理学理论

心理生理学理论重点强调发病机制，认为心理神经中介途径、心理神经内分泌途径和心理神经免疫学途径是心身疾病发病的心理生理中介机制。心理社会因素与心身疾病关系的研究表明，不同心身疾病的发生可能与特定心理社会因素有关，如紧张和抑郁情绪，可能产生不同的心身反应；心理生物学研究还注意到心理社会因素在不同遗传素质个体上的致病差异，例如高胃蛋白酶原血症的个体在心理因素影响下更易发生消化性溃疡。

（三）行为学习理论

行为学习理论包括条件反射学习、社会学习理论中的观察学习及模仿。该理论认为某些社会环境刺激引发个体习得性心理和生理反应，行为主义学者米勒等通过"自主性反应的操作条件反射性控制"实验说明人类的某些具有方向性改变的疾病可以通过学习的方式获得，例如血压升高或降低、腺体分泌能力的增强或减弱、肌肉的舒张或收缩等。个体素质或特殊环境因素的强化或泛化作用，使习得性心理和生理反应被固定，从而演变成为症状和疾病。紧张性头痛、通气过度综合征、高血压等心身疾病症状的形成，均可用此机制解释。心身疾病中有一部分可用条件反射性学习来解释，如哮喘儿童可因哮喘发作获得父母的更多照顾而得以强化；有的是通过观察或认知而学习获得的，如儿童的有些习惯可能源于对大人习惯的模仿。

行为学习理论对心身疾病的发病机制提出了新的解释，基于此原理提出的生物反馈疗法和其他行为治疗技术被广泛应用于心身疾病的治疗中。

三、心身疾病的诊断与治疗护理原则

（一）心身疾病的诊断

1. 诊断要点

（1）疾病的发生包括明确不良的心理社会因素，其与躯体症状有明确的时间关系。

（2）躯体症状有明确的器质性病理改变，或存在已知的病理生理学变化。

（3）有特殊的个性特点或行为模式等易患因素。

（4）排除神经症性障碍或精神疾病。

2. 诊断程序 心身疾病的诊断程序包括躯体诊断和心理诊断，前者的诊断方法和原则与诊断学相同，这里只介绍心理诊断部分。

（1）病史采集：对疑有心身疾病的病例，要全面了解心身疾病的病史，尤其要特别注意收集病人心理社会方面的有关材料，例如个体心理发展情况、个性或行为特点、社会生活事件以及人际关系状况、家庭或社会支持资源、个体的认知评价模式等资料，分析这些心理社会因素与心身疾病发生发展的相互关系。

（2）体格检查：与其他临床各科体检相同，要进行详细的体格检查及必要的实验室检查，以排除器质性疾病，体检时要注意病人的心理行为反应方式，观察病人对待体检和治疗的特殊反应方式，恰当判断病人心理素质上的某些特点，例如是否过分敏感、拘谨等，以及不遵守医嘱或激烈的情绪反应。

（3）心理行为检查：对于初步疑为心身疾病者，要全面了解病人的人格特点，评估心理社会因素及其影响，采用会谈、行为观察、心理测量等方法来确定心理社会因素的性质、内容，评价它们在疾病发生、发展、恶化和好转中的作用。还可以采用心理生理检查给病人以情境心理刺激，然后用生理学方法检测血压、心率、呼吸及脑电活动等，了解心身之间的关系，有助于诊断。

（4）综合分析：根据以上程序中收集的材料以及分析结果，结合心身疾病基本理论，对是否患有心身疾病，是何种心身疾病，有哪些心理社会因素起主要作用及可能的作用机制等问题作出恰当评估。

（二）心身疾病的治疗

心身疾病的治疗强调综合性治疗原则，也就是在有效治疗躯体疾病的同时兼顾心理、行为等方面的治疗，即躯体治疗为基础，心理治疗为主导，综合护理为平台。心身疾病的治疗主要包括药物治疗、心理治疗、社会支持等方式。

1. 心身同治，各有侧重 心身疾病应采取心、身相结合的治疗原则，但对于具体病例，则应各有侧重。对于急性发病并且躯体症状严重的病人，应以躯体对症治疗为主，辅之以心理治疗。如对于急性心肌梗死病人综合生物性救助措施是解决问题的关键，同时还应对伴有严重焦虑和恐惧反应的病人实施心理指导。部分病人虽然以躯体症状为主，但已呈慢性过程的心身疾病，则可在实施常规躯体疗法治疗的同时，重点安排好心理治疗。像原发性高血压、糖尿病的病人，除了给予适当的药物治疗外，应重点做好心理和行为指导。

2.心理干预

（1）消除心理社会刺激因素：通过心理支持、认知疗法、松弛训练或催眠疗法等，使病人对某一事件的认识发生改变，减轻焦虑反应，进而在药物的共同作用下，缓解疾病的发作。

（2）消除心理学病因：指导或帮助病人改变认知，矫正行为模式，从病人自身消除心理社会因素的刺激。

（3）消除生物学症状：通过长期松弛训练或生物反馈疗法等心理学技术直接改变病人的生物学过程，提高身体素质，促进疾病康复。

（三）心身疾病的护理

心身疾病的护理涉及心理、生理和社会三个方面，心理护理在心身疾病中特别重要，有效的心理护理能够改善病人的情绪，消除病人的心理矛盾和冲突。

1.心理护理　心理护理包括对病人进行有效的心理评估，根据病人的具体情况进行心理护理，帮助病人及家属运用社会支持系统，指导病人正确认识自身行为特点、识别环境因素对自身的影响、纠正负性认知等。心理护理在心身疾病的治疗中有着不可低估的作用。

2.基础护理　运用临床护理的基本知识和技术，采取相应的科学护理对策，帮助或指导病人解除痛苦和不适应，使之处于协调、适应的最佳心身状态。如：为病人提供安全舒适的住院环境，减轻病人的焦虑；协调好医患、护患、病人之间的关系，消除孤独感等。

3.健康宣教　根据病人病情，责任护士有针对性地对病人及其家属进行疾病相关知识的教育，使病人自觉地采纳有益于健康的行为和生活方式，消除或减轻影响健康的危险因素，达到预防疾病、强身健体的目的。一般采用板报、视频、发放宣传材料、集中授课等形式使病人从心理、社会、文化、精神等领域了解致病因素，加强自我保健意识，提高应对危险因素的能力。如指导病人规范用药与自我救护、合理膳食、适量活动、戒烟戒酒、保持心理平衡、定期复查等。

四、常见心身疾病的心理社会因素

（一）冠状动脉粥样硬化性心脏病

冠状动脉粥样硬化性心脏病（coronary atherosclerotic heart disease，简称冠心病）是由冠状动脉粥样硬化引起血管管腔狭窄或阻塞，造成心肌缺血、缺氧或坏死，而导致的心脏病，是威胁人类健康最严重和确认最早的心身疾病，冠心病是一种常见病、多发病，是当代威胁人类生命的最主要疾病之一。发病率呈逐年上升的趋势，直至2020年，冠心病持续为全球死亡的首位原因。近年来的研究表明，冠心病是由多种致病因素综合作用的结果，其中心理社会因素起着重要的致病作用，冠心病的发生、发展与许多生物、心理、社会因素有关，如遗传、高血压、高血脂、吸烟、肥胖、A型人格、社会关系不协调和焦虑抑郁等。

1.人格特征　A型人格者容易发生冠心病，且更易使冠心病病情加重。冠心病病人中A型人格者数量是B型人格者的两倍，患冠心病的A型人格者继发心肌梗死的可能性约5倍于非A型冠心病病人。有些学者认为A型人格者遇到应激性事件时，容易紧张、激动、愤怒、攻击和对人敌视，引起儿茶酚胺与促肾上腺皮质激素过量分泌，使血压波动，血黏度增加，血小板黏附力和聚集性增加，血脂增高，加速血栓形成，导致冠脉供血不足。D型人格（type D personality）是荷兰学者约翰·德诺雷（Johan Denollet）于1996年提出的，D型人格又称忧伤人格（distressed personality），包括消极情感和社会压抑两个方面。两者同时存在时，会对心脏产生破坏作用，其作用机制是通过神经内分泌功能紊乱和免疫系统功能紊乱来引发心血管疾病。

2. 生活事件与心理应激　应激性事件是冠心病发病危险因素之一，研究表明与冠心病有关的常见应激源有夫妻关系不和睦、工作不顺心、事业受挫与失败、离婚及丧偶等。个体遇到这些应激性事件时，容易出现恐惧、愤怒、焦虑、激动等情绪改变，继而影响心搏的速率、节律与心搏出量，诱发心绞痛和心肌梗死。近年来研究表明，强烈的、持续的心理应激可以伴有机体儿茶酚胺过量释放，心肌内钾离子减少，血压升高和局部心肌供血下降，使有冠心病素质或原有心肌供血不足者发生冠心病。

3. 社会环境与生活方式　研究结果表明社会发达程度高、脑力劳动强度大、社会稳定性差等因素都是冠心病的危险因素。另外吸烟、饮酒过量、运动不足、高脂与高胆固醇饮食、肥胖等既是冠心病的易感因素，也是冠心病病情发展和治疗困难的重要因素。

（二）原发性高血压

1. 人格特征　原发性高血压病人的人格特征表现为容易激动、易冲动、求全责备、刻板主观、过分谨慎、不善表达情绪、压抑情绪但又难以控制情绪。这种人格特征可能与遗传有关。

2. 生活事件与心理应激　与原发性高血压有关的生活事件和心理应激具有两个显著特征：① 职业性特征。研究结果表明，从事注意力高度集中、精神紧张而体力活动较少，以及形成慢性视觉、听觉刺激的人群，容易发生原发性高血压。② 慢性应激性事件较急性应激性事件更易引起原发性高血压。研究结果发现，失业、离婚、长期生活不稳定或长期生活在噪声环境中者原发性高血压发生率高。应激时的情绪反应，尤其是焦虑、愤怒、恐惧容易引起血压升高，而沮丧或失望引起血压变化较轻；焦虑时以收缩压升高为主，愤怒和敌意时以舒张压升高为主；愤怒发泄可致血中去甲肾上腺素浓度升高，但如果强制压抑敌意或愤怒情绪时，血中去甲肾上腺素和肾上腺素浓度更为增高，因此压抑敌意或愤怒情绪的应对机制可能是原发性高血压发生的重要原因。个体发生心理应激时，开始只是血压阵发性升高，经过数月或数年的血压反复波动，最终形成原发性高血压。另外，持续的心理应激可加重病情，影响治疗效果和预后。

3. 社会环境　原发性高血压发生率随工业化、城市化进程加快而呈现增加趋势，显然这与工业化和城市化所带来的经济与生活方式变化有关。战争、政治变革、社会动荡都可能使人群原发性高血压的发生率增高。

（三）糖尿病

1. 人格特征　有学者认为糖尿病与A型人格有关，很多病人缺乏自主性，掩饰自我、倾向于压抑、不愿求助与倾诉，这种消极的应对方式易产生焦虑、抑郁等不良情绪，进而通过"免疫-内分泌"机制成为患病的诱因。

2. 生活事件与心理应激　调查结果表明，生活事件或不良情绪与糖尿病的代谢控制密切相关，一些糖尿病病人在饮食与药物治疗不变的情况下，可能因生活事件或不良情绪导致病情加重，甚至出现严重并发症。

（四）消化性溃疡

1. 人格特征　国内外研究表明，消化性溃疡病人具有内向及神经质的特点。其人格特点一般表现为孤独、缺少人际交往、被动拘谨、顺从、依赖性强、缺乏创造性、刻板、情绪不稳定、遇事过分思虑、愤怒而常受压抑等。由于此类病人习惯于自我克制，这使其在应激时情绪得不到宣泄，从而使迷走神经反射更为强烈，胃酸和胃蛋白酶原水平增高明显，易诱发消化性溃疡。心理应激可引起疾病复发或病情加重。

2. 生活事件与心理应激　消化性溃疡病人经历了较多的生活事件，如家庭矛盾、经济压力、司法纠纷等。溃疡病人中吸烟、饮酒者人数远远高于一般人群，可见溃疡病人承受较高水平的心理压力。事实上能导致心理应激的各种应激源均可增加发生溃疡病的危险。

（五）支气管哮喘

1. 人格特征　早期研究发现，支气管哮喘病人多有依赖、较被动、顺从、敏感、易受暗示、希望被人照顾和自我中心等性格；近年来研究表明，哮喘的病人没有单一的或统一的人格类型。

2. 生活事件与心理应激　目前认为心理应激因素可能通过以下途径诱发或加重哮喘：① 强烈的情绪变化作用于大脑皮层，大脑皮层兴奋作用于丘脑，通过迷走神经，促进乙酰胆碱释放，引起支气管平滑肌收缩、痉挛、黏膜水肿而导致哮喘；② 不良精神刺激通过中枢神经系统引起内分泌功能失调和各种激素分泌异常，包括促肾上腺皮质激素、去甲肾上腺素、生长激素和内啡肽的变化；③ 心理功能失调通过中枢神经系统，特别是下丘脑，干扰机体的正常免疫功能和影响机体对外界各种不良刺激反应的敏感性。国外研究显示，工作压力大的受试者发生支气管哮喘的概率是工作无压力或压力小的受试者的2倍，该相关性在男女中均存在，而且不能用职业、年龄、体重指数和吸烟来解释。

3. 职业环境　包括特殊的家庭居住环境，如经常暴露于烟雾中的儿童哮喘患病率远高于对照组儿童；空气污染、呼吸道感染与儿童哮喘的发生关系密切；摄入某些特异性食物可以引起哮喘；以及从事油漆工、汽修工等特殊职业的人群高发哮喘等。易诱发哮喘的药物主要有两类，一类是阿司匹林及类似的解热镇痛药，另一类是作用于心脏的药物，如普萘洛尔等。此外，磺胺药等也可因引起过敏反应而诱发哮喘发作；大哭大笑等剧烈运动和恐惧紧张等刺激也可引发儿童的哮喘发作。

（六）肿瘤

1. 人格特征　近年来，学者们就肿瘤病人的人格特征进行了大量研究，虽未得出一致结论，但多数研究倾向于癌症病人具有C型人格特征。此类病人具有内向、抑郁、好生闷气、克制、压抑情绪发泄、缺乏灵活性、孤独、矛盾等人格特点。

2. 生活事件与心理应激　研究结果表明，应激水平高的人群比应激水平低的人群癌症发生率高；应激性生活事件多、缺乏社会支持的癌症病人疾病复发率高。也有研究结果否认生活事件与心理应激影响癌症的发生及发展。

研究表明，应激致癌作用很可能是通过免疫系统发生作用，应激时机体免疫功能下降，降低了机体对癌症的抵抗力。同时应激可以增加个体癌症行为危险因素，如吸烟等。上述因素的共同作用使癌症易感者最终发生癌症。

理论与实践　　　我们该如何帮助癌症病人应对它们的病痛

癌症病人通常可以从配偶、家人以及健康护理提供者那里得到社会支持，并由此受益，但社会支持能够产生的积极作用取决于支持的类型和时间。支持小组为病人提供另一种类型的支持，尤其是通过表达情绪对一些癌症病人产生积极影响。治疗师可以使用认知行为方法帮助癌症病人应对他们在治疗过程中遇到的消极方面，并调整和应对自身的疾病，从而提升癌症病人的生活质量。

学习小结

本章主要介绍应激、应激源、应激反应、心身疾病等概念，应激的分类、理论模型、心理中介机制、心身疾病发病机制和诊治原则、临床常见心身疾病致病因素。对本章的学习应着重把握应激的中介机制，在此基础上理解应激理论模型，分析如何进行应激的管理，理解心理应激的重要意义，认识心理社会因素对心身疾病的作用机制，能够在临床护理工作中对心身疾病病人实施有效的心理护理。

（沈晓颖）

复习参考题

一、单项选择题

1. 个体面临或觉察到环境变化对机体有威胁或挑战时作出的适应性和应对性反应的过程称为（　　）
   A. 应对
   B. 环境应激源
   C. 生活应激源
   D. 应激
   E. 职业应激

2. 下列不是认知评价的影响因素的是（　　）
   A. 个体人格特征
   B. 社会支持

   C. 应激反应
   D. 应对方式
   E. 生活事件的性质

3. A型人格的人与（　　）有关
   A. 冠心病
   B. 脑出血
   C. 直肠癌
   D. 湿疹
   E. 乳腺癌

4. 通过访谈、问卷等方式获得资料并加以分析研究的方法是（　　）
   A. 观察法

B. 实验法
C. 测验法
D. 调查法
E. 比较法

A. 双趋冲突
B. 双避冲突
C. 趋避冲突
D. 双重的趋避冲突
E. 高趋低避冲突

5. "鱼和熊掌不可兼得"属于（　　　）

答案：1. D；2. E；3. A；4. D；5. A

二、简答题

1. 列出常见的心身疾病。
2. 简述心身疾病护理的内容。
3. 举例说明认知评价在应对应激事件中的作用。
4. 针对个人的实际，谈谈如何做好应激管理。
5. 评价三种应激模型的应用价值。

第四章

临床心理评估

学习目标

知识目标	1. 掌握：临床心理评估的概念；临床常用心理评估的方法、实施原则及注意事项；心理测验的概念；临床常用心理卫生评定量表的使用。 2. 熟悉：临床心理评估的过程、标准化心理测验的基本特征和心理测验的类别。 3. 了解：临床心理评估的作用和意义、心理测验的实施原则和注意事项及常用的心理测验方法。
能力目标	1. 能根据病人具体情况选择恰当的心理评估方法。 2. 能选择恰当的心理评估工具评估病人的心理状况。
素质目标	1. 建立以病人为中心的护理理念。 2. 培养关注病人心理问题的意识和对病人的关爱意识。

第一节 临床心理评估概述

> **问题与思考**
>
> 生活中，我们常常喜欢对事物进行评估，例如评估今天天气如何、某本书是否好看、某个人的言行是否得当等。评估，就是对某一事物的质和量进行评定与估测。
>
> **思考**：人类的心理活动是否能评估呢？人类心理活动的正常与否如何进行评估呢？病人是否需要进行心理评估呢？

研究证实，人类的心理活动以及心理现象与自然界的生物、物理现象一样，是客观存在的，并且是可以评估的。而病人，由于疾病的影响，其心理活动与正常人的心理活动会有差异，因此，护士在开展病人的心理护理时，如果不对病人的心理状态进行评估和了解，就很难保证心理护理的针对性和有效性。

一、临床心理评估的概念和作用

（一）临床心理评估的概念

1. **心理评估（psychological assessment）** 指运用晤谈、观察、调查和心理测验等手段，对某一心理现象进行全面客观的描述的过程。

2. 临床心理评估（clinical psychological assessment） 指将心理评估的通用理论与方法运用于临床，以临床病人为主要评估对象，可评定及甄别病人心理状态的一系列应用性评估手段和技术。与心理评估相比，临床心理评估所涉及的范畴、内容相对局限，更侧重于个体身心健康及其影响因素。如临床心理评估较多关注与个体健康密切相关的人格特质倾向，而较少关注个体智力等心理测验结果。因此有学者认为临床心理评估的方式较接近于临床诊断，可帮助判定和鉴别病人的心理问题、心理障碍与心理特征等。

（二）临床心理评估的作用

没有心理评估就没有科学有效的心理咨询、心理治疗和心理护理。临床心理评估是整个心理护理过程中不可缺少的环节，它对心理护理的实施及质量评价均具有指导意义。在护理过程中，临床心理评估主要有以下作用：

1. 为比较分析不同病人心理状态、筛选干预对象提供依据 病人无论病情轻重，都会因疾病产生不同程度的心理失衡、偏差或危机。通过心理评估，可帮助了解不同病人心理问题的种类和程度，并根据评估结果整理出不同病人心理问题的轻重缓急，筛选出急需心理干预的病人开展相应的心理干预。

2. 为实施针对性干预措施提供依据 通过临床心理评估，可以帮助评估者进一步明晰病人心理问题的具体表现和相应原因，并找出其他主要影响因素，为实施针对性干预措施提供依据。

3. 为干预效果的评估提供依据 临床心理评估的另一个重要功能是评估心理护理等其他心理干预的效果。通过干预前后的心理评估，对比评估结果的差异，了解病人的心理问题通过干预是否已经改善，改善的程度如何等。

（三）临床心理评估的意义

临床心理评估贯穿护理活动的全过程，它既可与其他护理评估同步开展，也可以独立实施。临床心理评估对提高整体护理质量、促进病人身心舒适、建立和谐护患关系等具有重要的意义。

1. 有益于提高整体护理质量 "以病人为中心"的护理理念旨在为病人提供全方位身心维护的整体护理，通过规范、科学的临床心理评估，可以更好地帮助护士正确地了解病人、理解病人，真正实现对病人身心的全面维护并凸显新护理模式，提高护理质量。

2. 有益于病人身心舒适 临床心理评估如果被列入临床医护常规，并作为疾病诊治的必需环节，可强化医护人员关注病人心理状态的意识，提醒医护人员时刻关注病人的心理需求和心理动态，及时满足病人的心理需求，防范不当言行对病人身心的不利影响，更好地促成病人身心的舒适状态。此外，在对病人实施临床评估的过程中，也可让病人感受到护士给予的人文关怀，还可促使病人在一定程度上宣泄心理压力，对病人的身心十分有益。

3. 有益于促进护患沟通 临床心理评估要求护士以观察、访谈、量表测评等途径，系统科学地评估病人的心理状态及其主要原因，其各环节均需以护患的充分接触、有效的沟通为基础。因此，临床心理评估既为护患沟通提供实质性内容，又可经评估过程辅助护士走进病人的内心世界从而构建融洽的护患关系。

二、临床心理评估的过程

临床心理评估因目的和对象的不同，其一般程序和方法也会有所不同。临床心理评估的一般过程包括以下五个步骤：

（一）确定心理评估目的

合适恰当的目的对后续过程非常重要，直接影响到后续评估内容及形式的设计。目的越清晰、越合理，越能够提高评估质量。如评估目标是了解某一癌症病人的心理状况，其内容大体包含：心理问题的评估分类、严重程度的确定、危险性的估计、干预疗效的评价和未来行为的预测。并不是每次的临床心理评估都能全部完成。若评估目的是了解某一精神分裂症病人的智力水平，而病人又处在发病期间且病情不稳定、存在被害妄想时，这种评估就需要等待病情稳定后才能进行。

（二）确定心理评估主要内容

在确定了评估目的后，需要对评估内容进行选择。如为了保证手术的效果，需要了解某一病人手术前的情绪状况，根据手术效果受病人的焦虑、恐惧情绪影响较大，确定此心理评估主要内容是病人的焦虑和恐惧的情绪状态。

（三）收集心理评估相关信息

常采用会谈法、调查法等详细了解病人的有关情况，包括年龄、性别、职业、经济状况、社会地位、婚姻情况、特长和爱好等一般资料，以及早年的生活经历和遭遇，病前的性格特点、行为习惯，既往的躯体疾病史以及当前的社会生活背景等，还可了解病人的就诊原因。

（四）选择合适的评估方式

根据病人的年龄特征、疾病特点，可以选择使用观察法、访谈法、心理测量这3种方式进行评估，这些方式既可单独使用，也可相结合来进行评估。在选择使用心理测评的方式时，需要特别考虑心理测评工具的适用对象，例如，90项症状自评量表（symptom check list 90，SCL-90）这一常用的心理卫生自评量表，并不适用于年龄小的儿童。

（五）分析结果作出决策

对上述病人的相关情况进行综合分析，找出存在的关键问题，形成评估报告，并对当事人及有关人员作出解释，以确定下一步应该着重处理的问题。若认为病人需要开展心理护理，则提请相关责任护士开展心理护理工作；若发现特殊的心理疾病，则提请相关责任医生进行进一步的诊断处理。

三、临床心理评估的原则

（一）临床心理评估的基本原则

1. 综合评估原则　即各评估方法都有其局限性，不能将单一评估方法所得结果绝对化，需结合其他方法综合而定。

2. 动态评估原则　心理活动受疾病进程、环境变化等因素影响不断变化，因此，心理评估应该因时而异。

3. 循序渐进原则　评估者要明确临床心理评估是一个过程，从评估的开始到结束，评估者是逐步地了解病人。评估过程应先简后繁，循序渐进地进行，应注意不太适合初次见面就进行评估。

4. 自愿及隐私原则　心理评估应征得病人的同意，评估者应保护病人的隐私，尊重病人的权益。

（二）临床心理评估的注意事项

1. 评估者

（1）需经过严格训练，熟悉评估工具的内容、功能、适用范围、优缺点，并有一定心理学基础。

（2）必须按照标准化程序操作。

（3）热情、耐心、细致，尊重被评估者，与被评估者建立良好的关系，以便其能够密切配合评估工作的进行。

（4）操作熟练，仔细观察被评估者的表情和反应，要善于捕捉被评估者的表情、语调及姿势的微小变化，能根据外部行为表现推测其内部心理活动。

2. 被评估者

（1）意识清醒，能控制自己的情绪和行为以符合评估要求。

（2）精力充沛，自愿合作。

（3）符合评估所规定的其他要求。

3. 时间　一般选择被评估者精神状态最佳的时候，时长以不超过一小时为宜。

4. 环境　环境应安静清洁，室内布置避免新奇华丽，以免分散被评估者的注意力。

第二节　常用临床心理评估方法

心理评估的方法很多，临床常用的主要有观察法、访谈法和量表法等。这些方法各有其特点和长处，在临床工作中通常根据不同的需要，可单独运用某种心理评估方法，也可将不同方法结合使用，取长补短，以便获得全面、准确的信息，作出正确判断。

一、观察法

（一）观察法的定义

观察法（observational method）指通过对被评估者的行为表现进行直接或间接（通过摄像设备等）的观察或观测而进行心理评估的一种方法。观察法是临床心理评估常用的方法之一，其目的是描述临床行为表现、评估心理活动、监测行为变化。护士可通过对病人行为进行客观的观察和记录，根据观察结果作出评定和判断，进而设计和实施相应的心理护理。

（二）观察法的种类

根据观察的情境不同，观察法可分为自然观察法和控制观察法。

1. 自然观察法 是指在自然情境中所进行的观察。被观察者处于日常的生活、学习或工作未被干扰的原本状态，由评估者在实际情境中对其进行观察、记录，并加以评估、判断。

2. 控制观察法 是指在人为预先设置的情境下所进行的观察。记录被观察者的反应，加以评估和判断。该方法在临床上运用较多，如对儿童以及一些特定人群的行为观察。

（三）观察法的步骤

为确保观察结果的科学性、客观性和准确性，在设计观察方案时，要按照一定的流程进行设计，通常有以下4个步骤：

1. 明确观察的行为 观察的内容包括被观察者的仪表、身体状况、言谈举止、人格特征、对疾病的认知及态度、应对方式等。在实际观察过程中，护士难以一次观察病人的所有行为活动，需要围绕临床心理评估的目的进行选择和确定观察的目标行为。在选择目标行为时需要注意，必须选择能反映出被观察者需要被观察的某一心理状态的目标行为。例如，若需评估病人服用药物的态度，则需要观察其服药时的相关行为表现。

实际观察时可实施单个行为的观察，也可实施某类被分解行为的观察。但对每个准备观察的目标行为，均应给予明确的操作性定义，以便准确地观察和记录。有些行为易于观察和判断，如病人不由自主地重复搓手常是其高度紧张的表征；但有些行为不易于观察和判断，如有的病人闭目养神，实际内心冲突激烈。此时，若上述两种行为对其心理评估具有同等意义，则优先选择易觉察和判断的行为表现作为观察的目标行为。

2. 选择观察方式 根据观察目标行为的需要，选择适宜的观察方式。观察的方式有连续性观察、轮换性观察、直接观察和隐蔽性观察等。在选择观察方式时，需与观察目标相呼应，并根据观察方式的特殊性进行选择。如连续性观察适用于对少数病人或单个行为的严密细致观察；轮换性观察则可用于多个病人同类问题的综合归纳观察；直接观察适用于交谈合作、意识相对清晰的病人；隐蔽性观察方式可防止病人察觉被观察后出现掩饰行为等。

3. 确定观察指标 包括确定观察期、观察次数、间隔时间、总的持续时间等指标。若观察期限较长，则每天观察的时间、次数应保持一致；若一日内需多次观察，则应分布在不同时段，以便较全面地观察病人在不同情境、不同时段的行为特点及其规律。直接观察的时间一般持续10~30分钟；若需要延长连续观察时间，可通过一些间接手段如录音、录像、单反玻璃等监测观察，每次观察的具体时间需依据影响目标行为的时间因素确定。

4. 确定观察的记录方法

（1）叙述记录法：是常用的观察资料记录法，采用速记法在现场做连续记录，也可以用录音机、摄像机等将观察到的情况摄录下来。这种方法不仅便于记录所观察的行为，还可进行推理判断。

（2）事件记录法：记录一次观察期间目标行为或事件的发生频率，又称事件样本。病人在疾病诊疗过程中，经常遭遇一些特殊事件，不同程度地干扰其心理活动及其行为。如病情突然加重、亲人出现意外、疾病治疗需要支付高额费用等事件在一个病人身上发生时，护士需要记录其特殊事件的概况，以及该事件对病人行为所产生的影响。

（四）观察法注意事项

1. 明确观察的目标行为和可能影响目标行为的各种因素。

2. 尽可能客观、完整和准确地观察事件或目标行为。

3. 记录事件发生的全过程；记录中尽量使用日常用语；采用描述式记录时避免使用解释方式。

4. 注意他人对被观察者行为的影响。

5. 评估过程中，观察者要有明确的角色意识，对自己在被观察者心中的印象以及这种印象对观察结果所产生的影响要有正确认知。

6. 对于被观察者年龄或文化背景相差悬殊的结果，观察者在分析时尽可能从被观察者的角度理解其行为。

7. 合理探索和解释所观察行为的产生原因。

8. 使用观察法进行观察时，需要遵循心理学的伦理道德规则。

（五）观察法评价

观察法与其他心理评估方法相比，有其自身的优点和不足，具体表现为：

1. 观察法的优点

（1）结果较客观真实：观察法评估多用于病人行为发生的当时、当地，可为护士提供病人自然的表情动作、行为方式，甚至病人试图掩饰的部分情绪状态，可让护士获得病人身心状态的基本真实资料。护士还可用观察法验证和评价病人及其亲属等提供的或心理测评所获得的相关评估信息。

（2）方法简便易于操作：观察法是一种不受时间、地点、仪器设备限制和制约的方法，对一般病人或是婴幼儿、语言障碍、发育迟缓等特殊群体均适用，只要护士掌握一定的原则和技巧，善于根据观察的目的和要求运用即可实施。

2. 观察法的不足

（1）受护士自身能力的制约：观察结果的客观性、准确程度受实施观察护士的临床经验和观察能力的制约。如新入职的护士，其观察视野较局限，易被病人的某些表面假象所蒙蔽；而经验丰富的护士则观察视野开阔，能识别病人外在行为的潜台词及其实质。

（2）观察指标不易定量：观察法的观察指标不易定量，标准难以统一，如沮丧、孤独等行为表现的程度难以用定量的指标衡量；而且不同观察者得到的结果差异较大，故观察结果具有主观性和表面性。

二、访谈法

（一）访谈法的定义

访谈法（interview method）是临床工作者与病人或来访者之间所进行的一种有目的的会晤。访谈技术是心理评估收集资料的重要手段，是护患沟通的必备技能。通过访谈，护士一方面可以了解病人的一般情况、接受访谈的目的和可能存在的问题，建立起初步的护患关系；另一方面还可获得其他途径无法得到的信息。

访谈目的一般包括以下4个方面：

1. 收集通过其他方法难以获得的信息。

2. 与被访者建立起良好的关系以便获得信息。

3. 在访谈过程中双方对被访者有问题的行为逐渐达成一致的理解和看法。

4. 帮助被访者认识到其有问题的行为，并为解决这些问题提出指导和给予支持。

（二）访谈的形式

在临床心理评估中的访谈形式可分为以下3种：

1. 结构式访谈 指根据特定目的预先设定谈话的结构、程序，并限定谈话内容的访谈方式。结构式访谈具有省时、高效、切题等优点，但过于程序化，容易遗漏和忽略一些相关信息。

2. 半结构式访谈 指护士事先准备粗线条的访谈提纲，根据评估的内容向病人提问的访谈方式，访谈过程中允许病人积极参与。

3. 非结构式访谈 是一种开放式的访谈，病人较少受约束，能自由地表述见解，交谈气氛较轻松，但话题比较松散、费时。

（三）访谈的内容

访谈内容主要围绕评估目标进行设计。为了弥补观察和访谈法的不足，临床工作者发展了一种半结构式的访谈方法，访谈者可根据其需要编制半定式的访谈检查表。Gary G. Marnat认为疾病史的半定式访谈表至少应涵盖障碍（问题）的有关情况、家庭背景、个人史和其他几方面的问题（表4-2-1）。

▼ 表4-2-1　有关疾病病史的半结构式访谈检查表

1. 有关障碍（问题）情况		
对问题的描述	强度和时间长度	首次发作
以前的处理	发生频度的变化	为解决问题做了什么
诱因及其结果	正规的处理	
2. 家庭背景		
社会经济水平	文化背景	父母职业
父母目前健康状况	情绪和疾病史	家庭关系
婚姻状态	生长地（城市/农村）	家族结构
3. 个人史		
（1）婴儿期		
发展里程碑	早期疾病史	家庭气氛
大小便训练	与父母接触的密切程度	
（2）儿童期		
在学校的适应性	与同学的关系	学业成绩
与父母的关系	爱好/活动/兴趣	生活的重要改变
（3）青少年期		
"儿童期"标题下的各项内容均包括	是否出现有关法律、性、药瘾行为	出现这些行为的时间
青春发育期的反应		

（4）成年和中年期		
专业和职业	婚姻情况	人与人之间关系
疾病和情绪变化史	生活目标的满意度	与父母的关系
（5）老年期		
疾病史	对于能力下降的反应	自我的完整性
经济收入的稳定性		
4.其他		
自我概念（喜欢、厌恶）	躯体化症状（头痛、胃病等）	最幸福和悲伤的记忆
最早记忆引起愉快和悲伤的事件	害怕	值得注意的梦和再现的梦

根据表4-2-1，使用者可自编一些问题进行访谈，如根据被评估者情况可设计下面的提问：① 你现在有哪些主要问题和麻烦？② 你的这些困难是什么时候开始出现的？③ 它经常发生吗？④ 这些问题发生后还经常变化吗？⑤ 出现这些问题后还有别的问题及其他改变吗？

（四）访谈的技巧

访谈法是常用的定性或半定量心理评估方法，是心理咨询、心理治疗的基本技术，也是护患沟通、心理护理的必备技能。护士对访谈具有主导与决定性作用，护士熟练掌握访谈技巧，与病人建立良好关系，是确保访谈成功的关键。在运用访谈法时，要注意以下技巧运用。

1. 倾听 耐心、专注、诚恳地倾听被访者的表述是访谈取得成效的关键。倾听时应把握四个要点：距离、姿态、举止和应答。访谈时，护士除了需关注病人所说的内容外，还要通过病人的声音、表情、姿势等注意病人的说话方式，根据其呈现的非语言行为准确分析谈话的真实含义。

2. 提问 访谈者在提问时，要使用被访者易于理解的语言，避免使用模棱两可的词语、双关语和专业术语；询问时应表述清晰准确、简洁易懂，谈话要遵循共同的标准程序，避免只凭主观印象。

3. 回应 指访谈过程中护士对病人所传递的语言或非语言信息及时作出反应，包括言语反应和非言语反应。护士的反应不仅直接影响病人的谈话方式和内容，还可以在一定程度上控制访谈的整体结构和运行节奏。回应的方式有以下三种：

（1）认可：指护士对病人所说的话表示已经听见，并且希望对方继续说。通常用两类行为表示认可：① 言语行为，如"嗯""是吗""很好"等；② 非言语行为，如点头、微笑、鼓励的目光等。

（2）鼓励：指护士察觉到病人似乎有些顾虑、不知其所说内容是否符合访谈者的要求时，需给予适当的鼓励和支持，以使访谈进行下去。

（3）适当的自我暴露：访谈中有时病人会询问护士的兴趣、经历等私人问题，若此时护士能适当地自我暴露可拉近与病人的距离。如果访谈的形式只局限于刻板的一问一答，会使病人感到十分紧张，没有足够的心理空间进行自我探索。若护士能描述自己的经历，可促使病人在倾听过程中更积极地探索自己的内心。

4. 记录　护士在记录时应详细记录和保持客观，无论有无录音录像都应做详细的现场笔录。记录时访谈者应注意尽量使用被评估者的语言和说话的方式，不要任意诠释或将访谈者的个人看法加到记录资料中，以免影响资料收集的客观性。使用照相机、摄像机或录音机（笔）前须征得来访者同意，并尽可能不要干扰访谈的气氛。

三、量表法

（一）量表法的概念

量表法也称心理测量法（psychological measurement method），指选择通用、标准的心理测量工具对病人的心理状态进行评估的方法。为了使测量结果便于比较和数量化分析，心理测量主要采用量表的形式进行。量表由一些经过精心选择的、能较正确而可靠地反映人的某些心理特点的问题或操作任务组成，测量时，让受试者对这些测量问题或者任务作出回答或反应，然后根据一定标准计算得分，从而得出结论。

在心理评估中，心理测量法占有十分重要的地位。尽管观察法、访谈法等基本方法应用普遍，但仍无法取代心理测量的作用。因为心理测量是依据一定法则，用量化手段对心理现象或行为加以确定和测定，其结果可以参照常模进行比较，避免了一些主观因素的影响，使结果更为客观。

（二）量表法的分类

量表法的分类方式有多种，可根据量表的形式分为心理测量量表、临床评定量表、自评量表和他评量表；也可根据量表测量的内容分为态度量表、能力量表及智力量表等。

（三）量表法的选择与应用

选用量表的最基本原则是根据心理评估的目的、心理测量量表的功能进行选择。心理评估的目的是指预先设置的心理评估目标，即评估的内容、指标。心理测量量表的功能则指量表所具有的功效，选用的评定量表必须具备实现评估目的的功效。此外，还需充分考虑量表的特异度、灵敏度、简便性、实用性等特征，选用合适的量表。

目前，临床上常用的心理评估工具是心理测验和心理卫生评定量表。本章第三、四节将详细介绍这两类工具。

第三节　心理测验

心理测验是可以被量化的临床心理评估方法，是临床心理评估的重要组成部分。

一、心理测验的概念

在日常生活中，人们为了判定某物品的长度，使用尺子来测量；要判定某物的重量要使用衡器来测量；在医学中要判定血压的高低，则使用血压计来测量，并以汞柱高度来表示，这就是物理或生理现象的测量。心理现象本质上与物理和生理现象一样，是客观存在的，因而也可以测量。

（一）心理测验的定义

心理测验（psychological test）是一种利用标准化的心理测验量表和其他的工具将心理现象进行数量分析，从而得到心理变化的数据，用以研究、判定心理特点个体差异的程度和性质的一种方法。心理测验的定义包含四个基本要素：

1. 行为样本　研究表明，人们的心理特性是不易直接被观察到的，但并不是不可知的，任何一种心理特性总是通过相应的行为显现出来。心理测验就是让人们产生相应的行为，再根据这些行为反应推断他们的心理特性，即心理测验测量的是一个人对测验题目的行为反应。

任何一种测验都不能包含要测验行为领域的所有项目，只能选出其中一部分有代表性的题目，这些题目必须是能够获得足够的有用信息，并且能够反映出某种心理特征的一组行为，这组行为就称为行为样本。如需测量内向性格者的特点，只有取内向性格者的行为样本才有代表性，而取外向性格者的行为表现样本就没有意义。因此在心理测验时，测验题目的拟定与样本之间的关系至关重要。

2. 标准化　标准化是指测验的实施条件与程序、记分方法以及测验分数解释程序等的统一。心理测验的标准化不但可以排除无关因素对测验结果的影响，保证测验数据的准确性和客观性，还能够对不同个体测出的分数进行有效的比较。

3. 结果描述　心理测验的结果需要加以描述才能使人们理解并且具有一定的操作意义。描述方法通常可分为完全数量化和划分范畴两类。大多数标准化测验采用完全数量化的描述方法，如以智力商数（即智商，intelligence quotient，IQ）为单位对智力行为进行数量化；用记忆商数、损伤指数分别对记忆能力和神经心理行为损伤的程度进行数量化描述。划分范畴一般采用定性方法，如霍尔斯特德-瑞坦（Halstead-Retain）神经心理成套测验（H-R神经心理成套测验）中的范畴测验是用错误数来表示，当错误数超过一定标准时则认为是异常。另外，有些结果既可数量化表示也可用划分范畴来描述，如智力既可使用智商描述又可划分为正常、超常和低下。

4. 测验工具　一种心理测验就是一套工具或器材，并且是标准化的测验工具，包括测验材料和使用手册两部分。测验材料是刺激物，通过被测者对其作出的反应来测量其心理活动和特征；使用手册则详细指导如何给予刺激、如何记录受测者的反应、如何量化和描述反应等，手册里还包括有关该测验的目的、性质和信度效度等测量学资料。

（二）标准化心理测验的基本条件

心理测验的标准化是为了减少测量误差，使测量结果可靠和有效。标准化是心理测验的最基本要求，只有具有标准化程序，并具备主要的心理测量技术指标以及达到国际公认水平的心理测验才能称为标准化心理测验。测验的标准化涉及以下三个方面：一是在测验的编制过程中需要按照一套标准的程序建立测验内容、制订评分标准、固定实施方法；二是所编制的测验需要具备心理测量学的技术指标，并且达到一定标准；三是在测验实施过程中施测人员要严格按照测验的操作规程执行，被测试者也需要有正确的应试动机和情绪状态、生理状态。一个心理测验是否标准化，其主要技术指标有以下几个方面：

1. 信度 信度（reliability）指一个测验工具在对同一对象的几次测量中所得结果的一致程度，反映工具的可靠性和稳定性。在相同情况下，同一受试者在几次测量中所得结果变化不大，便说明该测量工具性能可靠、稳定。就像我们测量一个物体的长短，如果用钢尺量，则几次量的结果都会是一样的；但如果用松紧带来量，则可能每次的测量结果均不同。因此，松紧带作为测量工具的可靠性差。

2. 效度 效度（validity）指一个测量工具能够测量出其所要测内容的真实程度，反映工具的有效性、准确性。如测量一个人的智力，如果选用的工具不是一种公认的智力测验，而是某门功课的考题，这样几次测量，虽然得分可能一致（信度高），但得到的却是一个人掌握某门功课的知识情况而不是智力。因此，如果我们要对一个人的心理品质进行测量，首先要选用效度高的工具。

信度和效度是反映一个测量工具优劣的两项最基本指标。信度、效度很低或只有信度高而效度低的测验工具都会使测量结果严重失真，不能反映所测内容的本来特点。因此，每个心理测验工具编制出来后都要进行信度和效度检验（一般以相关系数来衡量），只有这两项指标都达到一定标准后才能使用。

3. 常模 常模（norm）指某种测验在某种人群中测查结果的标准量数，即可用于比较的标准。有了常模，一个人的测验成绩才能通过比较而得出是优是劣，是正常还是异常。如正常人的体温一般不超过37℃，血压在120/80mmHg左右，这些参数可以称作为生理常模。

由于人的心理现象较生理活动更为复杂，所受影响因素更多，所以每一种心理测验工具都要建立自己的常模，甚至同一量表在不同国家、地区应用或随着时代的变迁，都要重新修订，建立新的常模。

建立心理测验的常模是一个烦琐而复杂的过程。第一步是选择有代表性的样本，也称为标准化样本，它是建立常模的依据。取样原则一般是依据测验对象按人口实际分布情况分层取样，并且要有相当数量。标准化样本的来源应该和测验的使用范围相一致，如果样本选得不合适，必然会影响常模的参考价值，最后导致测量失真。第二步是对标准化样本采用心理测验工具进行测量，所使用的工具应和最后实际应用的工具相一致。第三步是对测量得出的结果进行统计处理。

不同测验的常模具有不同的含义和形式。最简单的常模形式是平均值，但大多数标准化测验采用的常模形式是标准分（standard score），如智力测验的常模常采用的智商，就是一种标准分的形式；而人格测验的常模通常无所谓正确和错误，只是"典型的"或多数人的答案，采用较多的常模形式是T分数（也是一种标准分形式）。此外常模的形式还有Z分数、百分位、标准九分、标准二十分等。

二、心理测验的类别

心理测验的种类繁多，据统计以英文发表的心理测验项目已达5 000余种。其中许多因过时而废弃不用，还有一些本来就流传不广而鲜为人知，只有一部分测验应用广泛，且一再修订而比较常用。

（一）按测验材料分类

1. 语言测验或文字测验　这类测验所用的是文字材料，以言语形式刺激，受试者用言语作出反应。各种人格测验如明尼苏达多相人格问卷（Minnesota multiphasic personality inventory，MMPI）、艾森克人格问卷（Eysenck personality questionnaire，EPQ）、卡特尔16种人格因素问卷（Cattell 16 personality factor questionaire，16PF），以及韦氏儿童和成人智力量表中的言语量表部分，均属于文字测验。这种测验实施方便，可以了解受试者以语言为中介的心理特质；缺点是要求受试者有一定文化，容易受其文化程度的影响。

2. 操作测验或非文字测验　测验材料多为图画、仪器、模型、工具或实物，要求受试者用手来操作，回答只要做简单记号、指点或者作业，而不用语言或文字书写。如罗夏墨迹测验、瑞文标准推理测验（简称瑞文测验）和韦氏成人智力量表的木块图、图形拼凑等，可以了解受试者的实际作业能力，不受文化程度的影响，适用于不识字者。但是只能进行个别操作且费时较多。事实上，许多大型成套测验包括文字部分和非文字部分，这两种测验方式往往是结合或交替使用的，如韦氏智力量表等。

（二）按测验对象分类

1. 个别测验　每次测试时只能由一个主试者对一名受试者实施，如韦氏智力量表、H-R神经心理成套测验等，需要面对面地观察受试者的情况，都是个别测验。个别测验中主试者对受试者的行为和解决问题的方式有较多的观察与控制机会，能获取更多有助于诊断的观察资料，测验的准确性相对较高；缺点是由于需要花费较多的时间和精力，故不能在短时间内收集到大量资料，而且测验的条件要求较高，过程较复杂，要求主试者有较高的素养。

2. 团体测验　即一个主试者在同一时间内对多名受试者施测，各种教育测验多是团体测验，一部分智力测验如瑞文测验也是团体测验，其优点是时间短、经济，可在短时间内收集到大量资料，主试者不必接受严格的专业训练即可担任；缺点主要在于对受试者的行为不能做切实的控制，容易产生误差，所得的结果不及个别测验正确可靠。

团体测验材料可以以个别方式进行，但个别测验材料不能以团体方式进行，除非将实施方法和材料加以改变使之适合团体测验。

（三）按测验目的分类

1. 能力测验　能力测验（ability test）是心理测验中的一大类别，包括一般的智力测验、儿童心理发展量表和特殊能力测验。

（1）智力测验：主要用于测量人的一般智力水平。根据不同的应用目的，分为两种量表：一种是供流行病学调查或大面积筛查使用的简易量表，项目较少，简便易行，可采取团体方式进行测量，但欠精确；另外一种是供临床诊断使用的标准化量表，如韦氏智力量表，其测量的智力因素全面，结果较准确，但项目繁多，所用时间较多，要求以个别方式进行测量。

（2）记忆测验：主要用于测量人的记忆能力。包括短时记忆和长时记忆测验。记忆测验可包含在智力测验中，也可单独进行测验。医学临床上，对于外伤引起的记忆损害及老年性记忆衰退的检测有很重要的价值。

（3）特殊能力测验：主要用于测量人的某些特殊的能力或能力倾向，如绘画、音乐、手工技巧、文书才能、空间知觉能力等测验，多为升学、职业指导及一些特殊工种人员的筛选所用。人不同的特殊能力反映其中枢神经系统不同部位的功能，因此特殊能力测验量表也可以单独或者组成成套的量表，作为临床神经心理学的检测工具。

2. 人格测验 人格测验（personality test）是心理测验中的另一大类型。是根据心理学家对人格的理解和看法编制的，主要用于测量性格、气质、兴趣、态度等个性特征和病理性特征，前者如艾森克人格问卷、卡特尔16种人格因素问卷等，后者的代表有明尼苏达多相人格问卷。人格测验一般有两种方式：一种是评定量表形式，包括自评和他评量表，如明尼苏达多相人格问卷；另一种是投射测验的形式，如罗夏墨迹测验，是以精神分析和动力心理学理论为基础的测验，临床心理治疗工作者使用较多。

3. 神经心理学测验 主要是依据人的高级神经活动功能与行为之间的关系，采用心理学的方法和技术探测大脑功能的变化，为临床诊断和治疗提供依据。它既可用于评估正常人的脑神经功能、脑与行为的关系，也可用于评估病人特别是脑损伤病人的神经功能，对于神经系统疾病的早期发现具有一定价值，在神经系统疾病的康复和治疗效果评估方面，发挥着重要的作用。其中较著名的是H-R神经心理成套测验。

4. 职业咨询测验 职业咨询测验（occupation counseling test）是近20年来发展迅速的心理测验。由于许多年轻人希望在未来的竞争中既能充分发挥自己的潜能，又能适合自己的兴趣和爱好，因此在择业前求助于心理学家进行职业咨询测验。常用的心理测验有职业兴趣问卷和特殊能力测验等，也常用到个性和智力测验。

三、心理测验的使用原则和注意事项

（一）心理测验的使用原则

心理测验是一种比较严谨的科学技术手段，从理论的提出到工具的制订，都要经过大量反复的论证和修订，在最后实际应用时还要不断修订常模和验证信度、效度。心理测验的使用者需要具有一定的心理学知识，并经过专项测验工具的使用培训。

心理测验不同于一般的生理学测量方法，它涉及人的更高级的心理功能，使用时稍有不慎不但影响测验的准确性，还可能会产生不良后果。因此在应用心理测验时，应坚持以下3项原则：

1. 标准化原则 由于心理测验是一种数量化手段，应采用公认的标准化测验工具，施测方法要严格根据测验指导手册的规定执行，要有固定的施测条件、标准的指导语、统一的记分方法和常模等。

2. 保密性原则 关于测验的内容、答案及记分方法，只有做此项工作的有关人员才能掌握，不允许随意扩散，更不允许在出版物上公开发表。否则必然会影响测验结果的真实性。保密原则的另一方面是对受试者测验结果的保护，由于涉及个人隐私，因此相关工作人员应尊重受试者的权益，不能随意扩散受试者的测试结果。

3. 客观性原则 心理测验的结果只是测量出来的数据，对结果所作的评价应遵循客观性原

则，对结果的解释要符合受试者的实际情况。此外，还要注意不能以一两次心理测验的结果来下定论，尤其是对低龄儿童所作的智力发育障碍评估，更加需要慎重。总之，在下结论时应结合受试者的生活经历、家庭、社会环境以及通过会谈、观察获得的各种资料全面考虑，才能得到较客观的评价结果。

（二）实施心理测验的注意事项

心理测验能发现人在能力、学识、兴趣、人格等方面的差异，它既可以用来辨别智愚、选拔人才，也可作为临床诊断的方法之一。为了达到预期效果，开展心理测验时，应注意以下5个方面：

1. 选择有效的测验工具 护士在使用心理测验时，首先面临的问题是如何评价测验的好坏以及该测验是否适合受试对象。判断一个心理测验是否可用于某一具体的对象，一般从以下4个方面考虑：

（1）了解测验的结构与功能：护士在使用测验前，首先详细阅读测验指导手册及有关资料，了解该测验的结构理论、主要功能和用途，判断该测验是否能满足心理评估的目的，受试者是否适用该测验以及是否具有顺利完成该测验的要求和能力。

（2）了解测验常模的适用范围：每种心理测验都有其适用范围，常模是解释测验结果的主要参考依据。但任何心理测验的常模不可能是"全民"性的，不同的人群有不同的常模。所以在选择测验工具时，除了按照测验的目的选择之外，还必须注意到常模的适用范围。一般来说，受试者的特征与常模样本的特征越符合，其结果的准确性就越高。没有常模的心理测验，一般不适合在临床心理实践中作为诊断依据，仅具有局限的参考价值。但投射测验例外，心理治疗家常利用投射测验来了解受试者潜意识的内容，以便于进行精神分析治疗。

（3）了解测验的信度：测验信度的高低表明测验结果的可靠程度。从理论上看，测验的信度越高（接近1.0）越好，但实际上不可能达到很高。一般0.8以上的信度系数可以认为是"高"的，但是测验内部条目的一致性随条目数量的增加而增加，因此不能一概而论。大多研究者认为，用于研究比较不同群体的样本，测验信度在0.7以上就足够；但若用于临床，对同一受试者不同特质进行比较，测验信度应在0.8以上；某些条目较多的测验，如智力量表，其信度应在0.9以上。

（4）了解测验的效度：大多数测验的效度检验结果也是用相关系数来表示，但判断效度的标准并不是相关系数越高越好，如一个测验与另一个同类测验的相关系数太高（如0.9以上），则说明这个新测验只是那个同类测验的"翻版"。那么，判断效度的标准究竟在什么水平合适呢？一般认为，同类测验比较的相关系数在0.6~0.8较合适。

2. 主试者充分准备 心理测验和其他科学工具一样，必须科学应用才能充分发挥其作用。实施心理测验对主试者的要求具体体现在以下3个方面：

（1）主试者必须具有认真负责的态度，对测验结果承担保密责任。保密是心理测验专业人员必须遵守的道德准则。由于在测验中有些内容将会涉及受试者的家庭关系、私人生活等个人隐私，如果测验者有意无意地透露传播出去，将会损害受试者的人格尊严，导致受试者对主试者的不信任，甚至可能导致严重的后果或悲剧。

（2）主试者必须详尽了解心理测验程序。在进行测验前应熟练掌握将要采用的测验方法、指导语；测验前要将测验材料及必要的工具准备好，以免由于准备不充分而耽误时间；施测时必须按标准化方法和步骤，用统一的指导语，并科学准确记分。

（3）主试者必须与受试者建立良好的协调关系。不仅要了解受试者的一般情况，还要对其疾病诊断、病情、精神状况及其他特点如冲动行为等有所了解。对受试者的态度应热情、耐心，与其建立和谐的关系，要尽量鼓励受试者完成测验，以取得受试者的合作。

3. 创建良好的施测环境　进行心理测验的环境，首先要求环境安静，无噪声和其他外来干扰，有适当的光线和通风。此外，测验环境要自然，室内陈设不要过于复杂，以避免受试者在复杂的环境中产生紧张情绪或好奇心，影响测验结果。儿童最好在其熟悉的环境如家庭、托儿所或教室中进行，以便其能在正常的心态下完成测验。同时应避免其他人在场，尤其应避免其他人的暗示，如说"好""不错"等对测验结果有影响的言语。

4. 详细记录测验过程中受试者的反应　对受试者的反应给予及时、清楚、详细的记录，特别是言语测验和操作测验，必要时可录音和录像。对于测验的环境及测验时的一些突发事件，主试者也应给予详细的记录，以便在解释测验的结果时加以分析和说明。

5. 正确地看待心理测验和测验结果　在临床心理学领域，由于心理测验的广泛应用，推动了人们对心理特征和个体心理差异进行客观的研究。且至今尚无一种方法能完全替代心理测验对心理特征进行客观定量的评估。但是，如果片面地强调测验应用和孤立地看待测验的结果，容易出现给受试者贴标签的现象。因此，我们既要肯定心理测验的积极作用，也要看到测验的局限性。

（1）心理测验结果反映了受试者在测验的特定环境下操作的情况，尽管测验结果有一定的预测性，但是人们在自然环境中的行为特征可能与测验中的表现不完全一样。因此，临床工作者应当重视收集受试者的一般背景资料、既往史和目前的症状与表现；还应当借助访谈技术，对受试者的心理特征进行评估，并与测验结果相互印证，以便作出准确、全面的判断。

（2）虽然一个人（特别是成年人）的心理特征具有相对的稳定性，但仍然会随着时间的迁移，特别是社会文化背景的变化而改变。而一个测验在其进行或重新标准化前，其内容和标准却是恒定不变的，这种现象提醒每个测验使用者应动态地看待测验结果。

四、常用的几种心理测验方法

（一）智力测验

国际上通用的智力测验有斯坦福-比奈智力量表（Stanford-Binet intelligence scale）、韦氏智力量表等，在临床中应用最多的是韦氏智力量表，在此对其进行简要介绍。

韦氏智力量表包括韦氏成人智力量表（WAIS，16岁以上）、韦氏儿童智力量表（WISC，6~16岁）和韦氏学龄前儿童智力量表（WPPSI，4~6岁）三个年龄版本。我国已有WAIS、WISC和WPPSI的修订本，在此以韦氏成人智力量表为例做介绍。

韦氏成人智力量表（WAIS），中国修订版称为"中国修订韦氏成人智力量表（WAIS-RC）"，全量表共含11个分测验，其中6个分测验组成言语量表，5个分测验组成操作量表。根据测验结果，按常模换算出三个智商，即全量表智商（full intelligence quotient，FIQ）、言语智商（verbal intelligence，VIQ）和操作智商（performance intelligence quotient，PIQ）。各分测验及其主要功能如下：

（1）知识（I）：由一些常识问题所组成，测量知识及兴趣范围、长时记忆等能力。

（2）领悟（C）：由一些社会价值、社会习俗和法规理由等问题所组成，测量社会适应和道德判断能力。

（3）算术（A）：由一些心算题组成。测量数的概念、数的操作能力、注意集中能力及解决问题的能力。

（4）相似性（S）：找出两物（名词）的共同性，测量抽象和概括能力。

（5）背数（D）：测量短时记忆和注意力，分顺背和倒背两式，即听到读数后立即照样背出来（顺背），听到读数后，按原来数字顺序的相反顺序背出来（倒背）。

（6）词汇（V）：给一些词下定义，测量词语的理解和表达能力。

（7）数字符号（DS）：共9个数字，每个数字下面有一个规定的符号。要求按此规定在数字下面填上所缺的符号，测量手眼协调、注意集中和操作速度。

（8）填图（PC）：包括一系列图片，每图缺一个不可少的部件，要求说明所缺部件名称和指出所缺部位，测量视觉辨别力、对构成物体要素的认识能力以及扫视后迅速抓住缺点的能力。

（9）积木图案（BD）：用红白两色的立方体复制图案，测量空间知觉、视觉分析综合能力。

（10）图片排列（PA）：把无秩序的图片调整成有意义的系列，测量逻辑联想、部分与整体的关系及思维灵活性等能力。

（11）拼物（OA）：将一物的碎片复原，测量想象力、抓住线索的能力及手眼协调能力。

完成全部项目测试后，分别查相应的换算表，可得到各分测验的量表分及三个智商。FIQ可代表受试者的总智力水平，VIQ代表言语智力水平，PIQ代表操作智力水平。根据智商的高低，智力水平可以分为若干个等级，可作为临床诊断的依据（表4-3-1，表4-3-2）。

▼ 表4-3-1 韦氏智力等级分布

智力等级	智商的范围	人群中的理论分布比例/%
极超常	130及以上	2.2
超常	120~129	6.7
高于平常	110~119	16.1
平常	90~109	50.0
低于平常	80~89	16.1
边界	70~79	6.7
智力缺陷	69及以下	2.2

▼ 表4-3-2 智力缺陷等级分布

智力缺陷等级	智商的范围	占智力缺陷的百分比/%
轻度	50~69	85
中度	35~49	10
重度	20~34	3
极重度	0~19	2

（二）人格测验

测量人格的技术和方法很多，包括观察、晤谈、行为评定量表、问卷法、投射法等，最常用的方法为问卷法和投射法，前者包括明尼苏达多相人格问卷（MMPI）、艾森克人格问卷、卡特尔16种人格因素问卷等；后者包括罗夏墨迹测验、主题统觉测验等。人格体现的内容主要属于意识层面，而语言涵盖了人格中很重要的内容，心理学家确信人格可以通过语言这种媒介来测量。在此简单介绍最常用的人格量表——MMPI。

MMPI为Hathaway和Mckingley等于1940年初编制，最初只作为一套对精神病有鉴别作用的辅助量表，后来发展为人格量表。自问世以来，该量表应用非常广泛，为美国出版的《心理测验年鉴》第9版（1985年）中最常用的人格量表。MMPI主要用于病理心理研究，协助临床诊断，在精神医学、心身医学、行为医学、司法鉴定等领域应用十分广泛。

MMPI适用于16岁以上、至少有6年教育年限者，1980年初我国宋维真等完成了MMPI中文版的修订工作，并制定了全国常模。1989年Butcher等完成了MMPI的修订工作，称MMPI-2，也已引入我国。该量表既可个别施测，也可团体测查。它共有566个自我陈述形式的题目，其中第1~399题与临床有关，其他属于一些研究量表，题目内容很广，包括身体各方面的情况、精神状态及家庭、婚姻、宗教、政治、法律、社会等方面的态度和看法。受试者根据自己的实际情况对每个题目作"是"或"否"的回答，若的确不能判定则不作答。然后根据受试的回答情况进行量化分析，或做人格剖面图。MMPI测试结果中常用的4个效度量表和10个临床量表及其意义如下：

1. 效度量表

（1）问题（Q）：问题（question）指受试者不能回答的题目数，如果超过30个题目，表示测验结果不可靠。

（2）掩饰（L）：掩饰（lie）测量受试者对该调查的态度。高分反映防御、天真、思想单纯等。

（3）效度（F）：效度（validity）测量任意回答倾向。高分表示任意回答、诈病或存在偏执。

（4）校正分（K）：校正分（correction）测量过分防御或不现实倾向。高分表示受试者对测验持防卫态度。

2. 临床量表

（1）疑病量表（hypochondriasis，Hs）：测量受试者疑病倾向及对身体健康的不正常关心。高分表示受试者有许多身体上的不适、不愉快、自我中心、敌意、需求、寻求注意等。条目举例：我常会恶心呕吐。

（2）抑郁量表（depression，D）：测量情绪低落、焦虑问题。高分表示受试者情绪低落、缺乏自信、有自杀观念、有轻度焦虑和激动。条目举例：我常有很多心事。

（3）癔症量表（hysteria，Hy）：测量受试者对心身症状的关注和敏感程度、自我中心等特点。高分反映自我中心、自大、自私、期待更多的注意和爱抚，与人的关系肤浅、幼稚。条目举例：每星期至少有一两次，我会无缘无故地觉得周身发热。

（4）精神病态性偏倚量表（psychopathic deviation，Pd）：测量受试者的社会行为偏离特点。高分反映受试者脱离一般社会道德规范、无视社会习俗、社会适应差、冲动敌意、攻击性倾向。条目举例：我童年时期中，有一段时间偷过人家的东西。

（5）男子气或女子气量表（masculinity-femininity，Mf）：测量男子女性化、女子男性化倾向。男性高分反映敏感、爱美、被动等女性倾向，女性高分则反映粗犷、好攻击、自信、缺乏情感、不敏感等男性化倾向。条目举例：和我性别相同的人最容易喜欢我。

（6）妄想量表（paranoia，Pa）：测量受试者是否具有病理性思维。高分提示多疑、过分敏感，甚至有妄想存在，平时思维方式为容易指责别人而很少内疚，有时可表现为强词夺理、敌意、愤怒，甚至侵犯他人。条目举例：有人想害我。

（7）精神衰弱量表（psychasthenia，Pt）：测量精神衰弱、强迫、恐怖或焦虑等神经症特点。高分提示强迫观念、严重焦虑、高度紧张、恐怖等反应。条目举例：我似乎比别人更难集中注意力。

（8）精神分裂症量表（schizophrenia，Sc）：测量思维异常和行为古怪等精神分裂症的一些临床特点。高分提示思维古怪、行为退缩，可能存在幻觉妄想、情感不稳。条目举例：有时我会哭一阵笑一阵，连自己也不能控制。

（9）躁狂症量表（mania，Ma）：测量情绪紧张、过度兴奋、夸大、易激惹等躁狂症的特点。高分反映联想过多过快、情绪激昂、夸大、易激惹、活动过多、精力过分充沛、乐观、无拘束等特点。条目举例：我是个重要人物。

（10）社会内向量表（social introversion，Si）：测量社会化倾向。高分提示性格内向、胆小退缩、不善社交活动、过分自我控制等；低分反映外向。条目举例：但愿我不要太害羞。

以上各量表结果采用标准分T分形式，可在MMPI剖析图上标出。一般某量表T分高于70则认为存在该量表所反映的精神病理症状，比如临床量表2抑郁量表分≥70，就认为该受试者存在抑郁症状。但具体分析时，还应综合各量表T分高低情况进行解释。

（三）神经心理测验

神经心理测验是神经心理学研究的重要方法之一，用于人类脑功能的评估，可用于正常人，更常用于脑损伤病人的临床诊断和严重程度评估。

按测验形式，神经心理测验有单项测验和成套测验两种。前者只有一种项目形式，测量一种神经心理功能，常用于神经心理筛选；而后者有多种项目形式，能较全面地测量神经心理功能。在此介绍神经心理成套测验。

神经心理成套测验品种较多，其中H-R神经心理成套测验用于测量多方面的心理功能或能力状况，包括感知觉、运动、注意力、记忆力、抽象思维能力和言语功能等。其有成人、儿童、幼儿三种形式，我国龚耀先等分别于1986年、1988年及1991年进行了修订。这里只介绍我国修订的H-R神经心理成套测验成人式，其包括以下内容：

1. 范畴测验（the category test） 要求受试者通过尝试错误，发现一系列图片（156张）中隐含的数字规律，并在反应仪上作出应答，测查受试者分析、概括、推理等能力。此测验有助于反映额叶功能。

2. 触摸操作测验（the tactual performance test） 要求受试者在蒙着双眼的情况下，凭感知觉将不同形状的形块放入相应的木槽中。分利手、非利手、双手三次操作，最后使之回忆这些形块的形状和位置。此测验测查受试者触知觉、运动觉、记忆能力及手的协同与灵活性，而左右侧操作成绩比较有助于反映左右半球功能差异。

3. 节律测验（the rhythm test） 要求受试者听30段音乐节律录音，辨别每对节律是否相同，测查注意力、瞬间记忆力和节律辨别能力。此测验有助于了解右半球功能。

4. 手指敲击测验（the finger tapping test） 要求受试者分别用左右手示指快速敲击计算器的按键，测查精细运动能力。比较左右手敲击快慢的差异有助于反映左右半球粗细运动控制功能差异。

5. Halsted-Wepman失语甄别测验（Halsted-Wepman aphasia screening test） 要求受试者回答问题、复述问题、临摹图形、执行简单命令，测查言语接受和表达功能，以及有无失语。

6. 语声知觉测验（voice perception test） 要求受试者在听到一个单词或一对单词的发音（录音）后，从4个被选词中找出相应的词，共测验30个词，测查受试者注意力和语音知觉能力。

7. 侧性优势检查（the test of lateral dominance） 通过对受试者写字、投球、拿东西等动作的询问和观察，判断其利手或利侧，进一步判断言语优势半球。

8. 握力测验（grip strength test） 要求受试者分别用左右手紧握握力计，尽其最大力量，测查运动功能。左右握力的比较有助于反映左右半球功能和运动功能差异。

9. 连线测验（trail making test） 分甲乙两式，甲式要求受试者将一张16开纸上散在的25个阿拉伯数字按顺序连接；乙式除数字系列外，还有英文字母系列，要求受试者按顺序交替连接阿拉伯数字和英文字母。测查空间知觉、手眼协调、思维灵活性等能力。

10. 感知觉障碍测验（test of sensory perceptual disturbance） 包括听觉检查、视野检测、脸手触觉辨认、手指符号辨认和形状辨认等6个方面，测查有无周边视野缺损，听觉、触觉和知觉障碍，以及了解大脑两半球功能的差别。

每一份测验有不同年龄、不同性别的划界分常模，即区分正常与异常的临界分。根据划入病理范围的分测验数可计算出损伤指数（impairment index），即病理的测验数除以总测验数，临床上依据损伤指数的大小来协助判断脑损伤的严重程度。

第四节　心理卫生评定量表

一、心理卫生评定量表概述

心理卫生评定量表是随着心理卫生事业的迅速发展而出现的心理评估方法。它与心理测验有许多相似之处，如大多采用问卷的形式测评、多以分数作为结果的评估、以标准化的原则为指导等；但它与心理测验的显著不同是，心理卫生评定量表强调简便、易操作、使用方便，因此其在编制的理论指导方面要求并不很严格，评分多采用等级评定的方式，测验的材料也无须严格保密，允许出版发行；此外，量表使用者无须经过特殊培训就可以使用量表，因此，评定量表的应用比较广泛。在临床心理干预中，评定量表能提供被干预者目前的心理状态或症状特征，为开展及时和有针对性的心理干预提供了保证。

心理卫生评定量表，主要是用于对人的总体心理健康状况进行相对综合的评估，或者是根据特殊症状而编制，主要用于评估某些特殊症状变化的程度，如焦虑、抑郁、强迫、偏执、躁狂等症状的评估，其较简单易行，为精神科临床医生、临床心理学家和临床护士所使用，故也被称为临床评定量表。临床评定量表最先始于精神科临床，之后其他各科也用于症状程度、疗效等方面的评定，亦有用于心理护理效果的评定。

（一）心理卫生评定量表分类

心理卫生评定量表的分类方法很多，可按量表项目编排方式、评定者性质、量表内容等进行分类。

1. 按量表项目编排方式

（1）数字评定量表：提供一个定义好的数字序列，给受评者的行为确定一个数值（等级）。如90项症状自评量表（SCL-90），即由受评者对每项症状陈述作出从无至极重的程度选择，其数字序列为1~5分的5个数字序列。

（2）描述评定量表：对所要评定的行为提供一组有顺序性的文字描述，由评定者选出一个适合受评者的描述，也可将描述量表与数字量表综合起来，给每一个描述一个等级，如以儿童适应行为评定量表评定儿童的穿衣技能，评定者据知情者对受评儿童的观察，在下列评定项目的6级数字序列中选其一：

5分——自己能穿各种季节衣服；

4分——稍加提醒，自己能穿各种季节衣服；

3分——在提醒下自己能穿夏天衣服；

2分——在帮助下东拉西扯地穿衣服；

1分——被穿衣服时能伸手脚给予配合；

0分——完全依靠别人穿衣服。

（3）标准评定量表：根据一组评定标准判断受评者状况，如对住院病人出院时疗效的判断，就是根据痊愈、好转、无效、恶化的标准而选其中一种情况。

（4）检选量表：提供一个由许多形容词、名词或陈述句构成的一览表，评定者将表中所列与被评者的行为逐一对照，将适合受评者的行为特征的项目挑选出来，最后对结果加以分析。此类量表常用于人格自陈量表的效度检验。

（5）强迫选择评定量表：评定者在各项目中强迫选择一种与受评者状况最接近的情况。如学习适应量表的每个题目有四种选择，即非常相同、有点相同、有点不相同、非常不相同，要求受评者在上述4种答案中，挑选一个最符合自己情况的描述。

2. 按评定者性质

（1）自评量表：由受评者自己填写，受评者对照量表和各项目陈述选择符合自己情况的答案并作出程度判断。自评量表实施方便，可做团体测评，但要求受评者有一定的阅读和理解能力。

（2）他评量表：由心理评估工作者、医师或者护士等专业人员担任评定者，评定者既可根据自己的观察，也可询问知情者意见，或者综合这两方面情况对受评者加以评定。评定者要具有与所使用量表内容有关的专业知识，并且需要接受专业的培训。

3. 按量表内容 常用的心理卫生评定量表较多，在临床上一般以《心理卫生评定量表手册》中的分类为准，共分为11大类，即心理卫生综合评定量表、生活质量和幸福度评定量表、应激及相关问题评定量表、家庭关系评定量表、人际关系与人际态度评定量表、抑郁评定量表、焦虑评定量表、孤独评定量表、自尊与自信评定量表、心理控制源评定、烟草与酒精依赖的评定等。

（二）心理卫生评定量表的使用原则

作为量表使用者，首先应根据研究目的来选择量表。如研究某种人群的抑郁特质情况，应选择与抑郁有关的量表。为了使评定结果具有更好的客观性和真实性，要选择标准化程度较高的量表。由于大多数临床工作者在具体临床实践中，一般对各类量表仅限于能够简单使用，因此往往选择常用量表。瑞兹（Rieze）和西格尔（Segal）于1988年提出了一整套评价量表的原则。

1. 功效性 量表的功效性指所使用的量表能否全面、清晰地反映所要评定的内容特征及真实性。量表的功效性与其本身内容结构有关。质量好的量表应该项目描述清晰、等级划分合理、定义明确，且能够反映出评定行为的细微变化。出现的频度或严重程度分级最好采用3~7级划分。量表应尽可能简短，又不损失必要的细节。

2. 敏感性 量表的敏感性指选择的量表应该对所评定的内容敏感，即能测出受评者某种特质、行为或程度上有意义的变化。量表的敏感性既与量表的项目数量和结果表达形式有关，又受量表的标准化程度和信度高低影响。此外，评定者的经验和使用量表的动机也会影响量表的敏感性。

3. 简便性 量表的简便性指所选择的量表简明、省时和方便实施。量表使用者大都希望采用的量表简短而功能齐全，省时且无须特殊训练，结果可靠，且标准化程度符合要求。实际上，量表简短、省时就难全面；使用者不加训练和采用非标准化的方法通常会降低量表的信度，影响结果的可靠性。因此，使用者应根据研究的需要，选择不同的量表，比如用简短量表进行筛查，然后再使用项目多、功能较齐全的量表进行特征性分类研究或病情诊断。

4. 比较性 使用量表的目的就是要对受评者的特质、行为或现象做质与量的估计，这就需要分析比较。一般而言，量表应有其比较标准，或者是常模，或者是描述性标准。分析方式有手工分析和计算机分析。手工分析应简便，计算机分析则另当别论。量表中单项分、因子分及总分都是常用分析指标，总分常反映受评者总的情况和变化，在诊断性量表的评定结果分析上其意义显而易见。大多数心理卫生评定量表为非诊断性量表，其总分难以反映受评者心理健康各个方面的变化，因此总分意义相对差些，而单项分、因子分则是分析这些方面变化的主要指标，如将单项分或因子分画成曲线或构成廓图，评价受评者在某方面的心理特质、行为特征或社会背景情况特点，则更为直观、清晰。

二、常用临床心理卫生评定量表

（一）症状评定量表

症状评定量表是临床心理评估和研究的常用工具。此类评定量表具有条目简单、内容较全面、客观、数量化、可进行比较的特点。症状评定量表种类繁多，形式多样。下面介绍三种常用的症状评定量表。

1. 90项症状自评量表（symptom checklist-90，SCL-90） 由 L.R. Derogatis 于1973年编制，20世纪80年代引入中国成为国内用于心理状况调查使用较多的工具。该量表适用对象包括初中生至成人（14岁以上）。该量表从感觉、情感、思维、意识、行为到生活习惯、人际关系、饮食睡眠等多种角度，评定个体是否有某种心理症状及其严重程度。量表对有心理症状（即有可能处于心理障碍或心理障碍边缘）的人具有良好的区分能力。适用于筛查人群中哪些人可能有心理障碍、可能有何种心理障碍及其严重程度如何。该量表不适于患有躁狂症和精神分裂症的个体。

该量表不仅可以自我测查，也可以对他人（如其行为异常，有患精神或心理疾病的可能性）进行核查，假如发现得分较高，则应进一步筛查。

（1）项目和评定标准：该量表共有90个项目，归纳为10个因子，分别反映有无各种心理症状及其严重程度。这10个因子分别是：① 躯体化（12项），主要反映躯体不适感，包括心血管、呼吸、消化系统不适，以及头痛、背痛等；② 强迫（10项），主要反映与强迫观念、行为有关的症状；③ 人际关系敏感（9项），反映人际交往障碍如自卑、不自在、社交时焦虑不安等；④ 抑郁（13项），反映心境不佳、悲观失望、抑郁、对生活无兴趣，甚至有自杀观念等；⑤ 焦虑（10项），反映烦躁、坐立不安、紧张过敏的感受及躯体征象等；⑥ 敌对（6项），反映敌意的情绪、思想和行为；⑦ 恐怖（7项），反映对空旷场地、高空、人群、社交场合等情境的恐怖症状；⑧ 偏执（6项），反映投射性思维、猜疑、妄想、被动体验等精神症状；⑨ 精神病性（10项），反映幻听、被控制感等限定不严的精神病性急性症状和行为；⑩ 其他（7项），即未能纳入上述因子的项目，主要反映睡眠及饮食情况。

每个项目采取1~5分的五级评分：1=无，表示自觉无该项症状；2=轻度，表示自觉有该项症状，但对自评者并无实际影响，或影响轻微；3=中度，表示自觉有该项症状，对自评者有一定影响；4=相当重，表示自觉常有该项症状，对自评者有相当程度的影响；5=严重，表示自觉该症状的频度和强度都十分严重，对自评者的影响严重。

（2）统计指标：SCL-90的统计指标主要有以下各项。① 单项分，即90个项目的各自评分值；② 总分，90个单项分相加之和；③ 总均分，即总分/90；④ 阳性项目数，即单项分≥2的项目数量，表示受评者在多少项目中呈现"有症状"；⑤ 阴性项目数，单项分=1的项目数量，表示受评者"无症状"的项目有多少；⑥ 阳性症状均分，即阳性项目总分/阳性项目数。另一计算方法为（总分-阴性项目数）/阳性项目数，表示受评者在所谓阳性项目，即有症状项目中的平均得分，反映该受评者自我感觉不佳的项目，其严重程度究竟介于哪个范围；⑦ 因子分，是将各因子的项目得分相加得到因子粗分，再将因子粗分除以因子项目数，即得到因子分。统计指标中最常用的是总分和因子分两项。

（3）结果分析：总分能反映受评者病情的严重程度，总分变化能反映其病情演变。阳性项目数和阳性症状均分，也可在一定程度上代表其疾病的严重性。因子分可反映受评者症状分布的特点，以及病情的演变过程，了解靶症状群的治疗效果。另外根据因子分，可画出廓图，可给人更直观的印象。

（4）应用评价：SCL-90作为一种适用面广的自评量表，在临床上具有不可替代的作用，是一种十分有效的评定工具。该量表效度良好，应用结果评价上乘，在分类诊断神经症中，能反映各类疾病的特点，在临床上一般作为检查各类神经症的评定工具。由于该量表具有内容量大、反映症状丰富、能较准确地评估受试者自觉症状的特点，故广泛应用于精神科和心理咨询门诊。

2. 抑郁自评量表（self-rating depression scale，SDS） 由Zung编制于1965年，是用于心理咨询、抑郁症状筛查及严重程度评定和精神药理学研究的量表之一。因其使用简便，在国内外应用很广泛。

（1）项目和评定标准：SDS含有20个项目，每个项目均是与抑郁有关的症状。SDS按症状出现的频度评分，分4个等级：没有或很少时间、少部分时间、相当多时间、绝大部分时间或全部时间。若为正向评分条目，依次评为粗分1、2、3、4，反向评分条目则评为4、3、2、1。

（2）评定注意事项：SDS由评定对象自行填写，在受评者评定前一定要让其明白整个量表的填写方法及每条问题的含义，然后作出独立的不受任何人影响的自我评定。如果受评者的文化程度较低，不能理解SDS问题的含义，可由工作人员逐条解释，受评者独自作出评定。一次评定的时间一般在10分钟左右。

评定时应注意：① 评定时间范围，为最近的一周。② 评定结束时，工作人员应仔细检查一下自评结果，提醒受评者不要漏评，也不要在相同一个项目里重复评定。③ 评定如用以评估疗效，应在开始治疗或研究前评定一次，然后在治疗后2~6周再评一次，以便通过SDS总分变化来分析受评者的症状变化情况。当然，研究的时间间隔，也可由研究者自行安排。④ 应使受评者理解反向评分的问题，SDS有10项为反向评分，如不能理解会直接影响统计结果。

（3）统计指标和结果分析：SDS的主要统计指标为总分和抑郁严重指数。具体为：① 总分，将20个项目的得分相加，即得粗分，用粗分乘以1.25取整数部分，就得到标准分。标准分超过53分可考虑筛查阳性，即可能有抑郁存在，需进一步检查。② 抑郁严重指数=粗分/80。抑郁程度判断方法：无抑郁（指数<0.5）；轻度抑郁（指数0.5~0.59）；中度抑郁（指数0.6~0.69）；重度抑郁（指数≥0.7）。

3. 焦虑自评量表（self-rating anxiety scale，SAS） 是由Zung于1971年编制，从量表的构造形

式到具体评定方法，都与抑郁自评量表十分相似，用于评定受评者焦虑的主观感受。

（1）项目及评定标准：SAS共20个项目，评定标准与SDS相同。

（2）评定注意事项：参照SDS有关内容。

（3）统计指标和结果分析：将所有项目评分相加，即得到总分。总分超过40分可考虑筛查阳性，即可能有焦虑存在，需进一步检查。分数越高，反映焦虑程度越重。

（二）应激与应对评定量表

根据应激过程模型，生活事件是作为应激源导致应激反应影响健康的。近年来的研究也证明应对方式、社会支持、人格特点等因素也会影响生活事件的发生、发展、性质和程度，影响甚至是决定生活事件是否成为应激源，导致应激反应。下面介绍3种常用的应激与应对评定量表。

1. 生活事件量表　自20世纪30年代H. Selye提出"应激"的概念以来，生活事件作为一种心理社会应激源对身心健康的影响引起了广泛的关注，使用生活事件量表（life event scale，LES）的目的就是对应激源进行定性和定量评估。由于不同的文化背景和生活方式，国内外有多种生活事件量表，本教材介绍的是由杨德森和张亚林于1986年编制的生活事件量表。

（1）项目和评定标准：生活事件量表共包含48条我国常见的生活事件。该量表包括家庭生活方面（28项）、工作学习方面（13项）、社交及其他方面（7项）三方面问题。由受评者根据自身的实际感受而非社会伦理和道德观念，判断那些经历过的事件对本人来说是好事或是坏事，影响程度如何，影响持续的时间有多久。影响程度分为五级，从毫无影响到影响极重分别记0、1、2、3、4分；影响持续时间分为3个月内、6个月内、1年内、1年以上共4个等级，分别记1、2、3、4分。

（2）统计指标：为生活事件刺激量。计算方法如下：① 单项事件刺激量＝该事件影响程度分×该事件持续时间分×该事件发生次数；② 正性事件刺激量＝全部好事刺激量之和；③ 负性事件刺激量＝全部坏事刺激量之和；④ 生活事件总刺激量＝正性事件刺激量＋负性事件刺激量。

（3）结果分析：生活事件刺激量越高，反映个体承受的精神压力越大。负性事件刺激量的分值越高对身心健康的影响越大，正性事件的意义尚待进一步的研究。

（4）应用评价：该量表适用于16岁以上的正常人，神经症、心身疾病、各种躯体疾病病人及自知力恢复的重性精神疾病病人。由于该量表能够对正性和负性生活事件分别进行定量、定性评定，从而为客观分析影响人们身心健康的心理社会刺激的性质和强度提供了有价值的评估手段，在心理健康领域应用广泛。

2. 特质应对方式问卷　应对是心理应激过程的重要中介因素，与应激事件性质及应激结果均有关系。近年来应对方式受到广泛的重视，出现许多应对方式量表，特质应对方式问卷（trait coping style questionnaire，TCSQ）是其中之一。特质应对方式问卷反映个体具有的特质属性以及与身心健康有关的应对方式，属于自评量表，通常在生活事件问卷之后使用，也可作为独立的心理变量加以测试。

（1）项目和评定标准：特质应对方式问卷由20条反映应对特点的条目组成，包括积极应对与消极应对（各含10个条目）两个方面。用于反映被评者面对困难挫折时的积极与消极的态度和行为特征。受评者根据自己大多数情况时的表现逐项填写。各条目采用五级评分，从"肯定是"到"肯定不是"分别记5、4、3、2、1分。

（2）统计指标：包括积极应对分和消极应对分。积极应对分是积极应对条目的评分累加，消极应对分是消极条目的评分累加。

（3）结果分析：积极应对分数越高，反映积极应对特征越明显；消极应对分数越高，反映消极应对特征越明显。实际应用中，消极应对特征的病因学意义大于积极应对。

3. 领悟社会支持量表　社会支持是决定心理应激与身心健康关系的重要中介因素，它反映了一个人与社会联系的密切程度和质量，因此将其列入应激与应对评定范畴。领悟社会支持量表（perceived social support scale，PSSS）是由Zimet等编制，属于自评量表，是一种强调个体自我理解和自我感受的社会支持量表。

（1）项目和评定标准：量表由12个条目组成。领悟社会支持量表是用于测定个体领悟到的各种社会支持（家庭、朋友及其他人）的程度。各个条目均采用1~7分的七级计分法，即分为极不同意、很不同意、稍不同意、中立、稍同意、很同意、极同意。

（2）结果分析：累加各项目得分即得社会支持总分，分数越高，反映受评者拥有或感受的社会支持越多。

（三）其他评定量表

除了症状评定量表和应激与应对评定量表，临床心理卫生评定量表还有很多，在这里主要介绍临床护理和科研工作中常用的四个量表。

1. 一般自我效能感量表　自我效能感（self-efficacy）是个体对自己是否有能力来完成某一行为的推测和判断。最早由美国心理学家班杜拉（A. Bandura）在1977年提出，他认为这种人对自身能力的评价和判断在环境和人的行为之间起着重要的中介作用。德国临床和健康心理学家Ralf Schwarzer认为有一种一般性的自我效能感存在，它是个体应对各种不同环境的挑战或面对新事物时一种总体的自信心。Schwarzer和他的同事于1981年编制了一般自我效能感量表（general self-efficacy scale，GSES）。

（1）项目和评定标准：量表共10个条目。每个条目采用1~4分的四级评分法：完全不符合=1分，尚算符合=2分，多数符合=3分，完全符合=4分。

（2）统计指标和结果分析：研究证明GSES是具有单维性的量表，统计指标是计算总分，总分10~40分，得分越高，表明一般自我效能感越高。

2. 职业倦怠量表　职业倦怠（burn out）指因工作压力所导致的体力和情绪衰竭的一系列症状，包括消极的自我评价、消极的工作态度、失去对工作对象的关心和感觉等。目前职业倦怠研究中应用最广泛的测量工具是Maslach耗竭量表（Maslach burnout inventory，MBI）。该量表是美国心理学家Maslach和Jackson于1986年编制，用于测定那些帮助性职业者的耗竭。该量表被译成中文后通过对有效样本的测试发现其信度和效度较好。

（1）项目和评定标准：MBI由22个条目组成。量表包括情绪枯竭（emotional exhaustion，EE）、去人格化倾向（depersonalization，DP）和个人成就感（personal accomplishment，PA）三个维度，情绪枯竭是描述情绪过度疲惫和逐渐增加的衰竭感觉；去人格化倾向是描述对待服务对象冷漠、像机器一样的非情感性反应、个性倒退等；个人成就感是描述在做助人的工作时的完美感、有竞争力和成功的体验。受试者依据自己的感受对问卷中的相关表述进行选择。每个条目采用0~6分的七级评分，表示其感受出现的频率，其中0分=从来没有，1分=1年有几次，2分=每个月有1次，3分=每个月有几次，4分=每周1次，5分=每周几次，6分=每天都有。

（2）统计指标和结果分析：计算各维度分数。情感耗竭和去人格化评分越高，说明倦怠程度越高；个人成就感评分越低，说明倦怠程度越高。该量表在国内同类研究中被多次使用，有良好的信效度。

3. 护士用住院病人观察量表　护士用住院病人观察量表（nurses observation scale for inpatient evaluation，NOSIE）是由 G. Honigteld 等于1965年编制，是临床各科护士用精神科量表中使用最普遍的量表，该量表侧重于对病人行为障碍的纵向观察评定，主要用于评定住院成年精神病病人和老年痴呆病人的生活、行为和情绪等方面状况。量表有30项和80项两种版本，本教材介绍的是30项版本。

（1）项目和评定标准：量表共30个条目。每个条目为一描述性短语，如肮脏、对周围活动感兴趣、自觉一无是处等。按照具体现象或症状的出现频度，分为0~4分的五级评分法：无=0分，有时有=1分，常常有=2分，经常有=3分，一直是=4分。评定由经过训练并熟悉病人情况的护士实施。每次评定应由两名护士同时分别评定，计分时将两位评定者的各项评分相加，如果只有1名护士评定，则其结果应当乘以2。

（2）统计指标结果分析：统计指标包括因子分和总分，具体如下。① 因子分包括下列几项：社会能力=（20−第13、14、21、24、25项评分之和）×2；社会兴趣=第4、9、15、17、19项评分之和×2；个人整洁=（8+第8、30项评分−第1、16项评分之和）×2；激惹=第2、6、10、11、12、29项评分之和×2；精神病=第7、20、26、28项评分之和×2；退缩=第5、22、27项评分之和×2；抑郁=第3、18、23项评分之和×2。② 总分计算包括下列几项：积极因素（分）=社会能力（分）+社会兴趣（分）+个人整洁（分）；消极因素（分）=激惹（分）+精神病（分）+抑郁（分）；病情估计（分）=128+积极因素（分）−消极因素（分）。统计方法中常数项是为了避免出现负分，乘2是为了便于将一名评分员时的评定结果和规定的两名评分员的结果进行比较。如为两名评分员，则不必乘2，只需在因子分计算时，将两者的评分相加便可。病情估计分越高，说明病情越轻；反之，说明病情越重。

学习小结

临床心理评估，是评定和甄别病人心理状态的一种评估手段和技术。临床心理评估是护理过程中不可缺少的环节，是开展心理护理的基础，也是评估心理护理效果的主要手段。在开展心理评估的过程中，应遵循心理评估的过程和原则。由于心理评估方法种类繁多，且各有优缺点，因此护士在临床工作中应根据病人的具体情况选择适当的心理评估方法来收集相关信息，同时还应根据临床需要将不同评估方法结合使用以便获得更加科学全面的信息。

（李红丽）

复习参考题

一、单项选择题

1. 临床心理评估技术中，观察法的特点**不包括**（　　）
   A. 结果较客观真实
   B. 方法简便易于操作
   C. 受护士自身能力的制约
   D. 观察指标不易定量
   E. 利于深入了解病人的深层心理活动

2. （　　）**不是**标准化心理测验的基本特征
   A. 信度
   B. 效度
   C. 大样本
   D. 常模
   E. 标准程序

3. 在标准化心理测验中，评价测量工具是否能够真实测量出其要测内容的技术指标是（　　）
   A. 效度
   B. 精确度
   C. 信度
   D. 灵敏度
   E. 标准度

4. 下列属于症状评定量表的是（　　）
   A. SCL-90
   B. 16PF
   C. MMPI
   D. EPQ
   E. WAIS

5. 韦氏成人智力量表适用于（　　）
   A. 12岁以上的个体
   B. 14岁以上的个体
   C. 16岁以上的个体
   D. 18岁以上的个体
   E. 20岁以上的个体

　　答案：1. E；2. C；3. A；4. A；5. C

二、简答题

1. 简述临床心理评估的基本原则及注意事项。

2. 简述观察法的步骤。

3. 简述心理测验的基本要素。

第五章　临床心理干预

第一节　临床心理干预概述

心理护理需要应用专业的心理治疗理论与技术，由于心理治疗的流派众多，每一种心理治疗理论与方法有其对心理问题解释的独特的机制，掌握一种心理治疗需要大量的临床实践，建议学习者多进行临床实践训练。

一、临床心理干预的概念

（一）心理干预与临床心理干预

心理干预（psychological intervention）指在心理学原理及其理论指导下有计划、按步骤地对一定干预对象的心理活动、个性特征或行为问题施加影响，使之发生向干预目标变化的过程。运用于临床实践的心理干预即为临床心理干预。临床心理干预的形式具体包括心理干预、心理咨询、心理护理、心理危机干预、心理卫生教育等，临床心理干预对处理心理问题、促进心理健康、预防心身疾病和心理精神障碍的发生、提高临床护理质量有重要意义。

（二）临床心理干预适用范围

1. **预防心身疾病和精神障碍** 针对尚无心身疾病和心理精神障碍的易患高危人群进行预防性干预，采取心理护理、心理健康教育等方式，使干预对象对疾病发生、发展过程中的心理因素有更清晰正确的认识。使用心理诊断和心理调节的方法，针对精神障碍和心身疾病的高危因素进行干预，并做到对心身疾病和精神障碍的早发现、早干预。

2. **处理被干预者心理问题** 针对疾病导致的临床被干预者的心理问题进行综合性干预。如焦虑、抑郁、个人应对无效、低自尊、自我形象紊乱等，不仅会对疾病的治疗和护理产生阻碍，甚至会加重被干预者的病情。通过临床心理干预，帮助被干预者纠正歪曲的认知，调节释放情绪，增强康复的信心和勇气，既可以提高被干预者的依从性，更能促进被干预者的心理成长，激发心理潜能，促进疾病的康复。

3. **辅助心身疾病治疗** 针对高血压、冠心病、消化道溃疡、支气管哮喘等各类心身疾病，由于其致病因素中有较明显的社会心理因素，单纯使用生物学治疗效果不佳。需要综合运用临床心理干预如压力管理、情绪调节、行为矫正等，以提高治疗的效果。

4. **治疗精神疾病和行为问题** 针对已经出现精神障碍的个体进行治疗性干预，主要包括心理咨询和心理干预。经过专业培训的心理干预者和治疗师，在良好的咨询治疗关系的基础上，帮助其纠正歪曲认知，释放和调节情绪，发挥个人潜能，提高应对能力，促进其人格的发展和成熟。

5. **促进医务人员心理健康水平** 针对医务人员容易出现的职业相关的心理问题，如工作压力、职业倦怠等问题，进行个人层面、组织层面的综合性干预。开展心理干预技术培训，如压力管理、放松训练、情绪调节等，提高医务人员应对能力，组织医务人员心理互助小组，提高社会支持作用，促进医务人员心理健康。

二、临床心理干预原则

在心理干预过程，需要遵循符合心理发展特征与人类共同特点的基本原则，有以下基本原则需要贯穿在心理干预始终。

1. **保密原则** 被干预者的姓名、职业、病情及治疗过程等，涉及个人隐私和秘密，必须进行保密，这是心理干预者要遵守的职业道德。应妥善保管干预记录，以及与被干预者相关的文件资料。严格遵循保密原则才能获得被干预者的信任，建立良好的干预关系，获得可靠的信息，达到干预的目的。

2. **接纳原则** 对于被干预者，不论其性别、年龄、社会背景，都要做到一视同仁。做到让被干预者感到自己被理解和接纳，感到不论其所说的内容是什么，都不会被评价。站在被干预者的立场上设身处地理解其感受和态度，并且相信被干预者有能力处理好自己的问题。

3. **成长原则** 充分调动被干预者自身资源与潜能，启发被干预者发现和调动内部资源和外部资源解决问题。在解决问题的过程中，努力挖掘其人格的闪光点，化逆境为转机，使其在困境中保持良好适应。如维护和促进其自尊，促使被干预者即使身处逆境也自强不息、不断成长，促进其人格的发展和成熟。

4. 综合原则 被干预者的心理问题常与多种因素有关，而这些因素之间多有错综复杂的联系。因此在对被干预者进行心理干预时，应采用多种措施综合干预。如在采用认知疗法纠正其歪曲认知时，同时采用心理支持法和疏导法调节被干预者的情绪，再使用家庭治疗增强社会支持，多种方法综合运用会使心理干预的效果更加显著。

三、临床心理干预过程

（一）心理诊断阶段

心理诊断阶段是心理干预的初期阶段，此阶段的重点是尊重被干预者，真诚热情，保护其隐私和秘密，建立良好的护患关系。交流过程中保持认真、耐心的态度，并注意与被干预者共情，换位思考，站在被干预者的立场看问题，理解其认知和情感。以言语或非言语的方式肯定被干预者表现出的积极方面，引导被干预者积极地看待自己。

此阶段重要的方法是摄入性会谈。摄入性会谈是通过会谈了解被干预者的客观背景资料、健康状况、工作状况和家庭状况等，了解被干预者当前的感受、状态、咨询动机和期望等的一种方式。

1. 摄入性会谈

（1）寻找会谈切入点：摄入性会谈可以从以下几个方面寻找谈话切入点，如果有多个问题需要沟通，根据被干预者的意愿首先确定一个谈话主题，其他问题可以逐一进行。

1）被干预者主动提出的求助内容。大部分被干预者在咨询时都会主动提出自己需要帮助解决的问题，确定会谈目标时应首先以被干预者主动提出的内容为参考点，心理咨询以被干预者为中心。

2）干预者在与被干预者接触过程中观察到的疑点。被干预者在心理干预过程中因担心不被接纳或者自尊心受损等原因而掩饰问题的真相，有的时候或许为了考验干预者的咨询能力而在最开始做咨询的时候故意回避重要问题，干预者应能很好地鉴别问题的关键点，发现咨询中的疑点。

3）依据心理测评结果的初步分析发现问题。心理测评的结果会提供关于被干预者的量化的心理指标，如情绪状态及严重程度、人格特征及社会支持等方面的信息，这些信息为会谈提供了谈话的线索，并有助于分析和发现问题。

（2）控制会谈内容与方向：摄入性会谈是"一种有目的的交谈"，会谈应把握一定的目标和方向。这样可以提高沟通效率，突出重点问题，使交谈有计划、有目的地进行。被干预者通常有多个问题，谈话过程中会涉及多方面内容，干预者要有控制会谈内容的技巧。

1）释义法：是摄入性会谈中一种常用的控制会谈内容与方向的技巧，所谓释义就是征得被干预者同意后，把被干预者的话中重要的部分重复一下并做解释，解释完以后，立即顺便提出另一个问题。这样既能控制会谈的方向，还可以使被干预者感到问话自然、合理。

2）引导法：即由目前的话题引向另一话题，引导不是直接建议转换话题，而是由原来的话题引申出新话题。被干预者的问题产生多是由观念过于片面引起的，可以引导其从多个角度看问题。如一被干预者认为自己人际关系糟糕透了，可以引导其看到人际关系有许多种，并不是所有方面都是那么糟糕的。引导技术可以使谈话话更自然。

3）中断法：是在会谈中暂时停止片刻，当被干预者因情绪激动或思维混乱而喋喋不休时，不能硬性迫使他停止会谈，这时可以请他抽支烟，替他倒一杯水，请他取一样东西过来，或者建议他换一个地方再继续谈等等。如果时间有限，也可以建议暂时停止会谈，下次再来。

4）激将法：又称情感反射，为控制谈话的方向，也可以使用情感的反射作用，即心理咨询师有意识地激一下求助者，使他把谈话转向某类问题。在咨询关系没有建立好的初次会谈中尽量不要使用激将法，以免导致咨询关系破裂。

（3）整理会谈内容：心理干预过程中如没有被干预者允许，不能录音、录像以及做详细的笔录。摄入性会谈中涉及的问题和被干预者提供的信息大部分靠咨询人员的临场记忆，依靠回忆写成文字材料。在交谈中，只可以按以下项目做极简单的笔录：① 个人成长、发展中的问题；② 现实生活状况；③ 婚姻状况；④ 人际关系中的问题；⑤ 身体方面的主观感觉（主观症状）；⑥ 情绪体验、生活态度；⑦ 其他。

2. 客观评估分析诊断 全面收集主观资料和客观资料，梳理问题出现的背景和来龙去脉，和被干预者一起探寻心理问题的深层原因，明确心理诊断或心理问题的归类。按照"6W1H"（Who、What、When、Where、Which、Why、How）原则，梳理问题时全面掌握被干预者的有关资料，列出被干预者的全部问题。

"Who"：他是谁？

"What"：发生了什么事？

"When"：什么时候发生的？

"Where"：在哪里发生的？

"Why"：为什么会发生？

"Which"：与哪些人相关？

"How"：事情是如何演变的？

进一步了解问题的来龙去脉（起因、原因、过程、已采取了哪些途径），问清被干预者的真实想法。深入探讨被干预者问题的深层原因。依据心理专业知识，对被干预者的心理问题进行诊断，如果属于心理干预能够解决的问题，说明心理问题的性质与严重程度，并与干预对象探讨心理问题的解决思路，得到被干预者的确认或认可。如果不是心理干预解决的问题，向被干预者说明或进行转介。

3. 制订干预目标和心理干预方案阶段 心理干预目标是干预者通过心理干预的理论、方法和技巧，帮助被干预者通过自我探索和改变，最终期望达到的心理状态或行为的改变。干预目标也是心理干预效果评价的标准。根据实现目标所需时间，可分为短期目标和长期目标，具体包括每次干预的目标、阶段性干预目标，以及最终目标。围绕已确定目标制订干预实施方案，拟定干预计划，做出干预方案，其中包括使用的心理干预方法、干预的频率、干预的时间地点等，干预计划要充分考虑住院环境、病人的治疗过程、住院时长及复查时间，以便方案能够有效实施。

（二）心理干预实施阶段

是心理干预最核心、最重要的阶段，主要任务是帮助被干预者分析和解决问题，运用心理干预的理论与技术进行心理咨询与治疗，改变其不适应的认知、情绪或行为。此阶段的顺利进行是以恰当运用心理咨询基本技术与熟练掌握心理干预理论体系与操作方法为基础的。规范的心理干预过程一般周期较长，不同的心理干预取向，心理干预的实施内容差异较大，在护理工作中的心理干预在根据病人的住院时长与治疗过程的基础上，需要结合病人的实际认知领悟能力及疾病转归规律实施干预措施。在实施过程中仍需要继续收集资料，心理干预实施的阶段也是评估与收集资料的一个循环过程。注意根据被干预者的具体情况区别轻重缓急，抓住关键问题。调动被干预者的积极性，运用适合被干预者情况的心理干预理论与技术，克服心理干预的阻碍因素，如沉默或不合时宜的多话、依赖、移情等现象，对这些阻碍因素要注意分析原因，区别对待。

干预过程也是随时进行效果评估的过程，可从六个方面进行评估：① 被干预者对干预效果的自我评估；② 被干预者社会功能恢复情况评估；③ 被干预者家人、朋友和同事对被干预者的评估；④ 被干预者心理干预前后心理测量结果的对照比较；⑤ 心理干预者的观察评估；⑥ 被干预者某些症状的改善程度评估。对心理干预效果的评估应该是动态性和系统性的，即在每次心理干预后、阶段性干预后和全程干预结束后都要进行效果评估。

（三）巩固提高阶段

这一阶段是咨询的总结、提高阶段，也是咨询的结束阶段。每一次干预都要注意巩固提高，如每次心理干预结束前，可以适当地布置一定的家庭作业，使被干预者能主动在现实生活和工作情境下运用所学的方法和技巧；又如在每次阶段性干预后，总结干预的重点及要点，分析被干预者的成长进步，都能起到巩固和提高的效果。被干预者能够把在干预过程中学到的心理调整技巧应用到生活中的其他情景，从而实现人格成长。

第二节 心理干预基本技术

一、心理干预的基本技术

1. 共情技术　共情技术（empathy）指能体验他人的精神世界，就像体验自身的精神世界一样的一种心理咨询技术。这种共情是特殊的、个别的，而不是泛泛的、一般性的，是能够理解与分担对方精神世界中的各种负担的能力，而不是进行判断和支持对方的能力。共情既是一种技术，也是一种品质，只有干预者真心实意地愿意帮助被干预者，用心去听、用心去想，才有可能达到共情的较高水平。要做到共情，干预者要从被干预者自身的观念体系出发，设身处地地体验被干预者的内心世界；以准确的言语表达对被干预者内心体验的理解；引导被干预者对其感受作进一步的思考。

2. 倾听技术　倾听（listening）指干预者借助各种技巧，真正听出对方所讲的事实、所体验的情感、所持有的观念等。这种倾听，要求干预者全身心地投入，才能达到高度的同感；同时，要求干预者善于借助言语，来启发、鼓励被干预者自我表达，达到对被干预者问题的广泛深入的了解，以及引导其有效地宣泄。在咨询性倾听时，提问技巧至关重要。提问包括开放性提问和封闭性提问两种。

（1）开放性提问：开放性提问是指干预者运用包括"什么""怎么""为什么""能否"等词在内的语句发问，让被干预者对有关的问题、事件给予较为详细的表述。这是一种最有用的倾听技术，它可以引导被干预者更多地讲出有关的情况、想法、情绪等。在这类问题中，每一种提问都可能引出对方的较为特殊的反应，使干预者得到想要了解的有关资料，也可使被干预者的想法、情绪等得以宣泄。

干预者在使用开放性提问时，要注意让被干预者充分表达他们的感受和想法，即使有离题现象，也不要显露出不耐烦的神情，可用提醒的方法来引导他们朝着主要问题的方向来谈。提问时要注意语气语调。

（2）封闭性提问：封闭性提问是指干预者引导被干预者用"是"或者"不"，"有"或"没有"，"对"或"不对"等语句来回答提问。比如"你现在心情很沉重，是吗？""你有没有想过其他的解决办法呢？"这类提问就是封闭性提问。封闭性提问有助于缩小谈话范围、澄清事实和帮助被干预者集中注意某主要问题。

但是，封闭性提问的使用要适当，通常在咨询会谈的中后期才采用，而且应用次数不宜多。因为封闭性提问不能给被干预者提供较大的自由度，甚至限制了被干预者的思路和自我表达，这样不仅妨碍干预者收集被干预者资料和深入了解问题，也可能破坏咨询关系。

3. 谈话技术 心理咨询中的谈话与我们日常中的谈话有很大的不同，它要求干预者在谈话中能够启发、引导被干预者谈出自己的问题、宣泄自己的情绪，并且还要通过谈话，帮助被干预者"悟出"自己受情绪困扰的症结，从而自己决定解决问题的办法。心理咨询谈话技术大致有以下几种：

（1）鼓励：在咨询性谈话时，干预者要用语言和非语言向被干预者表示在认真、用心地听被干预者述说，如专心地看着他，不时用点头、微笑或简短的词语等来鼓励被干预者讲下去。

（2）复述：重复被干预者所讲的一些重要的话，由此表明干预者对被干预者所讲内容的重视，有助于引导谈话向某一方向纵深发展。

（3）情感反应：被干预者在咨询的会谈过程中，都带有浓郁的情感色彩，干预者应对被干预者的情感给予反应，这样既可以帮助被干预者了解自己的情绪，也有助于干预者的情感投入，达到同感。

（4）概述：概述即总结，在咨询谈话中，干预者对被干预者所说所讲的事实、信息、情感、行为反应等给予分析综合并以概括的形式表述出来。概述是干预者每次谈话必用的技巧之一，谈话中只要对方所说的某件事情的有关内容已基本掌握即可应用。

（5）具体化：具体化是指在咨询过程中，干预者要引导被干预者描述一些事情的具体细节，使重要的、具体的事实及情感得以澄清。同时，还可以引导被干预者认识到观念与现实的矛盾。

（6）对质：对质就是干预者就被干预者言行中的矛盾、歪曲及逃避的部分，通过询问技术，向其提问，协助被干预者觉察自己的感觉、态度、信念和行为上不一致或欠缺协调的地方。需注意的是对质一定要建立在共鸣同感、亲切温暖和关怀的基础上。

二、支持性心理干预

支持性心理干预指医护人员运用语言、表情、行为向被干预者施加积极的心理影响的方法。它是一种简便易施、几乎人人都可以使用且行之有效的方法。

1. 支持性心理干预的目的

（1）提供适当的心理支持：当一个人遭受心理上的挫折时，最需要的莫过于他人的安慰、同情与关心。通常说来，治疗者要考虑病人所面临的心理挫折的严重性、病人本身的性格及自我的成熟性、适应问题的方式及应对困难的经历而给予适当的心理支持。

（2）调整对于应激的认识：由于应激的严重性往往与个体对该应激的看法或感觉有关，治疗的另一要领在于协助病人端正对应激或挫折的看法，经过对挫折认识的调节来解决问题，也可以说是将认知疗法的原则用于支持疗法。

（3）充分利用社会支持系统：当一个人面临心理上的挫折时，往往会忘掉可利用的资源，低估了自己的内在潜力，没有很好地发挥自己的长处；也常忽略了家人、朋友、邻居、慈善机构、康复机构等可供给的协助。支持疗法的另一特性是帮助病人搜寻自己内在或外在的资源并充分加以利用。

（4）改善外在环境：一个人出现心理问题时，往往与外在的环境因素有关，包括自己的家庭、学校、工作单位或一般社会环境。假如这些外在因素是非健康性的，比如父母关系不好、亲子关系不融洽，可以考虑如何改善这些外在环境，或协助病人正确处理这些环境因素。

（5）采用成熟的应对方式：支持性的心理疗法还可以和病人或求治者一起去检讨其应对困难或处理问题的方式，并鼓励病人采取较有效且成熟的应对方式。例如，脑卒中病人康复时遇到一些困难，病人能够寻求支持、与家人讨论完成康复动作的方法，认真练习并总结练习经验，这就是一种积极的应对方式。支持疗法的焦点可放在讨论病人采用何种方式去处理心理上的困难，并考虑如何使用较成熟的适应方法。

2. 支持性心理干预的方法

（1）解释与指导：以医学心理学的理论为依据，向被干预者讲明道理，分析问题的原因、性质，讲清解决的方法和转归等，帮助他们解除顾虑，消除或缓解不良情绪，树立信心。

（2）鼓励与安慰：不失时机地鼓励和安慰病人，帮助他们振作精神，增强应对各种危机的能力。如对新入院的病人说："我们这里收治您这样的病人很多，比您重得多的都治好了，您这病能治好！"对病程中期的病人则说："治病总得有个过程，贵在坚持！"对于病程较长的病人，可对他们说："既来之，则安之，吃好、睡好、心宽，病会慢慢好起来的。"对于较长时间无人来看望的病人，一方面通知家属亲友来看望，一方面对病人说："您住进医院，亲人们放心了。他们工作很忙，过两天会来看您的。"

（3）保证与支持：治疗者应以充分的事实为依据，充满信心，坚定地向他们作出保证，消除病人的紧张和焦虑，从而能客观地对待自己的问题。

（4）教育与疏导：治疗者应及时进行心理卫生宣传教育，消除被干预者因知识缺乏所导致的心理问题，引导病人养成良好的饮食习惯、运动习惯，安排充实的生活及恰当的社会交往。

第三节　心理治疗理论与方法

在心理学被确立为一门独立科学的一百多年的时间里，由于心理现象本身的复杂性，出现了各种心理学流派，不同的学派对心理咨询与治疗的理论与技术的发展各有建树，其中影响较大的有精神分析学派、行为主义学派、认知疗法学派、人本主义学派等。在心理咨询过程中，心理干预者与被干预者共同进行治疗，不仅需要心理咨询师完全接纳被干预者，体验被干预者的内心痛苦，帮助被干预者解释自己认识不清的问题，还要根据每一位被干预者的具体情况，选用不同的心理治疗方法及有效的矫正手段。在此，主要介绍一些常见的、发展较成熟的、为大家所熟知的理论与心理治疗方法。

一、精神分析疗法

（一）理论基础

19世纪末，奥地利精神科医生西格蒙德·弗洛伊德（Sigmund Freud）创立了精神分析疗法。

1. 人格结构理论

（1）本我：本我（id）是人格的原始系统，又称原我。是位于无意识中的本能、冲动与欲望，是人格的生物层面。遵循趋利避害原则或"快乐原则"，即以个体的舒适、快乐、减少压力、逃避痛苦并维持生存与繁殖为目的。本我是不合理的，没有道德意识的；本我对事物的评价以欲望为标准，不考虑逻辑关系；本我是不被个体所察觉的，是无意识的。

（2）自我：自我（ego）是人格的执行系统，是自己可意识到的执行思考、感觉、判断及记忆的部分。介于本我与外部世界之间，是人格的心理层面。自我的作用是一方面能使个体意识到其认识能力；另一方面使个体为了适应现实而对本我加以约束和压抑，遵循的是"现实原则"，同时在它进行工作时，受到超我的严格的监督。自我的内容基本是意识的，是周旋于本我、客观现实、超我三者之间的。自我对于本我和超我的冲突起着重要的协调作用，当协调不良时，就会出现心理冲突，从而出现心理问题。

（3）超我：超我（superego）是人格的监察系统，其功能是审视和评价自身的思想、情感和行为，是人格的社会层面，是"道德化"的自我。超我由"良心"和"自我理想"组成，良心是儿童受惩罚经验的结果，通过惩罚，儿童懂得了什么是不道德的，这些经验内化为良心；自我理想是儿童对于父母奖赏的经验的内化。超我的作用是一方面通过提出种种要求，不断监督和批评自我；另一方面是用代表了社会文化的价值观念和道德准则来约束个人的行为表现，限制本我。超我是在社会化的过程中逐渐发展起来的，遵循的是"道德原则"。如果人缺乏基本的超我功能，则会对生活中的他人造成妨碍；如果拥有过分严格的超我，又会使人显得固执、刻板、焦虑。拥有一个相对强度的超我是健康的必要条件。

本我、自我和超我之间不是静止的，而是始终处于冲突—协调的矛盾运动之中。本我在寻求自身生存的内在动力，寻求本能欲望的满足，是必要的原动力；超我在监督、控制自我接受社会道德准则行事，以保证正常的人际关系；而自我既要反映本我的欲望，找到途径满足本我欲望又要接受超我的监督，自我处理好与本我、现实、超我之间的关系，心理才不会发生异常。

2. 潜意识理论　弗洛伊德认为人的精神活动由意识（conscious）、前意识（preconscious）和无意识（unconscious）三个部分组成。

意识是能够被自己觉察到的观念、思想、情感和对外在环境的感觉。前意识是意识之前的意识，在个体注意力高度集中时，才能被觉察到的精神活动。对此弗洛伊德用下面的一个比喻来说明："我们可以把潜意识系统比作一个大的前厅，在这个前厅内，各种心理冲动就像许多单个的人一样拥挤在一起。和前厅相连，有一个较小的房间好比一个接待室，意识就停留于此。在这两个房间之间的门口，有一个守门人在那里执行他的职责。任何个体要想从外间的大厅进入接待室，都必须征得他的同意。他审查各种心理冲动，起到一个检查员的作用。对于那些他不赞同的心理冲动，就不许它们进入接待室。对于那些看不顺眼的心理冲动，守门人就把它们阻挡在接待室外。即使偶尔疏忽，让一些心理冲动混进了接待室，守门人也会把它们赶出去，我们把接待室称为前意识系统"。根据弗洛伊德的看法，无意识有两重含义，一是描述性的，指一些潜伏的、无法被察觉的思想或观念、本能冲动等；一是指这些观念、本能冲动的动态活动。弗洛伊德更重视的是后者。

弗洛伊德认为无意识具有能动作用，它主动地对人的性格和行为施加压力和影响。比如日常生活中的口误、笔误、做梦等看似微不足道的事情，都是由大脑中潜在原因决定的，只不过是以一种伪装的形式表现出来。这些通过精神分析的自由联想、梦的解析或催眠等能够发现和证实。

3. 心理防御机制　见本书第三章应激与健康。

（二）治疗技术

精神分析的治疗技术包括自由联想（free association）、释梦（dream interpretation）、阻抗（resistance）、移情（transference）、解释（interpretation）等技术。自由联想是让被干预者处于一种舒适放松的状态，要求其毫无保留地诉说头脑中所想到的一切，即使是自认为荒谬可笑、羞耻奇怪的想法都讲出来，然后对被干预者诉说的信息加以分析和解释。通过自由联想打开被干预者无意识的大门，使无意识之中的矛盾冲突浮现到意识层，使被干预者领悟到问题的起因，进而重建新的认知模式，重塑新的人格。释梦是弗洛伊德独创的重要精神分析疗法。在《梦的解析》一书中，弗洛伊德提出梦的内容与被压抑的无意识活动有着某种联系。由于心理防御机制的作用，梦并非无意识活动的直接表现，而是经过了化装变形后，才进入意识，成为梦象，所以在梦中所出现的物体多具有象征性。睡眠时自我控制减弱，无意识中的欲望以梦的方式向外表现，因此梦是有意义的心理现象，是人欲望的间接满足。梦者能回忆起来的显梦和真正影响人的精神活动的隐梦是有区别又有联系的，通过精神分析家的分析和解释，得到梦的潜隐内容，进而获得梦的真实意义，就是释梦技术。

二、行为疗法

（一）理论基础

行为疗法是以行为学习理论为基础的心理干预技术，其理论基础主要来自班杜拉的社会学习理论、斯金纳的操作条件反射理论和巴甫洛夫的经典条件反射理论。其核心假设为人的行为无论是适应性的行为习惯还是不良行为习惯都是通过学习获得的。其干预目标是通过新的学习情境的设计，使适应性行为得到强化，不良行为得到矫正。

1. 经典条件反射理论　经典条件反射理论由俄国著名生理心理学家巴甫洛夫创立，强调环境刺激对个体行为反应的影响，认为任何环境刺激，都可通过经典条件反射影响个体的内脏活动、心理活动和社会行为。

2. 操作条件反射理论　操作条件反射理论由美国心理学家斯金纳（B.F. Skinner）创立，强调个体的行为反应与随后出现的刺激条件之间的关系起到对行为的调控作用，最终能够影响以后该行为反应发生的频率。通过正强化、负强化和消退等不同类型的操作条件反射，行为可以被塑造。

3. 社会学习理论　社会学习理论由美国心理学家班杜拉创立，强调观察学习是社会学习的一种最主要形式，人类的大量行为都是通过观察他人的间接经验，模仿学会的。模仿学习分为主动和被动两种类型：主动模仿学习是指学习者不仅观看被模仿者的表现，而且有机会参与其中，获得练习和反馈；被动模仿学习是指仅观看被模仿者的行为表现，不直接参与其活动。班杜拉认为只要给那些有行为问题的人提供模仿学习的机会，就有可能改变他们的不良行为，建立适应性的行为。

4. 内脏操作条件反射理论　内脏操作条件反射由美国心理学家米勒（Neal E. Miller）创立，该理论是生物反馈法的理论基础。内脏操作条件反射，又称内脏学习，是操作条件反射的一种特殊形式，也可称为内脏操作条件反射。在内脏学习实验中，对动物出现如心率下降的内脏反应行为时，给予食物奖励等强化，反复进行这种选择性定向训练后，动物逐渐学会了保持心率下降这种内脏行为。根据这一理论，人类的各种内脏活动，如心跳加快、肠蠕动增加、哮喘等，均可以通过内脏学习过程得到有意识的控制。

（二）治疗技术

1. 系统脱敏法　系统脱敏法（systematic desensitization）由南非心理学家沃尔普（J. Wolpe）创立，在华生的去条件化技术的基础上，他将交互抑制法与肌肉松弛技术及想象暴露相结合，发展出第一个具有逻辑程序、可供临床使用的行为疗法，成为后来许多行为疗法的基础，在行为治疗中具有重要地位。使用系统脱敏法的过程中，首先要协助被干预者进行对抗焦虑情绪的放松训练，然后按照被干预者的焦虑程度轻重，有计划地诱导被干预者逐步暴露在导致其产生焦虑的情境中，指导被干预者将之前学到的放松技术用于克服焦虑。循序渐进地从克服较轻的焦虑反应，到克服较重的焦虑反应，最终达到消除最严重焦虑的目标。个体在全身放松状态下的各项生理指标，如心率、呼吸、血压，会表现出与焦虑状态下完全相反的变化，放松状态与焦虑状态是两个相互拮抗的过程，故系统脱敏法又称为交互抑制法。该方法主要通过教会被干预者学会放松技术，以松弛活动中枢的兴奋来抑制焦虑反应中枢的兴奋，循序渐进、反复练习，最终使被干预者对引起焦虑的刺激脱敏，达到治疗目的。

系统脱敏法包括放松训练、建立焦虑或恐惧事件的等级和脱敏等操作阶段。在放松训练阶段，被干预者在护士的指导下反复练习，学会使用渐进式紧张放松技术使全身肌肉能够快速达到松弛状态。被干预者一般需要每天练习1~2次，每次半小时，连续反复练习6~10天，才能达到快速松弛的目标。在第二个阶段，护士应帮助被干预者建立起焦虑或恐惧事件引发的不适强度等级表。在心理评估基础上，收集使被干预者感到焦虑或恐惧的事件或情境，根据被干预者对每一事件或情境的焦虑或恐惧强度进行评估和分级，一般可分为0~10等级。最后，将焦虑或恐惧事件强度等级按由小到大的顺序排列并列表。

当不适强度等级表建立好以后就可以进入脱敏阶段，护士首先引导被干预者处于完全放松状态，然后按照从低到高的顺序在某一焦虑或恐惧等级层次进行脱敏治疗。脱敏治疗包括了想象脱敏和现实脱敏两个阶段。首先进行想象脱敏，被干预者先想象强度较低的刺激事件，产生焦虑或恐惧情绪后，运用渐进式紧张放松技术使全身肌肉能够快速达到松弛状态，体会到焦虑或恐惧情绪被抑制，再次想象该刺激事件，又出现焦虑，再次放松，如此反复直至不再焦虑，之后进入下一等级的刺激事件的想象脱敏。稳步推进，每次的治疗进度不要超过4个等级。被干预者对想象任何等级的刺激事件不再焦虑或恐惧后，方可将想象的刺激情境改为现实情境进行现实脱敏。现实脱敏的操作过程与想象脱敏相似，通过反复练习巩固，经过10次左右现实脱敏一般就可获得良好效果。

2. 暴露疗法 暴露疗法（exposure therapy）又称满灌疗法（flooding therapy）、冲击疗法，使被干预者处于自己感到最恐惧或焦虑的情境或想象之中，坚持一段时间且不允许其采取任何逃避行为，从而消除被干预者面临该情境的焦虑或恐惧的情绪和逃避反应。该疗法的基本原理基于逃避诱发焦虑恐惧的情境的行为在不断强化焦虑恐惧情绪，形成越逃避越焦虑的恶性循环，快速、充分地直接面对该情境，向被干预者呈现他害怕的刺激，控制逃避行为，并体验接触后的实际后果，有助于打破恶性循环，使其获得顿悟，消除对该情境的焦虑恐惧。某些被干预者对该疗法常难以接受，也易出现强烈反应如晕厥、心搏骤停等，因此采用暴露疗法应慎重，并在充分沟通、知情同意后方可进行。

3. 厌恶疗法 厌恶疗法（aversive therapy）是通过轻微的惩罚来消除适应不良行为的治疗方法。当某种适应不良行为正在出现或即将出现时，立即给予一定的痛苦性刺激，如针刺、轻微电刺激或催吐剂等，使被干预者产生厌恶的主观体验。重复多次后该种适应不良行为就与厌恶主观体验之间形成了条件联系。以后当被干预者出现这一适应不良行为时，就会同时产生厌恶体验，为避免产生厌恶体验放弃原有的适应不良行为，从而达到治疗目的。在实施厌恶疗法时，必须首先明确要干预的目标行为有哪些，且每次只能选择一个目标行为进行干预。选择恰当的厌恶刺激物是治疗成败的关键。厌恶刺激物要能够使被干预者产生强烈的厌恶反应，但应该安全无害。厌恶刺激物可以给被干预者直接带来痛苦或厌恶的刺激，也可以使被干预者失去自己喜爱的东西，如处以罚金或暂时失去自由等。明确了目标行为和厌恶刺激后，将两者反复结合，使二者间的联系形成条件反射，最终促使被干预者为避免厌恶刺激而放弃自己的适应不良行为。

4. 强化法 与厌恶疗法以减少目标行为相反，强化法的目标是增加被干预者的某种目标行为。在使用强化法之前，护士首先要明确被干预者存在哪些有利于健康的行为，以及哪些不利于健康的行为。前者才属于需要强化的目标行为。选择和确定好需要矫正的目标行为后，应进一步明确目标行为出现的条件和频次，量化目标行为，以便评价强化治疗后的效果。确定强化物是干预的关键，选择时要因人而异。强化物可分为：消费性强化物、社会性强化物、操作性强化物、活动性强化物、拥有性强化物。具体来说有代币、代用品、小红旗、赞美、激励等。在被干预者出现良好适应性目标行为时，护士应立即给予强化物，及时实施强化，反复如此，使被干预者的这一行为得到巩固，从而最终达到增加预期行为的目的。

5. 示范法 示范法即模仿法，是指向病人呈现特定的榜样行为，在病人对示范者的榜样行为过程以及行为后果进行观察之后，引导病人模仿示范者的行为，评价修正病人模仿的效果，最终促使病人获得榜样行为。示范法的理论依据是行为学派班杜拉的社会学习理论。适当地运用示范法，可以有效地帮助病人观察、学习和模仿其他人的正确行为，矫正自身的不适应性行为。示范法的具体方式包括生活示范、象征性示范、角色扮演、参与示范和内隐示范等。

生活示范是指让病人观察现实生活环境中示范者的示范行为，如同类疾病的病友的榜样行为。一般示范者先演示几次，然后要求病人重复示范者的榜样行为，如此循环往复几次加以巩固。当不便于从现实生活中得到示范时，可借助象征性示范，比如记录合适行为的电影和录像带，以及图画书和游戏。对于儿科病人，一本讲述儿童去医院做手术的图画书可以帮助儿童病人减少在医院就医的焦虑。

象征性示范还有一个特例，那就是自我示范。用摄像机记录下孩子好的言行，并把这段录像放给孩子本人看，孩子就能从中观察到自己良好言行的一面，从而巩固这种言行。

使用角色扮演这一方法时，护士常和病人一起扮演某特定的情境中的人物，如护士扮演病人生活中可能遇到的某个人，设定在某一生活情境中，病人使用某种人际交往方法与护士扮演的角色进行互动。通常设计几个类似的生活中人际交往的情景，反复练习帮助病人学习和别人交往的技巧。

参与示范是指由护士为病人示范榜样行为，然后引导病人重复这一行为，直到掌握这一榜样行为。

有的示范行为是难以观察到的，可通过护士的详细生动的语言描述，让病人想象示范行为，在想象情景中进行示范行为，即为内隐示范。

6. 放松疗法 通过一定程式化的训练，主动放松骨骼肌，进而达到精神上及躯体上的松弛和舒适，即放松疗法（relaxation therapy）。行为学习理论观点认为放松治疗的过程是骨骼肌、自主神经系统和大脑皮层放松条件反射建立的过程。放松疗法可分为渐进性放松疗法、自主训练和三线放松法。

其中，由美国生理学家艾德蒙·捷克渥逊（Edmund Jacobson）于20世纪30年代创建的渐进性放松训练最为常用。渐进性放松疗法主要通过对骨骼肌反复的紧张和松弛转换训练，让被干预者体验紧张和松弛的感觉，特别强调体验随着每一次肌肉松弛带来的舒适和愉悦。目前广泛使用的渐进性放松疗法涉及16组肌群，一般需要每次20~30分钟，共计12个小时的学习。

自主训练又称为自生训练，其核心是使用自我暗示的方法，让被干预者的注意力主动地转向没有压力的意识内容，以达到松弛的目的。自主训练包括呼吸训练、心脏训练、肢体沉重感训练、温暖感训练、腹部温暖感训练和前额清凉感训练等。

三线放松法通过有意识地闭眼默念"松"字，按"三线"次序逐步松弛身体各个部位，体验放松带来的舒适自然感。"三线"：从头部两侧开始，至颈、肩、上臂、肘关节、前臂、腕关节、两手，后到十个手指为第一条线；从面部到颈部，至胸部、腹，结束于大脚趾，为第二条线；从后脑到后颈部、背部、腰部、两大腿后面、两腘窝、两小腿和两脚底，最终止于前脚心，为第三条线。一般从第一条线开始，逐步完成第二和第三条线；每完成一条线后，全身放松静默1~2分钟；每次练习做2~3个循环。

7. **生物反馈技术** 生物反馈技术是通过现代电子仪器，将人体内生理信息描记，并转换成声、光和数字等反馈信号，以便于个体利用生物反馈调节自身的异常生理反应，达到调整机体功能、防病、治病的心理干预技术，它也是一种通过内脏学习改变自己不当生理反应的认知行为疗法。例如对原发性高血压的被干预者，可以通过仪器记录血压变化的信号，并放大成声光信号反馈给被干预者，同时指导被干预者进行放松训练，认识并体会放松对自己血压的调节作用，通过仪器的反馈，学会自己有意识地调节血压。

常用于生物反馈治疗的仪器设备有肌电反馈仪、皮肤电反馈仪、皮肤温度反馈仪、脑电反馈仪和血压脉搏反馈仪等。肌电生物反馈是目前应用最普遍的一种生物反馈技术。在被干预者体表，如前额和前臂，放置引导电极收集肌电信号，反馈仪将肌电信号叠加输出并转换为被干预者能够直接感受到的反馈信号，如数字、彩灯光、声音等，被干预者根据反馈信号的变化，学习对全身肌肉进行松弛训练，降低肌张力水平，减轻或消除紧张焦虑等情绪障碍，以达到治疗躯体及精神心理疾病的目的。皮肤电生物反馈利用皮肤电活动能反映情绪活动水平的原理，将皮肤电阻反应转换成视听信号，便于被干预者根据反馈信号的变化进行情绪控制的训练。皮肤电生物反馈主要用于治疗焦虑症、神经衰弱、应激障碍等，以及与交感神经兴奋有关的疾病，如高血压病、支气管哮喘等。脑电生物反馈指借助脑电生物反馈仪，以α波或感觉运动节律（SMR）为反馈信息，通过声光等反馈信号指导被干预者反复练习，提高脑电中的α波或SMR水平，减少异常脑波的出现，对脑电α波减少或消失的被干预者有一定的治疗作用。脑电生物反馈可以用于治疗焦虑、抑郁、失眠、神经衰弱和癫痫等。皮肤温度反馈可以用于放松训练，临床上常用来治疗血管性偏头痛、雷诺病、焦虑症及与交感神经活动亢进有关的心身疾病，如高血压和支气管哮喘等。

三、认知疗法

（一）合理情绪疗法

1. **理论基础** 合理情绪疗法（rational emotive therapy，RET）由美国心理学家埃利斯（A. Ellis）

创立，其基本观点是人的情绪障碍或异常行为是由非理性或错误的思想、信念所造成的。对此，埃利斯提出了著名的"ABC"理论，A（activating events）是指诱发性事件；B（beliefs）是指遇到诱发事件之后相应而生的信念，即对这一事件的看法、解释和评价；C（consequences）是指特定情景下，个体的情绪及行为结果。ABC理论认为诱发性事件A只是引起个体情绪及行为反应的间接原因，而对诱发性事件所持的信念B才是引起个体的情绪及行为反应C的直接的原因。合理的信念会引起人们对事物的适当的、适度的情绪反应；相反，不合理的信念则会引起不适当的情绪和行为反应。当个体坚持某些不合理的信念，导致自己长期处于不良的情绪状态之中时，最终会导致情绪障碍。

2. 合理情绪疗法治疗过程

（1）诊断阶段：这一阶段的主要任务是根据ABC理论对被干预者的问题进行初步分析和诊断，通过与被干预者交谈先从某一典型事件入手找出诱发事件A；询问对方对事件A的感觉和反应，找出C；询问被干预者对事件A的看法与观念，找出B。被干预者遇到的事件A，情绪及行为反应C是比较容易发现的，而被干预者的不合理信念则需要干预者运用合理情绪疗法的思路与技术进行甄别。在诊断阶段，咨询师还应注意被干预者其他应激症状的存在，即被干预者的问题可能不是简单地表现为一个ABC，而是好几个问题嵌套在一起。要注意找到关键的问题，避免头痛医头脚痛医脚，无法从根本上解决问题。最后，咨询师应向被干预者清楚地说明合理情绪疗法的ABC理论，A、B、C之间的关系，并使被干预者能结合自己的问题初步地领悟问题所在。

（2）领悟阶段：咨询师在这一阶段的主要任务是帮助被干预者领悟合理情绪疗法的原理，使被干预者真正理解并认识到是信念引起了情绪及行为后果，而不是诱发事件本身；他们对自己的情绪和行为反应负有责任；只有改变了不合理信念，才能减轻或消除他们目前存在的各种症状。领悟阶段的任务和诊断阶段的任务并没有严格的区别，只是针对被干预者的不合理信念的寻找和确认上更加深入。

（3）修通阶段：这一阶段是合理情绪疗法中最主要的阶段。所谓修通，就是咨询师运用多种技术，使被干预者修正或放弃原有的非理性信念，并代之以合理的信念，从而使情绪症状得以减轻或消除。前两个阶段的工作是解说和分析，这一阶段的工作是咨询师应用各种方法与技术，以修正、改变被干预者不合理信念为中心进行工作，这是整个合理情绪疗法的核心内容。其最常用的技术是与不合理的信念辩论的技术，还有合理的情绪想象技术、认知的家庭作业等。

埃利斯提出改变被干预者不合理的信念，可以通过与被干预者辩论的方法进行。这种辩论的方法是指从科学、理性的角度对被干预者持有的关于他们自己、他人及周围世界的不合理信念和假设进行挑战和质疑，以改变他们的这些信念。苏格拉底提出"产婆术式"辩论技术。"产婆术式"辩论技术是从对方的观点进行推理，最后引出观点中存在的谬误之处，从而使被干预者认识到自己先前认知中不合理的地方，并主动加以矫正。合理情绪疗法中所采用的辩论方法与苏格拉底"产婆术式"辩论技术所不同的是，苏格拉底辩论的目的是让对方作出肯定的回答，而合理情绪疗法更多的是使求治者说"不是""不会""没有"等否定性回答，与不合理信念进行辩论，直到放弃不合理信念。

一般来讲，被干预者并不会简单地放弃自己的信念，他们会寻找各种理由为自己辩解。因此，咨询师需要不断努力，借助于这种辩论过程的不断重复，使被干预者真正认识到自己的信念是不合理的、不现实的、不合乎逻辑的；同时让被干预者分清什么是合理的信念，并以合理的信念取代那些不合理的信念。

3. 合理情绪疗法的注意事项　首先，合理情绪疗法对于有严重的情绪和行为障碍的被干预者很难奏效；其次，因为它是一种着重认知取向的方法，因此对那些年纪较轻、智力和文化水平较高、领悟较强的被干预者更有效果。对于年龄较大、文化水平低、过分偏执、领悟困难的被干预者，则很难奏效；最后，合理情绪疗法的治疗效果与咨询师本身有很大关系。如果咨询师本身有着这样或那样的不合理信念，则会阻碍咨询的成功。因此，咨询师要不断与自己的不合理信念进行辩论，尽量减少自身的非理性成分。

（二）贝克认知疗法

1. 理论基础　贝克认知疗法（Beck's cognitive therapy，BCT）由美国临床心理家贝克（A.T. Beck）创立。同埃利斯一样，贝克的认知疗法认为心理障碍的产生不是激发事件的直接后果，而是经过了认知加工，在歪曲或错误的思维影响下促成的。歪曲或错误思维常以"自动思维"的形式自动地、不觉地、习惯地出现，常难以意识到。常见歪曲或错误的思维如下。① 随意推论（arbitrary inference）：指没有充足及相关的证据便任意下结论，这种扭曲现象包括"大难临头"或对于某个情境想到最糟的情况；② 选择性断章取义（selective abstraction）：指不顾整个背景的重要意义，仅根据整个事件中的部分细节下结论；③ 过分概括化（overgeneralization）：指将某意外事件的产生的不合理信念不恰当地应用在不相干的事件或情况中；④ 扩大与贬低（magnification and minimization）：指过度强调或轻视某种事件或情况的重要性，如假定在咨询中即使是很小的错误都可能造成危机，甚至导致对方的心理伤害；⑤ 个人化（personalization）：指一种将外在事件与自己发生关联的倾向，即使没有任何理由也要这样做；⑥ 乱贴标签（labeling and mislabeling）：指根据过去的不完美或过失来决定自己真正的身份认同；⑦ 极端化思考（polarized thinking）：指思考或解释时采用全或无（all-or-none）的方式，或用"不是……就是……"的方式极端地分类。

贝克认知疗法的理论构成包括信息加工理论、自动思维、认知图式、认知歪曲和咨询关系理论。信息加工理论认为，个体在生存过程中有一种无意识且自动的信息选择和加工过程，即认知过程。自动思维是贝克疗法的核心概念，是指个体自动产生的、习惯化的、平时不能意识到的想法。贝克认为，人们不能意识到自动思维形成了的歪曲信念和认同，导致不良情绪和行为。认知图式是我们看待问题的习惯方式，贝克把决定个体自动思维的深层次信念称为认知图式，它由以往积累的经验和有组织的知识构成。同样也指引着个体对信息的评价、预测和处理，并产生相应的情绪和行为。贝克将个体信息加工过程中的推理错误称为认知歪曲，认为它决定了一个人的信念即认知图式。咨询关系理论认为治疗要以一种"协同共建"的方式建立良好的干预关系，通过干预者和被干预者的齐心协作来改变认知歪曲，良好的干预关系是咨询成功的前提和关键。

2. 治疗技术

（1）识别自动思维：自动思维是个体思想中涌现的现实的词或想象，是不需要个体努力与选择自发涌现的，一般情况下个体无法意识到它的存在。人们通常对自动思维信以为真而不加思考与评估，不加批判地接受。在心理障碍中，自动思维往往是歪曲、极端，或者是不正确的。在治疗过程中首先应帮助被干预者学会识别自动思维，将其引入到意识之中。

（2）列举认知歪曲：为了帮助求助者识别认知错误，干预者可听取和记下求助者诉说的自动思维及不同的情境与问题，然后要求求助者归纳出一般的规律，找出共性。可用提问、指导病人想象或角色扮演等方式来帮助被干预者识别那些歪曲了现实、造成精神痛苦或妨碍被干预者实现目标的自动思维，并纠正它，从而使情感发生积极的转变。

（3）真实性检验：这是认知疗法最为核心的部分，是将被干预者的负性自动思维和错误观念看作是一种假设，然后鼓励被干预者对其真实性进行检验。有言语盘问法和行为实验法两种具体操作方法。在使用言语盘问法时，可以引导被干预者回答以下问题："我的证据是什么？""换个角度看那个问题会怎样？""假设那是真的，结果是否就会那么糟？"使用行为实验法时，要求被干预者在能够认识和评论这些正确的自动思维和信念之后，尝试用新的、更接近现实的信念，并按照这些新的认知结构去实践，检验它是否切实可行。还可通过给被干预者布置一定的家庭作业，通过反复练习，以巩固新的认知结构。

（4）去中心化：大多数被干预者会感到他们是人们注意的中心和焦点，人们会评价他们的一言一行。处在这种被别人评头论足的环境下，他们容易认为自己是脆弱、无力的。干预计划要求被干预者不像以前的方式行事，忽略周围人们的注意，结果发现很少人会注意自己的言行举止。

（5）积极自我对话：实施此技术时可以要求被干预者每天回顾、发现自己的优点和长处并记录。也可针对自己的消极思想，提出积极的想法，如产生消极想法"我的病很难治"时转换为积极想法"我会争取更好的治疗效果"；再如消极想法"我没希望了"可转换为积极想法"只要努力，我会改变的"，"我太软弱了"转换为"我会坚强起来的"等。

（6）三栏笔记法：让被干预者在笔记上面画两条竖线分成三栏，左边一栏记录自动思维，中间一栏记录对自动思维中包含的歪曲认知的分析，右边一栏记录转换后的理智的思维。三栏笔记法常作为被干预者的家庭作业（表5-3-1）。

▼ 表5-3-1 三栏笔记法举例

自动思维	认知歪曲分析	理智思维
我的命运从来不好，将来也不会好	过分概括	事实上我许多事都做得不错，只是在这件事上运气不好
儿子学习不好，这是我的过错，我是一个坏母亲	乱贴标签	我孩子学习不好并非一定是母亲的过错
我身体不好，我没有用了	随意推论	身体不好只是暂时的，经过治疗和锻炼是会好转的

四、被干预者中心疗法

（一）理论基础

被干预者中心疗法（client-centered therapy）由美国心理学家罗杰斯创立。罗杰斯认为人天生就具有自我实现的倾向，具有以各种方式去发挥其潜能，不断成长、前进和成熟的内在力量。当社会价值观内化与自我原有的价值观发生冲突，个体就因焦虑紧张情绪而不得不采取心理防御，这就干扰和限制了个体发挥自我实现的内在力量，从而导致个体成长受阻。换而言之，引起心理问题的根源在于个体因受他人施加的条件的影响，不得不根据他人的价值观行动，自我真实的体验和价值观受到压抑，而不能发挥自我实现的驱动作用，导致自我意识冲突，进而引发心理问题。被干预者中心疗法的基本原则在于创造一种绝对无条件尊重的氛围，帮助被干预者修复其受压抑和损伤的自我实现潜能，重新回到自我调整、自我成长和逐步摆脱外部力量控制的方向，恢复被干预者自我实现的倾向。被干预者中心疗法强调激发被干预者的主观能动性，采取倾听、接纳和理解的方法，以被干预者为中心，挖掘其潜能和内在力量。

（二）治疗技术

1. 无条件积极关注 "无条件"指对被干预者不加判断地接受，避免对其做任何评价；"积极"是指完全信任被干预者，不代替其做任何决定；"关注"是指关心而不控制，表现为认真倾听，对被干预者所说的话题感兴趣。总之要做到无条件积极关注就要发自内心地乐于接受被干预者，理解并愿意关心和帮助被干预者，在任何时候，都对被干预者以诚相待。无条件积极关注能创造平等、真诚、轻松、舒适的氛围，从而以利于被干预者放下防御机制，关注自己的内在力量。

2. 坦诚 坦诚是干预者在干预关系中表里如一，毫不伪装、毫无保留地表达自己内心的思想情感和行为，表达出真实的自我。在被干预者陷于困境时表现出不安；在被干预者处于痛苦时表现出关心；在被干预者经受外界不公正待遇时表现出愤慨。干预者越能恰当地表达各种积极或消极的情感，干预就越容易取得进展。

3. 共情 共情即设身处地地理解，指站在被干预者的立场，把被干预者的内心世界理解为好像是自己的，用被干预者的眼光看待其问题，感受被干预者的经验、情绪，体会他们的不幸和痛苦。罗杰斯认为共情是体验别人内心世界的能力，包括三层含义：① 通过被干预者的言行，深入其内心去体验其情感和思维；② 根据自身知识和经验，分析被干预者的体验与其阅历、人格之间的联系，以更深刻地理解问题的本质；③ 运用咨询技巧，把自己的共情传达给被干预者，传递对被干预者的关怀和理解，并影响对方。运用共情技术可促进良好干预关系的建立，鼓励并促使被干预者进行深入的自我探索和自我表达，进而促进干预双方彼此深入地了解和交流，达到干预效果。

五、团体咨询疗法

（一）理论基础

1. 群体动力学 群体动力学理论认为，群体是一种由内在关系组成的系统，其影响力和作用远大于孤立的个体。一个运转良好的团体具有吸引个体成员的凝聚力，这种凝聚力把个体的动机需求与团体的目标紧密相连，使得团体行为深深地影响个体的行为。个体在群体中生活受群体心理场的制约，因此，团体咨询的影响力比个别咨询更大。而且每次干预人数较多，其咨询效益也更好。

2. 社会学习理论 社会学习理论认为观察他人的行为及其结果，有替代强化的作用，这种间接学习的方式是人主要的学习方式，人的潜能随着学习和对社会的适应不断增长。团体咨询提供了指导性社会学习情境，通过成员间的交往，有助于增进被干预者的自我理解水平、内省力和交往能力。通过角色互换，可以从别人眼中看到自己，增加对他人的敏感性，并可提高自我表达能力，在指导性环境中学习如何解决冲突。

3. 其他理论 由于团体咨询中也有个体咨询的成分，精神分析理论、认知疗法理论、人本主义理论、行为主义心理干预理论，也都适用于团体咨询。此外，柏恩的交互作用分析理论，社会心理学中的人际沟通、信息传播、人际吸引等理论，也都是团体咨询的理论基础。真诚、温暖的团体氛围有助于人与人之间建立良好的人际关系，建立安全感，并在互相关心和帮助中克服恐惧、焦虑；在这样的团体氛围中也可以使人更放开自己，相互学习，取长补短。

（二）治疗技术

1. 确定团体咨询目标 团体咨询的目标包括一般目标和过程目标。一般目标指所有的团体咨询或团体活动都须包含的目标，具体包括：① 通过自我探索，帮助成员认识自己、接纳自己，从而对自我有更适当的看法；② 通过与其他成员沟通交流，学会信任他人，学习社交技巧，提高发展人际关系的能力；③ 通过培养责任感，帮助成员关心他人，敏锐地觉察他人的感受和需要，提高理解他人的能力；④ 提高归属感与被接纳感，帮助成员提高安全感和面对生活中挑战的信心；⑤ 通过增强独立决策和解决问题的能力，帮助成员探索和发现更多的应对方式，解决矛盾和冲突，处理生活中常见的发展性问题；⑥ 通过澄清个人的价值观，帮助成员作出客观评估，并作出修正与改进。

团体咨询每个阶段的目标称为过程目标。团体治疗初期的目标主要包括协助成员互相认识，明确团体的目标和结构，建立团体契约以保证团体活动的顺利进行；团体治疗过渡期的目标主要包括通过团体练习促进成员之间的信任，协助成员分享感受和经验，觉察并体验自己与他人的感受和行为；团体治疗工作期的目标主要有协助成员审视自我困扰和焦虑，探索有效的社会行为，学习解决问题的能力，激发自我的改变与成长；团体治疗结束期的目标主要有协助成员总结已有的积极改变，巩固学到的适应行为，制订成长计划，将团体中所学应用于实际生活。

2. 设计团体咨询方案和程序 团体咨询方案包括团体的名称、性质、目标、规模、参加对象及其筛选方式；团体活动的时间、场地、所需设备材料；团体活动理论依据及具体计划，可用表格的形式呈现具体活动程序。

3. 甄选团体成员组成团体 团体成员来源途径包括通过各种宣传途径，如海报、广播、网络、电视台、报刊等，让有关人员了解将要举办团体咨询的主题和有关事项，自愿报名参加；干预者根据平时的干预情况给出建议，推荐报名参加；通过其他人员，如医务人员、亲友或老师推荐参加。团体成员的筛选可通过面谈、心理测试结果等方式。确定参加人员后应签订团体咨询契约，规范团体成员的行为，保证团体咨询活动能顺利开展。

4. 实施团体咨询计划 在团体初始阶段主要针对成员的焦虑、担心、陌生感、缺乏安全感等心理，发挥干预者温暖、真诚、包容、开放的特质，运用同理、支持、倾听、澄清、增强等技巧，营造良好的团体气氛。这个阶段的团体活动主要是轻松自然地互相认识，介绍各个成员的期望和目标，制订团体契约与规范，以及帮助成员初步地公开自我表露。在团体过渡阶段主要针对成员之间信任还不充分、分享不够深入、人际互动还处于形式化、成员心理反应差异大等特点，发挥干预者开放、包容、尊重、温暖等特质与成员互动，运用初始期的技术，如解释、联结、设限、保护等，增进团体信任感与凝聚力，进而催化团体动力。团体咨询进入工作阶段，团体信任感和凝聚力已建立，成员渴望在团体中学习和成长，希望能达成个人目标和团体目标。此阶段干预者应减少掌控行为，多给予成员自由互动与成长的空间，促进成员间深层次的自我表露，引发成员间正向与负向的反馈，通过成员间互动促进行为改变。团体咨询进入结束阶段时，干预者应保持开放自我、积极负责、尊重支持的态度，运用反馈、评估、整合等技巧，帮助成员以中层、表层自我表露为主回顾团体活动经验，促进成员间给予和接受相互的反馈，让成员评估自我和团体的进步程度，让成员互相祝福与激励，妥善处理将要离开团体所带来的情绪及未完成的事项。团体咨询结束的一段时间后可进行追踪咨询或访视、聚会等活动。

5. 评价团体咨询效果 团体咨询效果的评价是通过对团体目标达成程度，成员的表现、团体的特征、成员对团体活动的满意程度等的评价，帮助团体干预者及团体成员了解团体咨询的成效。评价方法主要有行为量化法、标准化的心理测验法、调查问卷法。行为计量法要求团体成员观察自己的某些行为出现的次数并做记录，有时也可请其他成员或老师、家长、朋友等观察及记录这些行为，以评价成员的行为是否有改善。在团体咨询前后运用标准化的心理测验比较前后相关指标的变化，达到效果评价目的。调查问卷法是由干预者设计一系列有针对性的调查问题，收集成员对团体咨询的过程、内容、气氛、目标的达成情况等方面的意见，以达到评价目的。除上述三种主要方法外，还可以通过团体成员的日记和自我报告、干预者工作日志和观察记录等方法来评价团体的发展和效果。

（三）团体咨询与临床护理实践

1. 针对同一类型病人运用团体咨询，提高临床护理质量 对同类病人开展团体心理咨询可显著提高护理效果，如某院急诊科开展的一项针对慢性阻塞性肺疾病病人的团体心理咨询，发现这种方法能有效地干预病人因疾病产生的心理问题。也有学者对乳腺癌病人家属同步实施团体心理咨询，发现团体心理咨询可使病人得到更多的家属支持、关爱和照顾，有助于提高病人的生活质量。还有研究证实团体心理咨询对慢性肾衰竭血液透析病人具有辅助治疗的意义，这种方法经济有效、简便易行，有利于提高病人的生存质量。运用团体心理咨询干预妊娠合并糖尿病病人在妊娠期的心理问题，也发现有助于缓解被病人焦虑、抑郁等负性情绪，有助于孕妇的身心健康和胎儿的健康发育。

2. 针对学生运用团体咨询，提高临床教学效果 通过团体活动，为学生提供相互交流体验和分享感受的平台，有助于学生自我教育和互助成长，也有助于提高学生的团结协作的能力，提高学生的学习兴趣，增强学习动机，提高自信心。

3. 针对临床护士运用团体咨询，缓解心理压力和职业倦怠 护士群体具有心理压力和职业倦怠的同质性，适合运用团体咨询的方式来处理护士共同面临的问题，提高护士的心理健康水平，增强自信心和工作成就感，营造和谐向上的团队氛围，增强团队的凝聚力和成员的归属感，有助于提高护士的职业认同感。

六、家庭干预疗法

（一）家庭心理干预理论基础

在20世纪30~40年代美国掀起的儿童指导运动中，心理学家发现儿童的情绪与父母的情绪关系密切，父母双亲的情绪将在很大程度上影响着儿童情绪的发展。50年代更多的人员意识到个人对家庭、家庭对个人的深刻影响，维恩（Wynne）于1958年对住院接受治疗的精神分裂症病人的家庭进行研究，结果表明家庭中病理性人际关系是发病的主要原因；伯温（Bowen）于1960年对精神障碍病人及他们的父母进行研究，认为双亲病理性的婚姻关系是重要的病因学因素。此后家庭心理干预迅速发展。在家庭心理干预的发展过程中，影响最大的理论是家庭系统理论。

（二）家庭心理干预技术

家庭心理干预（family psychotherapy）是一个系统过程，首先要对一个家庭进行评估，然后再通过干预改进家庭内部由不良人际沟通、不良角色扮演等原因导致的一系列家庭功能障碍，另外，家庭心理干预的组织工作也是一个重要的方面。

1. 家庭评估　家庭评估是指应用家庭评估量表，对家庭成员基本情况、家庭结构、家庭生命周期、家庭功能等内容进行评定，并由此决定是否需要进行家庭治疗。家庭评估的具体内容包括：

（1）家庭成员基本情况：包括家庭所有成员的年龄、性别、学历、职业、婚姻等。

（2）家庭结构：按家庭人员的组成可分为单亲家庭、核心家庭、扩大型家庭等形式，这些资料可以从家庭成员基本情况中了解到。

（3）家庭生命周期：家庭生命周期主要是指从新婚到退休这段时间，一般分为新婚期、家庭成长期、家庭扩张期、家庭青年期、家庭成熟期、家庭老年期、家庭退休期、家庭解散期八个阶段，每一阶段均有特定的发展内容，也可能会存在生物学、行为学和社会学等方面的问题。

（4）家庭功能：运行正常的家庭应为每个成员提供一个充分发挥潜能的环境，提供可以转用到家庭之外的社会化模式，提供性别认同的模式等。家庭功能的评估是家庭评估中最重要的内容，多采用家庭功能问卷（Family APGAR），以判断是否存在家庭功能障碍。

家庭功能评估问卷共有五个条目，分别是：① 当我遇到问题时，可以从家人处得到满意的帮助；② 我很满意家人与我讨论各种事情及分担问题的方式；③ 当我希望从事新的活动或发展时，家人都能接受且给予支持；④ 我很满意家人对我表达感情的方式及对我情绪（如愤怒、悲伤、爱）的反应；⑤ 我很满意家人与我共度时光的方式。每条三等计分，"经常这样"得2分，"有时这样"得1分，"几乎没有"得0分。总分相加，7~10分表示家庭功能良好，4~6分表示家庭功能中度障碍，0~3分表示家庭功能严重障碍，需要接受家庭治疗。

2. 家庭心理干预模式　通过家庭评估，判断家庭中可能存在的问题，在此基础上，可针对不同情形，采用不同的家庭治疗模式。常见的家庭治疗模式有结构性及过程性家庭治疗模式、心理动力学家庭治疗模式、行为或社会学习家庭治疗模式。

（1）结构性及过程性家庭治疗模式（structural/process model）：使用各种具体方法来纠正家庭结构上存在的问题，促进家庭功能的改善。例如，家庭成员间自我界限划分不清，没有各自独立的角色和行为规范，犹如粘在一起的"混合体"，可用"家庭形象雕塑技术"帮助家人了解各自的权利、义务、角色，并把干预重点放在建立家庭成员间应有的界限上。同时，根据不同的家庭生命周期的挑战，帮助家庭渡过危机。

（2）心理动力学家庭治疗模式（psychological dynamic model）：依据心理分析理论了解家庭各成员深层的心理与行为动机及亲子关系的发展，主要着眼于了解且改善家庭成员情感上的表达和满足及欲望的处理，促进家庭成员的心理成长和健康。

（3）行为或社会学习家庭治疗模式（behavioral or social learning model）：运用行为学习原则（包括正强化、负强化、惩罚、消退、示范作用等）对家庭成员的不良行为表现加以纠正，促进家庭行为的改善。

3. 家庭治疗的组织　家庭治疗需组织所有与家庭功能混乱有关的成员参加。家庭系统理论认为，家庭中两个人在解决矛盾的时候总是习惯把问题归咎在对方身上。此时，就应在医生指导下，改变这一定势，由家庭成员双方共同参与。所以家庭成员的组织是保证家庭治疗能顺利实施的必要条件。

（三）家庭心理干预在护理实践中的应用

1. 改善病人的社会支持因素，促进病人康复　社会支持与心身疾病有密切关系，大量研究证明，缺乏社会支持或不良的社会关系是肺结核、高血压、癌症、冠心病、糖尿病、精神障碍和自杀的一个重要的致病因素。而在众多的社会支持因素中，家庭的支持是最重要的，来自家庭的物质支持和精神支持可以帮助病人克服当前的困难，疏泄负性情绪，增强康复的信心，愉悦身心，增强生存的愿望，不论对于心身疾病或非心身疾病的护理，都是十分重要的；然而有些病人亲属，只重视物质支持和服务，不重视精神支持，或不知道怎样进行精神支持，家庭成员生病对家庭结构和功能有一定的破坏性，使家庭的功能和作用不能正常发挥，影响病人的康复，甚至使疾病恶化。有些病人就是因为不愿意面对家人，或不想拖累家人而生存意志薄弱，致使治疗效果不佳。因此，护士应重视对病人家庭进行评估，分析家庭中有利及不利于病人康复的因素，确定家庭治疗模式，提高家庭的凝聚力和整体应对能力，使家庭的功能得到充分发挥。

2. 利用家庭治疗技术做好慢性病病人家庭护理工作　慢性病的特点是病程长，护理工作需要从临床向社区、家庭、人群扩展。但护理工作如何走进家庭，还有许多有待解决的问题。对慢性病病人的家庭护理不仅仅是告诉病人家属注意事项，更重要的是使病人家属重视对病人的护理工作，并且处理好病人长期治疗及护理引起的亲属的厌倦和情感的疏离问题，这就需要运用家庭治疗的技术，维护和改善病人的家庭关系。

3. 在社区护理中做好家庭健康护理　社区护理的服务对象包括个体、家庭、人群及整个社区。家庭健康护理是以家庭为中心的护理，是社区护理的一部分。家庭危机是指家庭系统出现的持续的破坏、混乱或不能正常运作的状态。一般说来，家庭危机可分为耗竭性危机和急性危机。当一些慢性的压力事件逐渐堆积到超过个人和家庭所能召集的适当资源限度时，家庭便出现耗竭性危机；当一种突发而强烈的紧张事件迅速破坏了家庭平衡时，即使能得到新的资源，家庭也不可避免地要出现急性危机。家庭系统是一个有机的整体，家庭生活包括五个方面：家庭成员间的相互作用、家庭的发展与转变、健康过程、压力应对和保持家庭完整。这五个方面是家庭健康护理的工作范围，社区护士必须根据家庭的实际情况，运用家庭治疗的技术，协助家庭应对家庭危机，以便更好地发挥家庭的功能，促进家庭成员的身心健康。

第四节　其他心理理论与干预技术

近年来，各种心理干预的理论与技术越来越多，如积极心理学、接纳承诺疗法等，这些理论与技术对解决临床病人与社区人群的心理问题起到了积极的作用，也代表着心理治疗学的发展趋势。

一、积极心理学理论

（一）积极心理学基本理论

1. 积极心理学的概念　积极心理学（positive psychology）是由塞利格曼（Seligman）于1997年提出，指利用心理学的实验方法与测量手段对人类积极的品质进行研究，充分挖掘人固有的潜在的具有建设性的力量，促进个体和社会的发展，使人类走向幸福的一种心理学。

2. 积极心理学的基本理论　积极心理学是对人类积极的、正面的经历以及人的性格特征、长处和福祉的科学研究。积极心理学将心理学研究对象分为三个层面。① 在主观的层面上研究积极的主观体验：幸福感和满足（对过去）、希望和乐观主义（对未来），以及快乐和幸福感（对现在），包括其生理机制及获得的途径；② 在个体的层面上研究积极的个体特质：爱的能力、工作的能力、勇气、人际交往技巧、对美的感受力、毅力、宽容、创造性、关注未来、灵性、天赋和智慧，目前这方面的研究集中于这些品质的根源和效果上；③ 在群体的层面上研究公民美德和使个体成为具有责任感、利他主义、有礼貌、宽容和有职业道德的公民，群体的组织形式是社会组织，它包括健康的家庭、关系良好的社区、效能良好的学校、有社会责任感的媒体等。

3. PERMA幸福模型　2011年Seligman对幸福理论进一步完善，提出新的幸福理论——PERMA模型，包括积极情绪（positive emotion）、投入（engagement）、人际关系（relationship）、意义（meaning）、成就感（achievement）5个元素，又称为幸福PERMA。PERMA模式为幸福提供了可测量、可发展、可持续的具体领域，为积极心理学提供了关于幸福的理论框架：积极情绪（P）是指人们的感受，如快乐、满意、感恩、自尊、希望等；投入（E）指完全沉浸在一项吸引人的活动中，时间好像停止，自我意识消失，投入需要集中全部注意力，动用个体全部认知和情感资源在所要做的事情上；人际关系（R）包括了与伴侣、家庭成员、朋友、邻居、同事等积极快乐的关系，受到他人关心和支持，对社会关系感到满意；意义（M）指归属于和致力于某样你认为超越自我的事物，它不是单纯的主观感受，是从历史、逻辑和一致性的角度出发的客观判断，可能与主观判断不同；成就感（A）是人对自己做完或者正在做的事情感到愉悦和成功。其中，积极情绪和投入是主观因素，人际关系、意义和成就感兼有主观和客观成分。

（二）积极心理学在护理实践中的应用

积极心理学在临床心理护理工作方法中积极探索生命的意义，提出了"创伤后成长"（post-traumatic growth，PTG）与"幸福感治疗"（well-being therapy，WBT）等论点。上述理论已被临床心理护理研究者充分关注、借鉴和应用，有助于护士在实施心理干预时从多角度、多环节、多途径入手，促进病人的积极成长，帮助其重新适应全新的自我，积极面对现实及未来生活。

1. 创伤后成长　创伤后成长又称应激相关性成长、积极成长等。创伤后成长是指创伤事件（导致被干预者病残或伴有精神创伤的事件）对被干预者产生的影响并非全是负面的，有时反而促使个体发生积极正向改变，如促使个体心灵成长、改善自我意识，提升个体与他人的社会关系，促使其正确看待生命价值、重新设定新的人生发展目标等。有学者认为创伤后成长包括四个方面：① 与创伤事件进行抗争后体验到的积极心理变化；② 创伤事件必须具有一定震撼性；③ 至少在某些领域的成长超越其与危机斗争前的水平；④ 成长常与困扰共存。大多数创伤者的创伤后成长与悲伤并存，且创伤后成长源自个体与创伤的顽强抗争，而非创伤本身。创伤性事件可促进伤者的正性人格改变和成长，使个体具有创伤中成长的能力。如有的个体经历创伤性事件前鲜有应对挫折的体验，在其经历创伤性事件（如严重伤病）后，可能学会在逆境中奋进或成长，在理解自我、处理与他人的关系、人生的哲学观等方面出现积极的变化，其人生亦可能收获到意外的精神财富。

护士如果以"创伤后成长"来解读创伤救护，将护理过程不仅视为是修复和弥补损伤和缺陷的过程，同时还是激发病人自身所拥有的潜能、力量的过程，将创伤后成长理念运用于创伤者的心理护理实践，掌握创伤后成长的预测因子，利用相关原理和技术有效地促进病人创伤后成长，引导其直面现实，将更有助于病人身心的修复。护士还应根据病人"创伤后成长"影响因素的可控性层面加大调控力度，如调整病人的认知结构，促使其掌握有效应对方式，帮助病人建立和充分利用社会支持系统等。如某病人烧伤后更多地获得了家属的关爱与呵护，可促进其家庭关系、生活愿景和自我效能的改善和增强。

2. 幸福感疗法　幸福感指人对其生活质量所作的情感性和认知性的整体评价，是一种主观感受。幸福感疗法关注个体积极的情绪，可促进个体的积极体验和情感，而不仅是释放其压力，故又称自我治疗方法。幸福感疗法可以帮助被干预者认识过去成功处理问题的经历，又可以使其认识到以后可能出现与此相似的问题，促进被干预者成功体验的转变。幸福感疗法的核心技术包括关注、权威形象、和睦关系、言语技巧、信任等。其深度策略包括灌注希望、塑造力量和叙述等。上述技巧和策略均称为"积极干预"，其内涵是增强被治疗者的力量而不仅仅是修正病人的缺陷。幸福感疗法在临床心理护理领域应用，旨在通过提高病人的幸福感指数达到减轻其心理压力或提升其心理健康水平的心理干预目的。

护士在临床护理工作中指导和鼓励病人保持积极心态，使其相信自身具有能够成功处理问题和困难的能力。护士还可与病人共同发掘、关注并充分利用其自身积极面，包括先前的成功生活经历、目前的各种有利条件等。

3. 积极预防 积极心理学理论认为单纯地关注个体身上的弱点和缺陷不能产生有效的预防效果。只有通过发掘并专注于处于困境中个体自身的力量才能够做到有效的预防。护士在临床心理护理过程中应注意发现和塑造病人的积极个体特质，以达到临床心理护理目标。

4. 运用特殊技巧 积极心理学认为在有效的心理护理过程中，护士应适时运用通用的心理学技巧和深度策略，在此基础上形成积极治疗观念，增强被治疗者战胜疾病的内心力量。

5. 保持积极的职业心态 在实施心理护理过程中，护士的职业心态越积极其内在潜力就越能得到充分调动，工作就越具有主动性和创造力，其工作的水准和质量就越高。积极的职业心态可以改变护士的职业态度，目前心理护理工作尚无科学的评价体系，护士开展心理护理的效果在很大程度上受护士职业心态的影响。病人心身康复氛围的营造和优化与护士积极稳定的职业心态密切相关。只有具备积极职业心态的护士，才能自觉地使自身的言谈举止有益于病人身心，形成良好的人际魅力，赢得病人的尊重和信赖。积极的职业心态还促使护士努力掌握心理学知识，深入研究病人心理问题，主动探索心理护理对策，为病人提供有效心理护理。

二、叙事心理干预

（一）叙事心理干预基本理论

叙事心理干预（narrative psychotherapy）由澳大利亚临床心理学家麦克·怀特及新西兰的大卫·爱普斯顿于1980年提出，是干预者运用适当的方法，帮助被干预者找出遗漏片段，以唤起被干预者改变内在力量的过程。叙事心理干预对"人类行为的故事特性"，即人类如何通过建构故事和倾听他人的故事来处理当下的困境或心理问题感兴趣。

麦克·怀特认为，对于自己或他人经验故事的叙述，不足以代表他们的生活经验，个人重要的生活部分与主流叙事相矛盾，因而无法实现自己的故事是关键。叙事心理干预聚焦于如何让人"产生或辨识了不同的故事，让他实现新的意义，带给他想要的可能性"。治疗的重点是帮助被干预者如何重新检视自身的生活，重新定义生活的意义，进而回到正常的生活。叙事疗法与其他心理干预方法最大的不同就是，叙事疗法相信被干预者才是自己的专家，干预者只是陪伴的角色，被干预者应该对自己充满自信，相信自己有能力并且清楚解决自己困难的方法。叙事总是与反思联系在一起，我们在叙说生活故事的过程中，也就审视了自己。这种反思或审视是一种内源性的干预，使我们自律，变得对我们的生活负责。叙事疗法把人与事分开，以人性的眼光看人，而不以道德教育人。

（二）叙事心理干预基本技术

1. 故事叙说 即重新编排和诠释故事。叙述心理干预主要是让被干预者先讲出自己的生命故事，以此为主轴，再透过治疗者的重写，丰富故事内容。对一般人而言，说故事是为了向别人传达一件自身经历或听来的、阅读来的事情。心理学家认为说故事可以改变自己。因为，人们可以在重新叙述自己的故事甚至只是重新叙述一个不是自己的故事中，发现新的角度，产生新的态度，从而产生新的重建力量。

2. 问题外化　是将问题与人分开，把贴上标签的人还原，让问题是问题，人是人。如果问题被看成是和人一体的，要想改变相当困难，改变者与被改变者都会感到相当棘手。问题外化之后，问题和人"分家"，人的内在本质会被重新看见与认可，转而有能力去解决自己的问题。

3. 由薄到厚　形成积极有力的自我观念。一般来说，人的经验层次有上有下。上层的经验大多是成功的经验，形成正向积极的自我认同，下层的经验大多是挫折的经验，形成负面消极的自我认同。叙事心理干预是在消极的自我认同中，寻找隐藏在其中的积极的自我认同。找到积极的自我认同之后，如何让其扩大呢？叙事心理干预采用的是"由单薄到丰厚"的策略。

三、接纳承诺疗法

（一）理论基础

接纳承诺疗法（acceptance and commitment therapy，ACT）是由美国著名的心理学家斯蒂文·海斯（Steven C.Hayes）教授及其同事于20世纪90年代基于行为疗法创立的新的心理治疗方法，是继认知行为疗法后的又一重大的心理治疗理论。ACT与辨证行为疗法、内观认知疗法一起被称为认知行为治疗的第三浪潮，是认知行为治疗的最新发展。ACT是具有代表性的经验性行为治疗方法，通过正念、接纳、认知解离、以自我为背景、明确价值和承诺行动等过程及灵活多样的治疗技术，帮助被干预者增强心理灵活性，投入有价值、有意义的生活。

1. ACT的哲学背景　ACT起源于行为分析，语境主义把心理事件理解成整体与具体情境（包括历史和环境）的事件，语境主义对心理事件的功能最为关注。语境主义认为，任何脱离历史和当前情境的事件都不能称之为"事件"；同样，行为也应该与具体的情境密切相关。因此分析行为的功能是ACT中的重要部分。

功能性语境主义作为ACT的哲学背景主要体现在几个方面。首先，ACT认为世界上没有绝对的普遍真理，强调了有效性的重要性，并将价值观作为衡量是否有效的前提。其次，ACT的行为分析将"预测和影响"作为整体目标，这就不得不将多维的语境变量也纳入分析的范畴。此外，功能性语境主义的实用主义取向使得目标变得尤其重要，ACT也非常强调这一点，被干预者被鼓励热情地投入与自己价值观相一致的生活，实现自己的生活目标，而不是去追求空泛的理论。

2. ACT的理论基础　关系框架理论是有关人类语言和认知的基础研究的一个全面的功能性语境模式，该理论认为，人类在进化过程中产生了语言，了解语言和认知是了解人类行为的关键。人类语言和高级认知的核心是具有一种习得的和受语境控制的能力，可以人为地将事件相互关联和结合，并根据这些关系改变具体事件的功能。人们对语言和认知关系的学习具有三个主要特征：第一，这一关系具有"相互推衍性"。如果一个人学习到A在某一语境中与B有着特定的关系，那么意味着在这一语境中B也对A有这种关系。第二，这一关系具有"联合推衍性"。如果一个人学习到在特定的语境中，A与B有着特定的关系，而B与C有着特定的关系，那么，在这一语境下，A与B势必也存在某种相互的关系。第三，这一关系能使刺激的功能在相关刺激中转变，如"望梅止渴"，听到"梅"的声音，就会联想起真实的"梅"，然后就会刺激唾液分泌。当所有上述三个特征确定并形成某种特定的关系时，我们就称这种关系为"关系框架"。关系框架使人类具有超级的想象能力与联想能力，任何一个微小的事件或情境都会导致一个人陷入痛苦之中，通过关系框架理论让我们理解痛苦的根源是大脑的超级联络能力，人类的痛苦具有普遍性。

3. 僵化的病理模型 斯蒂文·海斯等于2006年基于关系框架理论的基本假设，将人出现心理问题时的心理病理模型总结为六大问题，这六大问题互相影响，用六边形构建僵化的病理模型（图5-4-1）。

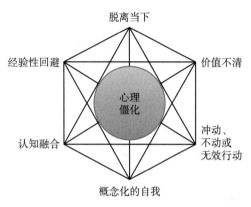

▲ 图5-4-1 导向心理僵化的病理模型

（1）经验性回避：指的是人们力图控制或改变自身特定的内心经验（包括躯体感觉、思想、情绪、记忆和自动行为等）。由于思维压抑的悖论效应存在，经验性回避并不能起到很有效的作用。此外，单纯回避的方式即便能暂缓负性情绪，也往往会造成被干预者对刺激物的麻木或过敏，导致生活空间受阻。

（2）认知融合：指的是语言过程对行为的过度或不恰当控制。语言法则通常会缩小直接经验的行为范围，限制偶然事件的影响力。这样一来，人们并不能很好地接触此时此地的经验和直接的偶然事件，而是更倾向于受语言法则和评价的支配。根据ACT的理论，认知的内容和形式并不会直接导致问题，除非语境特征使得该认知形式以不健康的方式影响人们的行为。比如，在语言法则的影响下，人们会把认知内容和认知对象混同，把对事件的解释与事件本身混同。

（3）概念化的自我：表现为概念化的既往与恐惧化的将来，由于认知融合和经验性回避，不断回想过去的错误或可怕的未来，这就导致人们不能感受当下，失去直接的和此时此刻的真实经验，新的可能性就会被排除在外。

（4）脱离当下：被干预者处在自己的思维世界，处于对过去的回忆与后悔、懊恼或对未来的担忧中，行动与想法脱离当下的环境，不能专注于有意义的当下。

（5）价值不清：缺乏明确的价值观，由于不良的社会环境和过去导致被干预者无法选择有意义的方式生活，缺乏价值感和自尊感。

（6）冲动、不动或无效行动：指的是被干预者为概念化的自我进行防卫，表现为缺乏有效投入各个生活领域的活力和行动；从短期效应来看，可能会降低被干预者的负性反应，让被干预者觉得正确，但此类行为会使被干预者失去与所想要生活方式的接触，导致长远生活质量（价值观）退化。

（二）治疗程序

对应于僵化的病理模型，ACT的治疗过程是依据导向灵活的心理模型，此模型中六个方面即是心理治疗的基本程序，通常可以按照以下六个步骤进行干预，但心理治疗的程序在临床应用中也有很大的灵活性，干预者可以在此框架下根据干预对象的特点灵活调整干预的步骤（图5-4-2）。

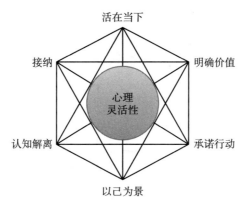

▲ 图5-4-2　导向心理灵活的治疗模型

1. 接纳　在ACT中，接纳不仅是容忍，而是对此时此刻经验的一种积极而非评判性的容纳。即为痛苦的感受、冲动和情绪让出空间，不去抗拒、控制和逃避它们，将其作为客体去观察。

2. 认知解离　是指将自我从思想、意象和记忆中分离，客观地注视思想活动，将思想看作是语言和文字本身，而不是它所代表的意义，不受其控制。正念练习可以有效帮助被干预者关注思维本身的加工过程。

3. 活在当下　ACT鼓励被干预者有意识地注意此时此刻所处的环境及心理活动，不作评价，完全接受。目的是帮助被干预者更直接地体验周围的世界，从而提高他们行为的灵活性，与自己的价值观保持一致。

4. 以己为景　能够觉察自己的状态，也称为观察性自我。痛苦的思维和感受对被干预者的自我产生威胁，这种负面的感受在自我作为概念化对象时尤为显著。观察性自我可以帮助被干预者关注自己真实的经验，促进认知解离和接纳。ACT通常采用正念技术、隐喻和经验化过程来帮助被干预者达到观察性自我。

5. 明确价值　即澄清自己的价值，ACT中的价值观指的是用语言建构的，被干预者向往的和所选择的生活方向。价值观与人们的行为不可分离，有意识地贯穿在生活的每一个有目的的行动中。基于价值观的行动是有建设性的，而不是为了逃避痛苦的感受。

6. 承诺行动　ACT强调做出有意义的行动，制订具体的可行的行动改变步骤，ACT强调充实的行动，其目的是帮助被干预者选择符合自己价值观的行为改变，对自己的行动负责，支持有效的基于价值观的生活。朝向自己有价值的有意义的行动是ACT的目标，也是治疗的重要步骤。

（三）接纳承诺疗法的临床操作步骤

ACT的六大核心过程可以分成两个部分，第一部分是正念与接纳过程：ACT试图通过无条件接纳，认知解离，关注当下，观察性自我，减少主观控制，减少主观评判，减弱语言统治，减少经验性逃避，更多地生活在当下。与此时此刻相联系，与我们的价值相联系，使行为更具有灵活性。第二部分是承诺与行为改变过程：ACT通过关注当下，观察性自我，明确价值观，承诺行动来帮助被干预者调动和汇聚能量，朝向目标迈进，过一种有价值和有意义的人生。这一治疗模式之所以被称为"接纳承诺疗法"，其原因就在于这两大过程在ACT中被融合成一个有机的整体。

学习小结

本章介绍了临床心理干预过程、常用的心理干预技术，重点介绍了行为疗法与认知疗法的理论与技术，简要介绍了精神分析疗法、被干预者中心疗法的基本理论，并扩展了团体咨询疗法与家庭干预疗法技术，同时对近年来兴起的适宜在临床中应用的积极心理学理论、叙事心理干预和接纳承诺疗法也进行了介绍。心理治疗理论需要学生理解与领悟，技术方面需要付诸实践进行练习。

（张瑞星）

复习参考题

一、单项选择题

1. 下列**不属于**临床心理干预原则的是（　　）
   A. 保密原则
   B. 接纳原则
   C. 公平原则
   D. 综合原则
   E. 成长原则

2. 关于心理干预中的共情技术，以下表述正确的是（　　）
   A. 共情是从干预者自身的观念体系出发，考虑自身的内心感受
   B. 共情是从社会首先的角度出发，考虑周围他人的内心感受
   C. 共情是从公共利益的角度出发，考虑社会环境的稳定
   D. 共情是从医护人员的角度出发，考虑医护人员的内心感受
   E. 共情是从被干预者自身的观念体系出发，设身处地地体验被干预者的内心世界

3. 精神分析疗法中的人格结构理论中的本我、自我、超我分别遵循的原则是（　　）
   A. 本我遵循"道德原则"、自我遵循"现实原则"、超我遵循"快乐原则"
   B. 本我遵循"道德原则"、自我遵循"快乐原则"、超我遵循"现实原则"
   C. 本我遵循"快乐原则"、自我遵循"道德原则"、超我遵循"现实原则"
   D. 本我遵循"快乐原则"、自我遵循"现实原则"、超我遵循"道德原则"
   E. 以上均不正确

4. 埃利斯合理情绪疗法中，使用合理自我分析报告（RSA）的最终目的是（　　）
   A. 自我诘难
   B. 形成合理的信念
   C. 自我反思
   D. 学习心理学技巧
   E. 自我性格分析

5. 一病人手术后需要下床活动，在活动时刀口有疼痛，但病人仍能坚持正确活动，为鼓励病人下次继续坚持活动，临床护士可以应用的行为治疗的方法是（　　）
   A. 强化法
   B. 认知疗法
   C. 冲击疗法
   D. 暗示治疗
   E. 系统脱敏法

答案：1. C；2. E；3. D；4. B；5. A

二、问答题

1. 简述临床心理治疗的基本过程。
2. 某孕妇害怕分娩疼痛，如何使用行为疗法进行干预？
3. 简述如何把控摄入性会谈的方向。
4. 简述认知疗法中合理情绪疗法的治疗过程。
5. 认知疗法中贝克认知疗法的技术如何应用到临床护理工作中？
6. 赵某，女，58岁，因"肾衰竭"每周需要做三次血液透析。起初，病人只是焦虑，主要因为她不满意透析室的环境和透析技术。后来，她明白了透析对生存意味着什么，就变得越来越沮丧。她担心这会给她的丈夫带来压力，觉得自己成为丈夫和家庭的负担。作为负责护士，应该如何使用支持疗法进行心理护理？
7. 如何应用积极心理学理论挖掘脑卒中病人的积极心理资源？
8. 叙事心理干预中的主线故事与支线故事有何区别？
9. 应用接纳承诺疗法的病理模型解释一病人的心理痛苦，并应用治疗模型引导病人进行心理灵活性的转变。

病人心理

学习目标	
知识目标	1. 掌握：病人角色适应与调整；病人的心理需要；病人心理反应。 2. 熟悉：病人就医行为和遵医行为及影响因素；住院病人及家属的心理护理需求及影响因素。 3. 了解：病人角色的概念；病人心理需要的特点；家庭对健康和疾病的影响。
能力目标	1. 能够识别病人的心理反应，对病人采取恰当的心理护理措施。 2. 能够评估病人及家属的心理需求，正确引导病人和家属积极应对疾病。
素质目标	1. 具备人文关怀理念。 2. 具有良好的沟通交流技巧。

　　病人的心理状态受疾病影响，同时又会影响疾病的发生、发展和转归。因此，护士在临床护理工作时，了解病人的心理发展与变化显得尤为重要，有益于护士全面、科学、有效地开展心理护理。病人是一种特殊的社会角色，其面对的问题涉及个人生命安全，需要转变角色作出选择，并从心理上适应躯体、家庭和环境的变化。本章主要讨论病人在患病后的心理和行为反应的变化及影响因素，医院、家庭如何帮助病人顺利度过患病期，重新回归正常的社会生活。

第一节　病人与病人角色

一、病人与病人角色

（一）病人

　　患病的个体即为病人（patient）。患病包括机体组织器官的器质性病变及生理功能的损害、个体主观体验的病感以及社会功能异常三个方面。传统的生物医学模式认为只有生物学病变并有求医行为或处在医疗中的个体才称为病人，这种理解只看到了"病"的一面，而忽视了人的社会属性，这显然与当今的生物-心理-社会医学模式不相符。随着社会的不断发展，健康和疾病的概念也随之发生变化，应从个体的生物、心理、社会等多方面考虑健康与疾病问题。

　　患病的个体一般会主动寻求医疗帮助，但并非所有患病的个体都有求医行为，反之有求医行为的人也并不一定都是病人。在现实生活中，有些人患有某些躯体疾病，如龋齿、皮肤病等，但他们仍带病正常工作和生活，担负相应的社会责任，自身并不认为自己是有病之人，社会也没有将其列入"病人"的范畴。此外，到医院进行常规体检的健康个体，产检的正常妊娠妇女，因结婚、就业或者其他原因需要体检的个体也被纳入"病人"系列，但他们并非真正患病，因为体检个体有可能正常无疾病，而分娩也是正常的生理过程。另外，也有部分人由于一些不良动机而到医院就诊，他们既无疾病又无病感，只是因某些特殊需要希望得到医院的诊断书、处方或病假单，还有为了骗取赔偿，利用病人身份牟取不正当的利益等，由于不易鉴别，临床上也常常将此类个体误列为"病人"。

随着生物－心理－社会医学模式的不断发展，对"病人"概念的理解也更加全面和深刻，即患有各种躯体疾病、心身疾病、心理障碍或精神疾病的个体，不论其是否具有求医行为，均称为病人。

（二）病人角色

1. 角色理论　角色（role）一词源于戏剧术语，是指因身份、地位、年龄等不同而划分的人物类型。角色理论是用角色的概念来研究人的社会行为的一种理论，主要包括角色期望、角色扮演和角色冲突等多个方面。20世纪20年代，美国心理学家米德（Mead）首先将"角色"这一戏剧术语引入社会心理学领域，称为社会角色（social role），用社会角色来说明人际关系中预期存在的互动行为模式。社会角色是指与个体的社会地位和身份相一致的行为模式、心理状态以及相应的权利和义务。社会角色包含两层意思：首先，社会中的一切行为都与各自特定的社会角色相联系，根据个体所处的角色可期望其发生与角色相适应的行为；其次，一定的角色又具有相应的权利和义务，如病人既有获取健康教育和治疗护理的权利，也有配合医疗护理的义务。

社会角色强调角色期望和角色扮演。角色期望是指社会、他人或自我对某一社会角色所应当具有的一组心理与行为特征的期望，担当某一角色的人的言行应该符合他人或社会对该角色的期待，否则就会被认为是不恰当的、不合适的。如护士的社会角色被期望是执行医嘱、协助救治和护理病人，其行为应该符合护士角色的行为规范。角色扮演是指行为者根据自我对各种社会角色观念的理解，按照他人或社会的期望采取的实际行为。个体在社会活动中扮演着多种角色，其行为随时间和环境的不同而进行调整的过程被称为角色转换。如一个人在单位的角色是一名教师，回到家里的角色又转换为丈夫和父亲；当他到商店去购物的时候，其角色又转换为一位顾客。

2. 病人角色　病人角色（patient role）又称病人身份，是处于患病状态中同时有求医要求和医疗行为的一种特殊的社会角色。具有了病人身份的个体在心理和行为上也会相应地产生变化。社会对病人角色的期待是采取切实行动减轻自身的病情，如按医嘱服药、卧床休息、接受医生护士的治疗、努力恢复健康等。

患病后个体被疾病的痛苦所折磨，希望得到及时的治疗及康复，与此同时个体需要从其他社会角色转换到病人角色。美国著名社会学家帕森斯（Parsons）在《社会制度》一书中提出病人角色具备的4种角色特征：

（1）病人可以从常态的社会角色中脱离出来，减轻或免除原有的社会责任和义务。患病后由于精力和活动的限制，病人可以减免平日社会角色所承担的责任，其减免的程度视疾病的性质和严重程度而定。

（2）病人对陷入疾病状态没有责任。患病是超出个体控制能力的一种状态，不是病人所愿意的，病人本身就是疾病的受害者，无须对患病负责。

（3）负有恢复健康的责任。患病是一种不符合社会需要的状态，也不符合病人的意愿，因此病人必须有使自己尽快康复的动机和行动。

（4）负有寻求医疗协助的责任。患病的个体不会因为自己有恢复健康的意愿，就能够达到健康状态，必须依赖他人的协助，才能使其愿望得以实现。

3. 病人角色的权利和义务 病人作为一种社会角色，享有其特殊的权利，并承担相应的义务。我国学者将病人的权利和义务概括如下：

（1）病人角色的权利：① 享受医疗服务的权利；② 享有被尊重、被理解的权利；③ 享有对疾病诊治的知情同意权；④ 享有保守个人秘密的权利；⑤ 享有监督自己医疗权利实现的权利；⑥ 享有免除病前社会责任的权利。

（2）病人角色的义务：① 及时就医争取早日康复；② 寻求有效的医疗帮助，遵守医嘱；③ 遵守医疗服务机构的各项规章制度，及时支付医疗费用；④ 与医护人员合作，配合诊疗和护理工作。

（三）病人角色适应与调整

人的一生都有进入病人角色的可能，甚至有可能与病人角色终身相伴。因为病痛的折磨，病人需要治疗及护理，有的甚至需要长期进行康复训练，须从其他社会角色转换到病人角色，在角色转换过程中，可能会出现角色适应和适应不良两种状况。

1. 角色适应 角色适应（role adaptation）指病人与病人角色的期望基本符合，如承认自己患病，主动采取各种措施促进恢复健康，积极接受治疗。同时，疾病痊愈后能及时地从病人角色再转回到原来的正常社会角色。从患病到康复，病人的角色适应过程包括以下三个阶段：

（1）否认阶段：即病人在知道自己患病后，最初往往持怀疑态度，不愿意承认患病的事实。

（2）焦虑、恐惧阶段：即在现实面前，病人不得不承认患病这一事实，由于对疾病产生的不良影响及病情恶化的担心，病人产生恐惧、焦虑、失眠等症状。

（3）接受阶段：在承认患病之后，病人逐步接受和适应病人角色及行为模式，关注自身的疾病，遵从医嘱，积极地寻求诊治。

2. 角色适应不良 病人角色适应不良指病人不能顺利地完成角色转变、承担起病人角色相应责任和义务的过程。由于种种原因，病人在角色转换过程中会出现一些适应不良的反应（图6-1-1），从而影响疾病的诊疗过程。

以下是常见的角色适应不良类型：

（1）角色行为缺如：角色行为缺如（role scarcity）指病人不能正确对待自己的疾病或不承认自己是病人，也不能正确地履行病人的义务。虽然疾病的诊断已经很确切，但病人仍表现出对疾病持否认的态度，不愿承认自己有病或尚未意识到自己已患病，忽略疾病的严重程度和后果。由于患病意味着身体功能的受损，进而会影响到生活、工作、学习等社会功能涉及个人利益的方

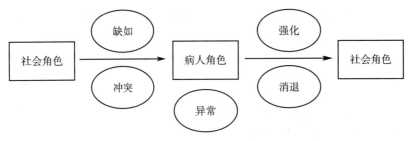

▲ 图6-1-1 病人角色转换过程的适应不良

面，病人因担心利益受损而不愿接受病人角色；另外，部分病人可能通过"否认"的心理防御机制来减轻心理压力。角色行为缺如的不良后果可能是拒医，从而贻误治疗时机，使病情进一步恶化。对此，医护人员可通过介绍相关医学知识，改变病人对疾病的认知，推动其作出行为的转变，帮助病人尽快进入病人角色。

（2）角色行为冲突：角色行为冲突（role conflict）指当多种社会角色集于同一个体时，个体不能协调好各个角色间的关系时产生的冲突。个体在转变为病人角色后，病人角色与其先前的社会角色发生心理冲突而引起心理或行为的不协调。当个体由健康人变为病人时，如果病人不能脱离平日的社会角色，与病人角色的行为要求相冲突，表现不符合社会预期，就会引起心理冲突。病人常常表现为焦虑、愤怒、烦恼、茫然、悲伤，发生矛盾行为。原有角色的重要性、紧迫性、个性特征，病人的患病种类、病情轻重、治疗效果等都会影响冲突的程度。因此，在实际工作中护士与病人要建立良好的护患关系，帮助病人熟悉环境、调节情绪、调整行为，应对角色冲突时应该具体问题具体分析，正确处理病人内心冲突，帮助病人尽快适应病人角色。

（3）角色行为减退：角色行为减退（role reduction）指个体进入病人角色后，由于某种原因又重新承担起已免除的社会角色的责任和义务，放弃了病人角色过早地回到原有社会角色的现象。有些病人出于某种强烈的动机或对某种需要的迫切需求，超过求医治病的动机，其可能会走出病人角色去承担其病前社会角色的责任和义务，这常常会导致病人错过疾病最佳治疗时机，或使病人的病情出现反复甚至恶化。如某些需要持续治疗的慢性病病人由于家庭经济困难，不得不中断治疗去工作赚钱。这种情形多发生在疾病的中期，对疾病的进一步治疗和康复不利。医护人员可强化病人对疾病治疗与预后的认知，让病人能更加关注自己的疾病，遵照医嘱配合相关治疗，从而规范自己的角色行为，有助于病情的尽快康复。

（4）角色行为强化：角色行为强化（role intensification）指随着躯体的康复，病人角色行为也应转化为病前的社会角色行为，但这种转化受到阻碍，个体"安于"病人角色的现状，角色的行为与其躯体症状不相吻合，过分地对自我能力表示怀疑、悲观和忧虑，行为上表现出较强的退缩和依赖。角色行为强化是由于某些病人惧怕很快回到充满矛盾和挫折的现实社会角色，以退行机制来应对现实环境；另外病人角色满足了病人的某些心理需要，如独居的老人在家时孤独寂寞，在住院期间不断有亲朋好友探望，在嘘寒问暖中感觉到被关注和重视，这些都会成为病人角色强化的促发因素；有个别病人甚至会故意夸大病情，或要求长期住院。对此类病人，医护人员可通过正性强化，指导病人逐渐增加各项活动，帮助病人重塑恢复正常生活的信心，推动病人从病人角色向正常社会角色转换。

（5）角色行为异常：角色行为异常（role unconventionality）是病人角色适应中的一种特殊类型，病人的行为超出了病人角色所界定的范围，是最严重的角色失调。病人难以承受患病或不治之症的挫折和压力，对病人角色感到厌倦、悲观、绝望，导致其行为异常，从而表现出绝望、冷漠、拒绝治疗，对医护人员产生攻击性行为，严重者甚至以自杀来解脱病痛之苦，多见于慢性病长期住院病人、病情反复的病人或身患绝症的病人。医护人员对此要给予高度重视，在日常的工作中加强观察，提升对病人心理健康状况的把握，适时采用恰当的技术与手段进行心理干预。

3. 影响病人角色适应的因素 病人的角色适应过程因人而异，但一般情况下随着病情的演变和治疗的进展，病人会慢慢适应病人角色。许多病人开始时不安心扮演病人角色，对治疗的要求不切实际，希望很快根除疾病恢复健康，而在病情的发生、发展过程中一般能慢慢适应病人角色，遵照要求采取措施减轻自身疾病的症状。

许多因素都会影响病人的角色适应，主要包含以下三个方面：

（1）病人的社会心理特征：病人的年龄、个性特征、教育背景、自身经历、家庭经济状况、医学常识水平等都会影响病人的角色适应。

（2）疾病的性质和严重程度：疾病的性质、严重程度、病程、治疗效果等都会影响病人的角色适应情况，如症状明显而严重常促使病人及时就医，反之病人常漠视疾病，不易进入病人角色。

（3）医疗卫生机构的情况：医疗卫生机构的医护人员水平和态度、环境、各项规章制度等都会对病人的角色适应产生一定影响。

二、就医行为及影响因素

（一）就医行为概述

1. 疾病觉察行为 疾病觉察行为指个体对疾病和症状的主观感受，即病感（illness perception）。病感是个体感到患病的主观体验，与疾病是两个不同的概念。病感可由躯体疾病、社会及心理等多种因素引起，一般表现为各种躯体或心理不适的临床症状，是驱动个体就医的直接原因。然而在疾病早期或病情轻微的情况下，个体也可以没有病感。有时个体的病感与医护人员对疾病的实际判断会发生差异，有人"病感"很严重，医护人员却判定疾病很轻，如疑病性神经症病人。而有些人完全没有"病感"，医护人员却诊断其患有严重疾病，如某些早期恶性肿瘤病人常因症状不明显而无病感。疾病觉察行为的影响因素很多，不但受到症状质和量的影响，还取决于该症状在特定人群中出现的频度（即常见或罕见）、人们对该症状是否熟悉和重视、人们对其预后是否易于判断、疾病威胁性和危险性大小等。另一方面，个体的人格特质、对症状的耐受性及敏感性等因素均可影响疾病觉察行为的发生及程度。

2. 就医行为 就医行为（behavior of seeking medical care）指自感患病后采取的寻医行为，包括自我医疗、向他人咨询、到不同级别或类型的医疗机构就医等。此外常规体检、孕妇正常产前检查及分娩、心理咨询等与医疗系统的无病性接触也被视为广义的求医行为，这些行为都对人类健康的维护具有重要意义。

3. 就医行为的原因 病人察觉到自己患病时是否会出现就医行为，与多种因素有关，具体如下。① 生理性因素：由于器质性或功能性的病变，病人主观感到身体不适而求医。在实际情况中，不论病人所患疾病性质或严重程度如何，病人的主观感受常常是促使病人产生就医行为的重要因素。② 心理性因素：患有心理疾病的病人会因精神的痛苦或行为失调而求医，另外某些生活事件使个体精神遭受刺激而导致其心理紧张、焦虑、恐惧，为了缓解负性心理反应和精神痛苦而求医。③ 社会性因素：因某些疾病对社会人群产生现实的或潜在的危害，从而被社会或公共卫生机构采取强制就医行为。

4. 就医行为的类型 个体的就医行为可能受到诸多因素的影响，根据就医行为的发出者可总结为三种类型：

（1）主动就医行为：主动就医行为是病人感觉患病或不适时，为治疗疾病而自觉寻求医疗帮助的行为，这是大多数病人采取的最常见的就医行为，存在于既有病感又主动寻求医疗帮助的个体。此外，还有一些特殊情况，如对自身健康特别关注的个体、疑病性神经症的个体、药物依赖的个体等，也可见于假冒病人角色的个体。

（2）被动就医行为：被动就医行为是指在他人的劝说或督促下寻求医疗帮助的行为。产生被动就医行为的原因有两种：一是个体有病感，但对疾病的影响及严重程度认识不足，或因社会和经济方面的原因未采取就医行为；二是病人处于特殊疾病状态，如昏迷、休克等，该类病人因自主意识丧失而不能采取就医行为。

（3）强制就医行为：对病人采取强制就医行为是因为某些病人所患疾病可能会对社会或家庭造成较大危害，如严重危害公众安全的传染病病人、毒品依赖严重者、严重精神疾病病人等，其所患疾病对社会人群健康和安全有严重影响，因此必须给予强制性治疗或隔离，强制的目的一是保障社会人群的安全，二是对病人负责。

了解并合理甄别病人的就医行为，对临床护理工作具有重要意义，可以使护士在临床工作中对不同就医行为者采取有针对性的就医指导，为病人提供恰当的护理服务。

（二）就医行为的影响因素

影响就医行为的因素是多种多样的，病人就医行为的影响因素大致可概括为以下6个方面：

1. 疾病认知 对疾病和症状的合理认知是形成正确就医行为的重要因素。一般认为，病人对疾病的性质、严重程度的认识及对症状的感受会影响就医行为。若疾病严重，对病人生活影响较大，会促使病人出现就医行为；症状越严重，也越易出现就医行为；有一定医疗常识的人容易出现就医行为。

2. 心理社会因素 个体的就医行为受到心理社会因素的影响，一般包括：① 个性特征，一个人是积极还是消极、对病痛的体验是敏感还是迟钝、生存动机是强烈还是微弱等，均可对其就医行为产生影响。如个性积极、对病痛体验比较敏感、生存意识强烈的个体，通常会产生比较积极的就医行为。② 文化教育程度，一般情况下，文化水平较高的人更能认识到疾病的危害及早防早治的重要性；而文化水平较低的人，由于知识水平低、缺乏医学常识、对症状的严重性缺乏足够认识，或对于医生及诊疗操作易产生恐惧，容易讳疾忌医。

3. **社会经济条件** 经济条件较好、社会地位较高的个体更关心自己的身体健康，且就医较一般人更容易，因此其就医行为发生率较高；社会经济地位低下、家境贫困的人群则多为被动求医或短期求医。医疗费用对病人求医行为的影响，主要取决于医疗费用金额的大小、求医个体在所支付经费中承担的比例等。

4. **就医条件** 病人的就医条件，包括其目标医院的医疗设施、医疗水平、交通状况等。就医条件能否符合求医需求，也是促发人们产生求医动机及行为的前提之一。一般而言，医疗机构里的医疗设施越先进、医务人员的医疗水平越高，越能激发病人的就医动机；前往医疗机构的交通条件越便利，越容易促成病人的就医行为。

5. **求医经历** 求医经历通常是相对于多次求医的人们而言，主要是指病人对所求助的医疗机构及医护人员的满意程度、当时的诊治效果，以及有无深刻的伤痛记忆等。病人的求医经历对他们的求医行为会产生一种继发性影响，尤其是人们第一次或急危重等情形下的求医经历，对病人日后的就医行为会产生较大的影响。一般情况下，求医经历中有较强挫折感的病人在日后的求医过程中就可能比较消极。

6. **社会支持** 病人求医行为的影响因素包括求医个体的亲友对病人求医行为所持的态度、个体的工作精力及职业目标等。一般情况下，亲友的关注和支持，有利于促成病人主动求医，而个体较高的职业发展目标及学业、工作繁忙等，则会阻碍他们的就医行为。而有些病人则担心病人角色会影响自己的职业发展和社会地位，从而表现出对求医行为的患得患失。有些病人则因为具有强烈的事业心，对自己的健康状况无暇顾及，以至求医过程中表现被动。

总之，病人在产生就医行为的过程中，以上各种因素都会对其产生影响，但其影响因素往往不是单一的，而是多种因素综合发挥作用。护士须在与病人接触过程中注意到病人的个体特异性，针对性地给病人提供指导和帮助。

三、遵医行为及影响因素
（一）遵医行为的定义
遵医行为（compliance behavior）指个体在确诊患有疾病后，积极遵从医嘱、配合治疗的一系列行为。遵医行为在病人的就医过程中是非常重要的，病人只有与医护人员密切配合，严格遵守医嘱，才能尽早康复，达到预期的治疗护理效果。

不遵医行为是医疗中的常见现象，这不仅会妨碍治疗方案的正确决策和顺利实施，还会影响治疗效果，危害病人健康，造成医疗资源的浪费。一般而言，不遵医行为常发生在门诊、症状轻、神经症、慢性病等病人身上；而在急危重症、住院病人中则较少发生。不遵医行为常表现为不遵照医嘱规定的剂量、时间、服药次数用药，怀疑检查结果或诊断结果，擅自改变或中断治疗方案，不听劝阻坚持不良行为习惯，不信任某医生而另求诊治等。不遵医行为的原因主要有以下几方面：① 医患沟通不畅导致医患关系不良，使病人对医院及医护人员失去信任；② 由于医疗术语使用过多或医嘱过于复杂，病人不能很好地理解医嘱，或出现理解偏差；③ 某些药物需要数天甚至数月才见效，病人未看到效果从而对治疗失去信心；④ 病人缺乏医学常识，对不遵医嘱的后果认识不足；⑤ 过往不良的求医经历使病人对治疗产生偏见；⑥ 由于继发性获益、医疗费用过高等原因而拒绝治疗。

（二）遵医行为的影响因素

影响病人遵医行为的因素很多，要提高病人的遵医率，需要病人、医院和社会多方面共同努力。通常影响遵医行为的具体原因包括：

1. 疾病因素 疾病的性质、种类、严重程度、临床表现等会影响病人的遵医行为。一般来说，急症、重症、症状明显者不遵医行为较少，而慢性病、轻症、症状不明显者不遵医行为较为多见，如糖尿病病人的高血糖在短期内未造成严重损害，未明显影响到生活，病人的遵医行为会不高。

2. 病人自身因素

（1）缺乏医学知识：病人和家属缺乏有关疾病药物治疗的医药卫生常识，对疾病和治疗缺乏足够的认识。病人感觉治疗见效、症状改善后就不再坚持治疗；或者对自己的疾病认识不足，认为病情较轻，无诊治的迫切性，常不能接受系统正规的治疗。

（2）文化因素：文化因素对疾病的认识和医嘱的依从性有较强的影响，受教育程度越高的病人遵医行为越好，文化程度低的病人对医生诊治的接受力较低，遵医率较低，有部分农村病人受封建思想影响，经常求神拜佛求助于迷信治疗。

（3）行为因素：部分病人因工作繁忙、生活无规律、病程长、生活方式难以改变等原因而未能坚持治疗，这在青壮年慢性病人中较为常见；病程时间越长，遵医行为越低。

（4）家庭支持：家庭的支持是病人配合治疗的重要支撑，如缺乏家庭支持，病人的遵医率会明显降低。

3. 医疗因素

（1）医疗水平：医院医生的专业水平、医疗设备的先进性、护士的护理质量是影响病人遵医行为的重要原因。

（2）医患沟通：沟通不畅导致病人对医生的信任度不高，对医嘱不明确，对治疗方案不理解，这会很大程度上影响病人的遵医行为。只有信任医生，理解并接受医嘱，形成良好医疗意向的病人才能很好地执行医嘱。

（3）医务人员的公众形象：医务人员的工作严谨细致、服务态度良好、仪表端庄、衣着整洁得体、医疗水平高超等良好的公众形象，有助于提高病人对医务人员的满意度，增加病人对医务人员的信任感，可以提高病人的遵医率。态度冷漠和缺乏耐心会影响病人对医务人员的信任，从而导致不遵医行为。

（4）治疗效果：治疗未能达到预期效果，病人就会对治疗方案产生怀疑，从而降低遵医率；或者治疗已有一定效果，自认为可以停药而终止治疗，也会降低遵医率，这在慢性病病人中最常发生。

4. 社会及经济因素

（1）医疗及社会保障体系：医疗经济负担过重会影响病人的遵医行为。医疗卫生事业政策和规划、医疗服务模式、医疗保障制度是否完善是重要的影响因素，特别是对于中低收入的人群而言，这一点显得尤为突出。病人能不能就近及时获得医疗服务也是影响病人遵医行为的另一重要因素，因此，推行社区服务，应用疗效好且价格低的药物是提升遵医率的良好措施。

（2）社会因素：社会心理因素对人的精神和身体健康有明显的影响。病人受到医院及医护人员的尊重、理解、支持时的情绪体验，可培养良好的医患关系，帮助提高病人的依从性。

第二节　病人心理需要与心理反应

一、病人心理需要的特点

（一）复杂性

人的心理需要本身就是复杂多变、互相作用的。在疾病状态下，病人面对突然的角色转变，身处陌生的医院环境，同时还要担心疾病可能带来的种种影响，这些都可能使病人产生多种强烈的心理需要，如安全需要、爱和归属的需要等，从而呈现出心理需要的错综复杂性。病人需要的复杂性可使病人产生较多的内心冲突，如不及时疏导解决等，容易产生心理问题。

（二）不稳定性

病人病情是不断变化的，病人的需求也会随着疾病的发展变化而不断调整。例如在病情严重时，病人的生理需要、安全需要占据主导地位。随着病情的好转，高级需要就会出现，病人开始希望得到亲友甚至是医护人员的关爱，希望知道自己的病情进展，参与治疗方案的制订，获得对自身疾病的掌控权。进入康复期，病人会自然而然地产生回归正常社会角色的愿望，希望继续原来的学习和工作，因此会主动获取工作学习相关的信息。

（三）非预见性

虽然病人的需要随着病情的变化具有大致的规律性，但是不同个体、不同疾病等多因素的交叠，会使病人的需求出现一些意想不到的变化。医护人员在开展工作时，不仅要从已有的经验出发，更应当结合实际情况，系统、综合地掌握不同病人的身心反应和需求，在诊疗过程中避免过分自信和武断。

二、病人心理需要

（一）生理的需要

生理需要是人的最基本需要，求医的目的是解除生理和精神上的痛苦与威胁。患病不但会造成身心的痛苦、经济的损失、生活的不便，还影响到个体的家庭、工作和学习。因此，病人一般都有强烈的求医愿望和恢复健康的需要，他们期待医生的治疗能一针见效，最好能药到病除。病人有恢复健康的愿望是符合病人角色特点的，也有利于形成良好的遵医行为，有利于疾病的康复。

但如果该愿望过于强烈，违反了事物的自然发展规律，就不利于医患双方的交流沟通，甚至会造成医患关系紧张。譬如，一般的病毒性感冒通常需要一周时间恢复，许多病人，特别是青壮年病人，迫切地希望能马上消除疾病，如果症状未能马上消失就认为是医护人员失职，对医护人员心生怨恨，这不但不利于医患沟通，也不利于疾病的康复。因此，护士在面对病人时，应加强沟通，介绍疾病的特点及影响因素，帮助病人更好地认识疾病，积极配合诊断和治疗。

（二）安全的需要

安全是在人的生理需要获得满足后，体现个体生存本能的需要。一般而言，人越是在安全受到威胁的时候，对安全的需要就越强烈，这也是人在病情严重时特别关注自身安全的原因。疾病本身就会对病人的安全造成威胁，因此，病人希望能解除安全的威胁，期望医生和护士值得信赖，希望诊疗过程顺利，治疗效果显著。而病人，特别是初患病的病人，对医学和疾病的了解不会太深，因此，医护人员在对病人进行重要的诊疗之前，应先进行耐心细致的解释说明；护士要有严谨有序的工作态度，较强的护理水平，减少病人的疑虑和恐惧，增强病人的信心和安全感；在诊治和护理过程中要认真负责，精益求精，杜绝差错事故的发生，从而使病人积极主动配合治疗，促进早日康复。

（三）爱与归属的需要

因疾病的折磨，病人会比正常人更容易表现出情感的脆弱，哪怕是平时意志坚强的人在疾病状态下也难以自控，表现得意志消沉，希望得到他人的支持和关爱。病人有特别渴望他人同情、安慰的心理需要，希望周围的人都能对自己体贴入微、关心备至，表现为情绪不稳定，易激怒、爱哭、任性、过分担忧病情、心理承受能力降低等。因此，护士不仅要主动关心病人，还应多与病人沟通交流，让病人体会到护士的关爱，同时可通过组织好病人之间的正常交往，协调病友之间的关系，在病房内营造温馨和谐、相互关心的氛围，使病人之间沟通信息、互相鼓励、消除孤独感，增强病人配合治疗与康复的信心，满足病人爱与归属的需要。

（四）尊重的需要

尊重是人的基本需要，作为医疗互动中的“弱者”，病人自我评价往往较低，对别人如何看待自己极为敏感，自尊心格外容易受伤害。病人一般认为能尽早地被医护人员了解，就代表得到了医护人员的重视，从而有可能得到更好的治疗和护理。在临床常常遇到类似的情形：一个有一定社会地位的病人，往往会有意无意地透露自己的社会地位，以期得到与该地位相应的待遇；社会地位不高的病人，则通过主动热情地与医护人员接近，希望借此得到“特殊”的照顾；而地位一般的病人，尤其是外地病人、农民等，则要求医护人员能做到“一视同仁”。尊重的需要若不能得到满足，病人会产生自卑感、无助感，以致产生不满或愤怒情绪。因此，医护人员要始终注意尊重病人，态度亲切、称呼礼貌，切忌直呼床号，主动热情地对待每一位病人。在进行治疗和护理操作时，做好沟通解释，尊重病人的知情同意权，注意保护病人隐私，做到对病人的充分尊重。

（五）自我实现的需要

自我实现的需要是最高层次的需要，也是患病期间最难以满足的需要。个体患病后，健康受损，精力受限，需要从平日的社会角色中脱离出来，进入到病人角色中，这往往使病人感到无所适从，容易产生挫败感和无力感。因此，在疾病的不同时期，医护人员可通过不同类型的引导，帮助病人重塑回归正常生活的信心。如在疾病初期，护士可以用过去恢复良好的实例激励病人，让病人能积极应对疾病，增强自我效能感，从而能更好地配合治疗，加快疾病康复的进程。

总之，医护人员应仔细观察病人的情绪和行为，确切了解病人的需要，而后根据病人的心理特点加以引导，尽可能地满足病人的需要，帮助病人更快地恢复健康。

相关链接 | **与时俱进的"互联网＋护理服务"**

2019年，我国在北京等6省市开展"互联网＋护理服务"的试点工作，重点为高龄或失能老年人、出院后病人、康复期病人和终末期病人等行动不便的人群，提供医疗护理服务。截至2022年底，全国共计2 000余家医疗机构开展了"互联网＋护理服务"，提供7类60余项上门医疗护理服务。

在国家卫生健康委和国家中医药局联合印发的《进一步改善护理服务行动计划（2023—2025年）》中指出，要进一步扩大"互联网＋护理服务"，逐步增加"互联网＋护理服务"医疗机构数量和上门护理服务项目数量，惠及更多人群。这项专业、便捷的上门护理服务，聚焦于满足人民群众日益增长的多样化护理服务需求，打通了专业护理延伸至家庭的"最后一公里"，为病人提供了人性化护理服务，是医疗机构深化"以病人为中心"理念的具体体现。

三、病人心理反应

（一）病人心理反应的定义

心理反应是事件发生时个体出现的内心变化及反应。病人心理反应，即在承担病人角色期间，个体对周围发生事件的内心变化及反应，由于疾病的复杂性、个体的差异性，同一疾病的个体可能存在完全不同的心理反应，而不同病人也有可能出现相同的心理反应。

（二）病人心理反应

1. 病人认知变化 大脑的病变常常会影响认知功能，例如多数脑血管疾病的病人会伴有不同程度的认知功能损害；糖尿病病人也有可能会出现认知功能的变化，因为血糖的波动可直接影响糖尿病病人的注意力、定向力、记忆力和思维活动等。

（1）感知觉异常：通常来说，病人在患病后会出现感受性提高、感受性降低、时空知觉异常、幻觉等感知觉异常情况。这是由于患病后，病人的注意力由外部世界转向自身的体验和感受，感知觉的指向性、选择性及范围都会相应地发生变化。进入病人角色后，由于疾病的影响和角色的变化，病人的敏感性增强，对自然环境的变化，如声、光及温度等特别敏感，稍有声响就紧张不安；对躯体反应如呼吸、血压、心跳、胃肠蠕动及体位等的感受性增高，对症状的感知更强烈。有的病人某些感觉的感受性在患病后会降低，如味觉、嗅觉、听觉等感觉通道变得迟钝。由于主观感觉异常，病人还会出现时间知觉和空间知觉异常，如觉得生病后的时间度日如年，有的病人甚至会发生幻觉。

（2）记忆障碍：一些躯体疾病会伴发明显的记忆减退，如某些脑器质性病变、慢性肾衰竭等。同时疾病突然发生的应激影响也会导致不同程度记忆的减退。病人可能表现为无法准确回忆病史，忘记医护人员的医嘱，甚至遗忘刚说过的话和发生的事。

（3）思维受损：疾病会使病人的思维活动受到一定的影响，表现为判断能力下降，做决策时瞻前顾后或者草率决定，同时可能表现出对身边人和事的猜疑，从而影响病人对客观事物的正确判断。

护士应加强对病人感知觉、记忆、思维等认知情况的观察，通过日常的沟通和积极的关注，联合家属的力量，了解疾病引起了病人哪些认知上的变化，并引导病人在有条件的情况下，进行记忆思维训练，以促进认知功能的改善。

2. 病人的情绪反应　在病人的心理反应中，情绪反应是最常见、最重要的心理反应，通常来说，病人患病后最突出的情绪反应是焦虑、恐惧、抑郁、愤怒。

（1）焦虑（anxiety）：人们对环境中一些危险或重要事件即将来临时紧张不安的一种情绪状态。焦虑是一种很普遍的现象，几乎人人都有过焦虑的体验，适当的焦虑有助于提高人们工作、学习的效率，但过度的、无端的焦虑则属于病理性情绪。在焦虑状态下，躯体会伴有明显的生理反应，出现许多身心的不适感，具体而言：内心体验是害怕、不安和痛苦的，出现没有确定的客观对象和具体内容的害怕；行为上可伴有坐立不安、来回走动或不由自主地震颤、发抖等症状；伴有身体不适感的自主性神经功能紊乱，如血压升高、心率增强、呼吸加深加快。

引起病人焦虑的因素很多，如对疾病病因、诊断、预后的担忧，对某些带有机体损伤性的检查、对即将开展的治疗手段的恐惧，对某些环境感到陌生、不习惯，与医护人员沟通的过程不顺心导致心烦意乱，医患间的信息交流减少或出现障碍等原因，都会引起病人的焦虑感。焦虑也常与某些疾病相伴，如甲状腺功能亢进症、更年期综合征、嗜铬细胞瘤、中枢神经抑制药停药后反应等。根据焦虑产生的原因及表现可将其分为三类：

1）期待性焦虑：面对预感即将发生，但未能确定的重大事件时的不安反应。初入院的病人、未确诊的病人往往容易出现这种焦虑。

2）分离性焦虑：依赖性较强的老年人和儿童会更加明显，由于疾病，病人不得不与家人、同事及熟悉的环境分开，住进了陌生的医院，这样就容易产生分离感，并伴有情绪反应。

3）阉割性焦虑：是一种自我完整性面临破坏和威胁时所产生的情绪反应，特别是手术前的病人更易于产生这种焦虑。

焦虑是可以评估的，一般分为六级加以评估。分级的依据是焦虑的强度、病人对焦虑的适应度、焦虑持续时间和焦虑的表现（表6-2-1）。

▼ 表6-2-1　焦虑的分级

分级	临床表现
Ⅰ	心神安定，病人没有焦虑感或仅有很少的感觉，不影响病人的正常生活状态
Ⅱ	个体感到松弛、舒适、快乐，存在很少的焦虑感，不易引起病人的重视，可以恢复
Ⅲ	轻度焦虑，是一种有用的焦虑感，它使人变得敏锐，有利于工作、学习的情景
Ⅳ	中度焦虑，表现为注意力稍弱，有时漫不经心，稍难以集中注意，学习较费劲，在适应和分析方面有困难，伴说话声音改变、颤抖、脉搏呼吸加快

分级	临床表现
V	重度焦虑：接受能力大大减弱，注意力高度分散，学习、工作受严重影响，常用过去的思维方法观察现象，几乎不能理解现有的情况，与之交流时难以沟通，表现为过度通气、心悸、头晕、恶心等症状。此级时病人感到痛苦，消耗病人的精力，抑制疾病恢复的能力
VI	恐慌，表现为惊慌、狂暴、崩溃、无法自抑的焦虑感使病人失去控制。恐慌发生时，人们歪曲事实，不能按实际情况了解真相，使人们失去有目的的行为能力。此级不多见，一旦发生，非常危险

适度的焦虑有利于病人关注自身的健康，更配合医护人员的诊疗措施，有助于疾病的康复。因此，护士要亲切、耐心地进行有效引导，帮助病人疏泄积累的紧张和焦虑，并培养其果断乐观的情绪和行为，以减少焦虑对治疗的负面影响，避免诱发其他疾病。

（2）恐惧（fear）：是指人们面对已知的威胁或危险情境所产生的情绪体验。恐惧与焦虑不同，焦虑时危险尚未出现，焦虑的对象不明确或是有潜在的威胁的事物，而恐惧有明确的对象，是现实中已发生的人或事物，威胁不存在时，恐惧也会随之消失。恐惧产生时，可表现为害怕、受惊的感觉，行为上表现为回避、哭泣、颤抖、警惕、易激动等。生理症状上可出现心跳加快或心律不齐、呼吸短促、脸色苍白、嘴唇颤抖、尿频、尿急等。临床上造成恐惧的原因主要有：

1）医院特殊的环境和紧张气氛：如洁白肃穆的环境，抢救危重病人的紧张气氛，其他病人的死亡等都会给病人带来恐惧感。

2）疾病的性质：病人所患疾病的性质和严重程度是病人产生恐惧的主要原因，如心肌梗死、恶性肿瘤病人的内心常有抑制不住的恐惧感。

3）临床特殊的检查和治疗：如胃镜、骨髓穿刺、截肢、摘除器官等。这些特殊检查和治疗让病人的精神高度戒备，情绪过度紧张，这种紧张情绪在某些时候甚至可能对病人造成致命性危害，如对急性心肌梗死病人而言，极度恐惧可以成为其病情恶化的直接诱因。

对恐惧的心理护理，主要是使病人感到危险情境的减弱或消除，则安全感能够逐渐加强。护士首先应当识别出病人的恐惧情绪，分析恐惧的具体对象和原因，有针对性地进行心理护理。在预估某些操作可能会造成病人恐惧时，护士可以提前主动对可能给病人带来的痛苦和威胁进行适当说明、解释及安慰病人，以和蔼耐心的态度对待病人，通过指导病人学习冥想、深呼吸、肌肉紧绷—放松等身心放松的方法缓解或消除恐惧心理。

（3）抑郁（depression）：是由现实或预期的丧失所引起的一种负性情绪，其典型症状是情绪低落、思维迟缓和意志活动减退，称为"三低症状"。在抑郁状态下，个体会出现悲观、失望、无助、冷漠、绝望等不良心理，并产生自我评价下降、自信心丧失、自卑感和无用感增强等消极的自我意识。在生理方面，会出现睡眠障碍、食欲和性欲减退、内脏功能失调及自主神经功能紊乱等症状。在行为方面，会出现活动水平下降、言语减少、兴趣减退、回避他人等改变，严重者甚至有轻生意向和自伤自杀行为。

产生抑郁的原因较多，临床上常见的包括危重或有严重功能丧失（如器官摘除、截肢或预后不良）、长期饱受病痛折磨或久治不愈、患病后形象严重受损等。另外，病人的性格、性别、家庭因素等也会影响抑郁的发生。一般来说，抑郁常见于女性、有抑郁家族史、酗酒或面临应激的病人。

抑郁情绪会导致不良的身心症状，降低机体的免疫力，使病情加重或产生并发症。护士要以高度的同情心、责任心向病人提供积极的信息，给予病人心理支持并进行开导和解释，引导鼓励病人做些力所能及的活动，努力减轻和消除病人躯体症状和抑郁症状，帮助病人重新树立起战胜疾病的信心。

（4）愤怒（anger）：是个体需要得不到满足，愿望得不到实现，在追求某一目标的道路上遇到障碍、受到挫折时产生的一种负性情绪反应。病人的愤怒情绪多见于治疗受挫时，病人往往认为自己得病是倒霉的，不公平的，加上病痛的折磨，病人烦躁易怒、自制力下降，此时受挫，病人就会产生愤怒情绪。愤怒常常会导致攻击行为，常见的攻击类型有两种：

1）外惩型（extrapunitive type）：攻击的对象是使其受挫的人或事物，如打人、摔东西等。

2）内惩型（intrapunitive type）：攻击的对象是自身，如自责、自恨、自伤、自杀等。

实际上，个体有时由于各种原因不能直接对抗挫折，而将攻击对象转移到不相关的人或事，称为转移性攻击。攻击行为可使个体心理活动增强，行为上表现为烦躁不安、行为失控、吵闹哭泣，还可引起血压、血糖升高，脉搏、呼吸加快，血液中儿茶酚胺和游离脂肪酸增高等。

引起愤怒的原因很多，主要如下。① 环境因素：如医院不良的环境、设备、仪器不能满足病人治疗的需要；② 社会因素：如社会支持系统不足，社会对某些疾病的偏见，家庭关系紧张，经济负担沉重等；③ 疾病因素：如无法治愈的疾病，病人期望过高但无法实现的治疗目标；④ 医护患之间的冲突：如在检查和治疗中缺乏沟通，治疗效果不佳，给病人带来痛苦或造成误会；还有个别医护人员服务态度不理想，技术水平低，工作不负责任等。

防止和消除病人的愤怒情绪一方面有赖于医院加强科学管理，提高服务质量和水平；另一方面取决于增强医患、护患间的沟通，医护人员应该正确对待病人的愤怒反应，给予适当的引导与疏泄，缓解其内心的紧张与痛苦。

3. 病人的意志行为变化 对于病人而言，治疗过程也是一个为达到康复目的而进行的意志活动，在这一过程中病人会产生意志行为的改变。具体如下：

（1）意志变化：病人意识活动最显著的变化是意志减弱，如病人缺乏主动性和进取性，对人对事变得盲从、被动、缺乏主见，稍遇困难便动摇、妥协，失去治疗的信心；还有部分病人缺乏自制力，情感脆弱，易激惹等。

（2）依赖行为：一个人生病后常常会受到亲人及周围人的关心和照顾，同时因为疾病的影响，病人的自理能力下降，因此成为人们关心、照顾的中心，容易导致病人产生依赖行为。依赖行为在患病初期是正常和必要的，有利于疾病的治疗和康复。但有些病人对自己的日常生活自理和治疗参与缺乏自信心，能胜任的事情也不愿去做，要求周围人给予更多的呵护和关爱，这种严重的依赖行为会让病人参与康复的主动性减弱，对病人康复不利。

（3）退化行为：退化行为指一个人重新使用原本已放弃的行为或幼稚行为来处理当前遇到的困难，表现出与年龄和社会角色不相符的行为举止。许多病人会有行为退化的现象，这在重症疾病的病人中较为常见。如感觉躯体不适时发出呻吟、哭喊，以引起周围人的注意，博得亲友的关心与同情。

对于病人在意志行为上的改变，护士应该积极予以干预，鼓励病人增强意志，发挥自身在疾病转归中的积极主动性，逐步恢复正常的社会行为，促进病人的康复。

4. 病人个性特征变化 一般来说，个性一旦形成就比较稳定，不会轻易随着时间和环境的变化而发生改变。但个性的稳定性又是相对的，在某些特殊情况下也会发生改变。在患病状态下，病人原本稳定的个性可能会出现改变，表现为独立性降低而依赖性增强，被动、顺从、缺乏自尊等。特别是一些慢性迁延疾病、恶性肿瘤、截肢、毁容等疾病对病人正常的社会生活影响非常大，易导致病人自我价值感降低，从而引起个性发生改变。如系统性红斑狼疮病人由于需要激素治疗，身形变胖而变得自卑、自责等；部分截肢病人因为躯体的残缺可能会变得自卑、冷漠；脑卒中可导致病人人格改变，变得孤僻和退缩。

随着疾病的发生与进展，病人的个性特征变化、自我价值感降低、自卑感增强等问题会不断出现，护士应鼓励病人充分表达自己的感觉和想法，适应和接受自身的改变，树立正确的自我评价。

第三节　住院病人和家属的心理护理需求及影响因素

随着传统生物医学模式向生物-心理-社会模式的转变，人们越来越重视心理因素在疾病的发生、发展及转归中的作用，对临床护理工作也提出了更高的要求。国家卫生健康委发布的《全国护理事业发展规划（2021—2025年）》指出，护理事业需要紧紧围绕人民健康需求，构建全面全程、优质高效的护理服务体系，不断满足群众差异化的护理服务需求。护理工作是卫生健康事业的重要组成部分，在优质护理服务的范畴中，病人的心理护理需求能够得到识别并满足，是护士的重要责任。

一、住院病人心理护理需求及影响因素

（一）住院病人的心理护理需求

对病人开展心理护理要求护士通过语言和非语言的交流方式与病人建立信任关系，安抚病人情绪，提供心理支持，促进病人的身心康复。病人的心理护理需求得到满足能解除或减轻病人的焦虑与烦恼，增加舒适感及幸福感。住院病人在医院里会有特殊的心理反应和心理诉求，病人入院后，通常会有以下几方面的需求：

1. 生理的需求 病人在患病后饮食、排泄、呼吸等方面的生理需求都会受到影响。这些需求是人类最基本、最低层次的，是其他需求产生的基础，如果这些需求得不到满足，病人的生命将受到威胁。因此需要医护人员协助满足其最基本的生存需要，保持身体舒适。

2. 安全的需求 安全是个体生存本能的需求，生命的安全保障是病人最迫切的需求，也是病人求医的目的。当病人的基本生理需求得到满足时，则对安全的需求十分关注。安全的需求贯穿在病人整个住院期间，医院的环境、医护人员的行为都可能是影响病人安全的因素，病人住院后也会对安全的需求更为敏感，如担心误诊、用错药、交叉感染等，所以要提供一个舒适安全的环

境，让病人安心地接受治疗。

3. 了解疾病知识的需求 病人一旦住进医院，新的环境常使其产生一种陌生、恐惧感。病人在适应新环境、新角色中需要了解大量信息，如不能及时获取相关信息，就会产生茫然、焦虑的情绪。住院病人最关心的通常是自己的疾病，他们对疾病的知识需求十分迫切，希望了解自己的病情、治疗方案、预后等情况。但是除了疾病的信息外，有些病人需要了解家庭、工作单位的情况，医疗费用的支付问题等。因此，护士提供适当的信息不仅可以消除病人的疑虑，还可避免其产生消极情绪。

4. 关心和爱护的需求 病人从自己熟悉的生活环境走进陌生的病房，远离亲人，常会产生失落感和孤独感，非常需要得到别人的同情和帮助。此外，患病时由于病人暂时性或永久性丧失了某种功能，常会造成病人自尊的降低。个体在低自尊状态下会特别在意别人对自己的看法和态度，希望得到周围人的关心、鼓励和爱护。医护人员的关怀和鼓励，无形之中能增强病人战胜疾病的信心。

5. 被重视和尊重的需求 病人通常都有共同的愿望，即希望得到医护人员重视，能被医护人员尊重和理解从而获得较好的治疗和护理。尊重的需要若不能得到满足，病人会产生自卑、无助感，严重者甚至会产生不满和愤怒情绪。因此，护士应当尊重每一位病人，保护病人的隐私，避免出现伤害病人自尊心的行为。

6. 沟通的需求 住院病人均存在不同程度的身心不适，原因包括环境的改变、疾病知识的缺乏、手术的恐惧、内心的寂寞等。随着人们对健康内涵理解的不断加深，病人既希望从护患沟通中获得与健康相关的知识以更好地配合治疗，也希望从护患沟通中得到心理上的支持和安慰。因此，在临床护理工作中，护士需要更新护理观念，适应新医学模式发展的要求，满足病人对沟通的需要。

（二）住院病人心理护理需求的影响因素

在护理过程中，应当了解病人以往的心理社会健康状况，掌握影响病人心理问题的相关因素，最大限度地维护病人尊严，预防和减轻病人精神心理问题，增进心理舒适度。通常来说，住院病人心理护理需求的影响因素包含以下几个方面：

1. 陌生环境 病人住进医院这一陌生的环境后，日常生活发生较大的改变，部分病人不能迅速适应住院环境，还有部分病人对医务人员有抵触情绪，出现了不愿意服从管理，不配合治疗的情况。

2. 对疾病的认知不全 由于缺乏对疾病的系统认知，病人对自己的病情、治疗方法、治疗效果及预后较为担心，住院期间常带有比较大的思想负担。

3. 悲观失落的心理 疾病或身体功能受损所产生的不适，会在不同程度上影响个体的自我应对机制，很多病人担心今后的生活不能自理，会连累家人，产生忧虑、悲观、绝望的心理，甚至不配合治疗或手术。

二、病人家属心理护理需求及影响因素

（一）病人家属的心理护理需求

随着护理范围的扩展和延伸，护理工作者越来越重视对病人家属的护理，以发挥病人家庭在

病人疾病恢复中的特殊作用，病人家属的心理及情绪变化也会对病人的病情起到积极或消极的作用。为了了解病人家属的需求，进一步促进护理的发展，临床工作者进行了了各种研究。家属需求是指病人在患病期间家属对病人健康方面情况及自身身心支持需要的总体需求。具体如下：

1. 病情保证的需求 病人家属最关心的问题是病人的健康，他们迫切需要知道病人的预后及病人是否得到最好的治疗和护理。有研究发现，病情保证是家属的首要需求，如保证病人得到最佳救治，病人安全得到有效保障等，而病情的保证确实可以让病人家属减轻思想压力，改善病人家属的不安情绪。

2. 信息获取的需求 病人家属需要通过医护人员掌握病人病情的进展情况，来决定后续的治疗方案。医护人员应向病人家属提供及时、详细、真实的信息，满足病人家属的信息需要，使家属知情参与决策，有利于病人及家属减轻焦虑、提高治疗依从性、增加治疗满意度，否则会产生信任危机，甚至引发医疗纠纷。

3. 获得支持的需求 在病人患病时，家属常出现焦虑、抑郁、悲哀等心理应激反应，更希望从周围人获得更大的支持。中国人注重家庭情感的联结，家人之间联系密切，家属依赖于周围亲人的精神和经济帮助。医护人员应鼓励家属的亲友倾听他们的内心世界，协助其建立有效的社会支持系统，也能为病人的康复提供更有力的社会支持。

（二）病人家属心理护理需求的影响因素

1. 病人病情的严重程度 病人病情的严重程度影响家属承受的焦虑和抑郁程度。病情轻，家属承受的压力相对少；而危重症病人的病情复杂多变，随时都有生命危险，家属处于强烈的应激状态，承受较大的压力，这时病人家属的心理护理需求就比较强烈。

2. 病人家属的性别及受教育程度 男性家属的心理需求明显低于女性家属。女性的心理承受能力相对稍弱，且在家人患病后，经济家庭负担更重，多重压力下更容易在负性情绪的压力下出现情绪失控、心理障碍等严重后果。另一方面，家属的受教育水平越高，对病人的病情、治疗效果、心理和精神状态的信息获取需求越强烈。

心理护理实施的范畴已经扩大到社会的各个方面，护士只有了解各种人群的主要心理需求，将这些需求转变为其护理服务的主要依据，才能真正满足人群需要，为其提供优质护理服务。

第四节 病人与家庭

家庭是由具有婚姻、血缘或收养关系的人组成的社会生活的基本单元，是人类社会最基本的初级社会群体，也是一种最普遍、最固定和最持久的社会组织形式。家庭既有自然属性也有社会属性，现今家庭与健康的关系越来越受到人们的重视。

一、家庭对健康和疾病的影响

家庭与健康的关系复杂而紧密，家庭以不同的方式和途径影响着个人的健康，家庭是健康观念、健康相关行为、压力和情感支持的重要来源。家庭对个人健康与疾病的影响有以下几方面：

（一）家庭对健康的影响

1. 遗传和先天因素　许多疾病是通过基因遗传而来，如地中海贫血、色盲、血友病等。多项研究表明：如果母亲在妊娠期间罹患疾病如病毒感染，或在妊娠期间有不良生活习惯如酗酒，或患有心理上的疾病如焦虑症，其所生的婴儿会更容易出现神经活动不稳定的倾向。妊娠期间用药或射线照射也有可能导致婴儿残疾，给儿童的身心造成直接的不良影响。

2. 家庭环境因素　家庭是个人成长的起点，是个体社会化的重要场所，父母是个体社会化的第一任教师。童年期是儿童身心发育的关键时期，此时儿童对家庭在生理上和心理上的依赖都是最强烈的，父母对儿童有很强的支配作用。家庭不和或父母关爱不足等都会给儿童带来精神上的创伤，成长家庭关系紧张的儿童，长大后更容易形成攻击性人格。

家庭环境对健康的影响一方面是家庭生活环境的拥挤，过分拥挤的生活环境为许多疾病的传播提供了便利；过分拥挤还会使家庭成员产生压抑感和沉闷感，家庭成员之间无法保持适当的界限和距离，常激化原有的矛盾。另一方面是家庭氛围，家庭的气氛是欢乐还是悲伤、是热烈还是平淡，都会影响到家庭成员的心理健康，长期过分压抑的家庭气氛容易使个体患上心身疾病、心理障碍甚至是精神疾病。

（二）家庭对疾病的影响

1. 家庭对疾病传播的影响　由于每个家庭都有相对密闭的住房空间，家庭成员之间接触密切，流行病容易在家庭成员之间传染，因此，传染性疾病在家庭中有很强的传播倾向。如结核病、性病、肠道寄生虫和皮肤性传染病等就很容易在家庭中传播。

2. 家庭对成年人患病率和病死率的影响　心身疾病学的研究表明，丧偶、离婚和独居者的病死率均比结婚者高，特别是丧偶后的第一年中，寡妇或鳏夫的疾病病死率明显升高。也有研究在控制了吸烟、社会经济状况等其他影响因素的作用后，发现鳏夫的病死率仍然比普通对照组高；而当再婚后，他们的病死率又与普通对照组相当。相关的研究表明了家庭对健康的影响，体现了婚姻对健康的保护力。

3. 家庭对疾病恢复的影响　在疾病状态下，家庭的支持作用越发凸显。特别是在急危重症病人的家庭中，如何帮助病人度过危机，重新振作起来，家庭亲人的支持和鼓励显得至关重要。而在慢性病人和残疾病人的治疗和康复中，家庭成员的支持、鼓励、监督对病人的康复和病情的稳定也起到不可或缺的作用。例如糖尿病病人，如果有家人督促定期监测血糖、监督病人饮食控制情况，则血糖就能维持在一个稳定的范围内，从而避免发生严重并发症；又如脑出血病人，如果能有家人在黄金时间送医院就诊，早诊断、早治疗，则该类病人疾病康复的程度是错过最佳治疗时间的病人无法达到的。

二、病人患病对家庭的影响

（一）情感反应

个体患病会影响到其他家庭成员的工作、学习及生活，同时还影响到他们的精神世界。当个体患病时，整个家庭都将会产生一些特殊的情感反应，如对家庭未来的担忧；对疾病发展或治疗结果的焦虑；对一些致病因素的愤恨，如白血病患儿的家庭通常都会对家庭装修的劣质产品抱有仇恨情绪，病人家属通常也倾向于用病人的感觉和症状来对待问题，对健康问题表现得特别敏感，整个家庭常常会因为疾病的发生而出现连锁的情感反应。

（二）家庭功能障碍

家庭功能障碍的程度因患病成员在家庭中的角色而异。如果病人患上严重疾病而且在家庭中起很重要的作用，如经济上主要依靠的人、操持家务的主妇或整个家庭的感情依托者等，则整个家庭就会陷入一种危机状态，出现严重的功能障碍。若患病者为家庭中的年幼者，虽然对家庭的经济状况影响相对较小，但由于年幼者代表着家庭的未来，特别是儿童青少年的急危重症，会使整个家庭对未来失去希望；若患病者为家庭经济支柱的中年人，这会使家庭经济收入锐减，则几乎影响到家庭的所有功能，如影响到对后代的抚养和父辈的赡养功能，家庭情感交流的调节功能也会受到影响；若患病的是老年人，由于老年人与家庭成员之间的亲密关系，也会使整个家庭蒙上阴影，从而影响到家庭各项活动的进行。总之，家庭作为相对独立的社会单元，家庭成员之间联系紧密、感情深厚，任何家庭成员的疾病和痛苦都会对其他家庭成员造成影响，从而使家庭功能出现障碍。而且，个体在疾病治疗过程中的就诊、住院等都需要动用家庭成员的力量，也会对原有的家庭生活带来较大的冲击。

（三）家庭功能重建

当家庭因个体患病而陷入功能障碍时，家庭就需要调整家庭结构以适应患病后的家庭现状并维持家庭的正常功能，具体包括：① 调整家庭成员的角色行为；② 改变家庭成员间的交往方式；③ 扩大对可获得资源的利用；④ 增加成员间的情感交流与沟通；⑤ 加强与家庭以外社会的联系，增加家庭的对外开放程度，争取更多的外界支持；⑥ 改变不适宜的家庭观念，调整生活方式、生活目标以适应家庭的变故。

学习小结

病人是患有各种躯体疾病、心身疾病、心理障碍或精神性疾病的个体，病人角色是一种特殊的社会角色，个体容易出现角色适应不良。就医行为是指自感患病后采取的寻医行为；遵医行为是指个体在确诊患有疾病后，积极遵从医嘱，配合治疗的一系列行为。就医行为和遵医行为都受多种因素的影响。病人在就医过程中会出现认知、情绪、意志行为、个性特征等方面的心理反应，需要护士根据病人的需求提供恰当的心理护理服务。病人的患病和治疗会对家庭产生影响，家庭也对其产生影响。病人和家属在疾病发生期间出现多种心理需求，护士需要了解各种人群的主要心理反应和心理需求，提供优质的护理服务。

（李鸿展）

复习参考题

一、单项选择题

1. 谢某，男，55岁，企业中层管理人员。患心绞痛多年，因恐惧手术治疗过程，丧失了冠状动脉搭桥的最好时机。一直自认为控制良好，觉得医生对其疾病是夸大其词，仅愿意服药治疗，且服药依从性较低。近日，因工作事宜与下属出现激烈冲突，紧急心脏病发作入院。该案例中，病人出现了（　　）
   A. 角色行为缺如
   B. 角色行为冲突
   C. 角色行为减退
   D. 角色行为强化
   E. 角色行为异常

2. 张某，女，54岁，农民。自6年前开始每逢劳累后，出现颈部疼痛的症状，间断服用"止痛药物"缓解，未到过专业医疗机构就诊，以致病情迁延不愈。自昨日起，劳累后胸背部疼痛，周身乏力，难以站立，为明确诊治，由其子强行送至医院治疗。该案例中，病人的就医行为属于（　　）
   A. 主动就医行为
   B. 积极就医行为
   C. 被动就医行为
   D. 强制就医行为
   E. 消极就医行为

3. 陈某，男，48岁，学校教师。因患胆囊炎而入院治疗。住院后病人适应能力大大减弱，对周围环境极其敏感，身体稍有不适即觉得自己又出现了新的病灶。该案例中，病人出现的认知反应变化是（　　）

   A. 感受性提高
   B. 感受性降低
   C. 主观感觉异常
   D. 幻觉
   E. 记忆障碍

4. 王某，女，40岁，公司职员。10天前确诊为"乳腺癌"，医生建议进行手术治疗，近一周来，病人情绪低落，常常独自落泪、兴趣下降、睡眠浅、易早醒，担心自己时日不多、悲观失望，感到生活无意义。对于该病例，护士开展护理工作时，以下措施**不宜**实施的是（　　）
   A. 以高度的同情心、责任心向病人提供积极的信息
   B. 给予病人心理支持并进行开导和解释
   C. 引导鼓励病人做些力所能及的活动
   D. 提供过往积极的病例帮助病人树立战胜疾病的信心
   E. 提前主动把手术会给病人带来的痛苦和威胁作详细说明

5. 李某，男，50岁，建筑工人。因腿部粉碎性骨折住院，经诊断须进行手术治疗。李某对手术充满恐惧，担心手术反而会危及生命，迟迟不同意开展手术。体现了住院病人具有（　　）的心理需求
   A. 生理的需求
   B. 安全的需求
   C. 被重视和尊重的需求
   D. 关心和爱护的需求
   E. 沟通的需求

   答案：1. A；2. C；3. A；4. E；5. B

二、案例分析题

案例1：陈某，男，35岁，某公司总经理，平时工作繁忙，被诊断为"胆道梗阻性黄疸"，由于工作原因迟迟未住院治疗。

案例2：黄某，女，23岁，患有"慢性白血病"，由于家庭经济困难，支付不了医疗费，所以只在她感觉疼痛难忍时才入院进行化疗，当疼痛缓解

后随即出院。

案例3：李某，55岁，因"慢性肾炎"已住院3个月，由于刚住院时病情较为严重，需要卧床休息，生活不能自理，都依赖于家属与护士的帮助，如今病人病情好转，生活基本可以自理，可李先生还是依赖家属与护士，不愿自己动手，连喝茶倒水都需要家属帮忙，并迟迟不肯出院，觉得自己的病还没好转，恳请医生再为他治疗。

案例4：何某，78岁，被诊断为"胃癌晚期"收治入院，住院期间病人情绪烦躁，时常大骂医务人员，拒绝接受各项检查及治疗，当医务人员接近时，他甚至会拿起身旁的物品砸向他们，有时绝望悲观，不言语，有自杀倾向。

问题：

（1）以上案例属于哪一种角色适应不良行为？作为一名护士，应该怎样护理案例4中的病人，怎样帮助他正确地面对自己的病情并接受治疗？

（2）病人住院后会出现哪些心理反应，如何根据病人的心理反应对病人开展心理护理？

第七章　临床心理护理概论

学习目标

知识目标	1. 掌握：临床心理护理程序、临床病人心理状态的主要影响因素。 2. 熟悉：心理护理的基本要素及其作用，心理护理与其他护理方法之间的异同点。 3. 了解：国内外护理心理学发展概况；护理心理学发展趋势。
能力目标	1. 能根据临床心理护理程序为病人提供心理护理。 2. 能准确评估病人心理状态、评价心理护理实施效果。
素质目标	具备良好的职业心理素质和理论联系实际的能力，在临床工作中提供高质量心理护理，促进病人身心健康。

> **相关链接**　　近年来，国家对于心理健康在卫生医疗领域的地位日渐重视。《"健康中国2030"规划纲要》第二篇第五章第三节"促进心理健康"中提到，要"加强心理健康服务体系建设和规范化管理。加大全民心理健康科普宣传力度，提升心理健康素养。加强对抑郁症、焦虑症等常见精神障碍和心理行为问题的干预，加大对重点人群心理问题早期发现和及时干预力度。加强严重精神障碍患者报告登记和救治救助管理。全面推进精神障碍社区康复服务。提高突发事件心理危机的干预能力和水平。到2030年，常见精神障碍防治和心理行为问题识别干预水平显著提高。"

　　随着现代医学模式的转变，心理护理的作用日益受到重视。明确心理护理的一系列基本理论问题，有助于理解心理护理在临床中的作用和重要性。掌握临床心理护理的程序并加强心理学理论与临床心理护理实践的有机结合，才能最大限度地发挥心理护理对病人身心健康的积极作用。

第一节　临床心理护理概述

　　心理护理是整体护理的核心内容，明确心理护理的概念、定位、目标与原则，熟悉临床心理护理的实施方式，建立整体护理思维模式，有利于护士在临床有效开展心理护理，从而实现现代护理模式总体目标。

146

一、临床心理护理的概念

（一）心理护理的定义

心理护理（psychological nursing）指护士在临床实践中，以心理学理论为指导，以良好的人际关系为基础，按照一定程序，通过运用各种心理学方法和技术，帮助病人在自身条件下获得最适宜身心状态的护理过程。

病人的身心状态不仅与其疾病严重程度相关，还取决于其自身的主观体验。有人偶染微恙就终日愁眉不展，也有人身患绝症却始终笑对病魔。心理护理要求护士运用心理学的理论和方法，紧密结合临床护理实践，致力于病人心理问题的解决，消除和缓解病人不良心理状态和行为，从而促进疾病转归和康复。

虽然病人能否获得身心康复及其进程顺利与否，并不仅仅取决于护理方式，但护士却可以极尽护理之手段，消除或控制一切不利于病人身心的消极影响，帮助各类病人获得最适宜的身心状态。

（二）心理护理与其他护理方法的异同点

1. 心理护理与其他护理方法的相同点　首先，心理护理与其他护理方法都是以病人为服务对象，都是以促进病人身心康复和增进全人类健康为共同的职业目标。其次，心理护理作为一种具体的护理方法，与其他护理方法共存于整体护理的新模式中。临床实践证明，心理护理只有与其他护理方法紧密结合，依存、渗透、融会贯通于护理全过程，才能更充分发挥其效用，从而为病人提供高质量的护理服务。

2. 心理护理与其他护理方法的不同点　心理护理与其他护理方法依据的原理不同，使用的工具也不同，其主要区别在于方法学上的不同。其他护理方法主要是借助外界条件或客观途径，以生物、化学、物理等方式，帮助病人实现恢复健康的目标，如测量病人的生命体征，使用血压计、听诊器、体温计即可获得，依据的是物理学理论；而心理护理关注的是社会、环境与个体健康的交互作用，主要运用心理学的理论和技术，通过激发个体的内在潜力、充分调动其主观能动性，从而帮助个体实现身心康复的目标，例如对病人进行心理评估，则必须遵循心理学理论，使用专业的心理评估方法来完成。

二、临床心理护理的目标与原则

（一）临床心理护理的目标

心理护理的目标可分为阶段性目标和最终目标。阶段性目标是护士与病人初步形成有效沟通，使病人在认知、情感和行为方面逐步发生变化；而心理护理的最终目标是促进病人的自我发展，提高生命质量，促进病人的健康发展。具体目标如下：

1. 提供良好心理氛围　提供舒适的医疗环境，帮助病人适应陌生的医院生活环境，建立良好的人际关系。

2. 满足病人合理需要　需要是人心理活动的源泉，了解和满足病人的需要，帮助其适应病人角色、认识并正确对待疾病，是心理护理的基本要求。

3. 消除病人不良情绪　解除或减轻病人患病后由各种因素引起的恐惧、焦虑、愤怒、抑郁等不良情绪，帮助病人树立战胜疾病的信念，以积极的态度与疾病做斗争。

4. 提高病人适应能力　心理护理的最终目标是促进病人的自我发展，有效的心理护理能够调动病人的主观能动性，促进其健康行为。

（二）临床心理护理的原则

1. 保密原则　在心理护理的过程中常涉及病人隐私和秘密，病人一般是在充分信任护理人员的前提下，才会对其诉说和讨论。作为护理人员，尊重病人隐私，为病人保守秘密，是进行心理护理的重要前提和原则。

2. 动态原则　心理护理是连续、动态的过程，必须密切跟踪病人心理的动态变化，分析其心理失衡的主要原因，及时调整和优选实施对策，才能更有效发挥其对病人身心健康的积极影响。

3. 自我护理原则　心理护理不是一种替代过程，而是协助和促进病人提高对疾病与健康的认知、自觉转化行为，积极建立和发挥自我护理能力的过程。在临床工作中，一是通过启迪调动病人的主观能动性，提高病人内在的积极性，启迪的范围包括恢复健康的希冀、修身养性的启示、心理冲突的宣泄、正视伤残的激励作用等；二是通过指导和启发，帮助病人实现自我护理，让病人以平等的地位参与到医疗护理活动中，为了自身的生存、健康及舒适需要而进行自我护理，这有助于提高病人的自尊和自信，促进其身心健康程度的恢复。护士在实施心理护理时应注意把握这一原则。

三、临床心理护理实施方式

（一）个性化心理护理与共性化心理护理

1. 个性化心理护理　个性化心理护理是一种目标明确、针对性强、用以解决病人个性化心理问题的心理护理形式。它要求护士必须准确地把握病人在疾病过程中所表现出来的、对其身心健康有明显危害的不良心理状态，及时采取因人而异的有效对策，迅速缓解病人承受的心理压力。例如针对心肌梗死病人的恐惧心理、创伤致残病人的悲观心理等，给予个性化的心理护理可更快速、更有效地解决其心理问题。

2. 共性化心理护理　共性化心理护理指目标不太明确、针对性不太强，仅从满足病人需要的一般规律出发，用以解决病人中同类性质或共同特征心理问题的心理护理形式。它要求护士善于发现和归纳同类病人心理问题的内在规律，运用各种规律对病人尚未明确，但随时可能发生的潜在心理问题进行提前的干预，防止心理问题的发生。例如手术病人的心理护理、住院病人的心理护理、门诊病人的心理护理等。

病人心理问题的共性化和个性化是相对的，共性化问题可含有个性化特征，个性化问题又具有共性化规律。如癌症病人的心理问题，多数癌症病人均有不同程度的恐惧、抑郁等情绪，但个别癌症病人因严重抑郁而自杀的事件也时有发生。这提示临床护士，实施癌症病人的心理护理，如果采用"蜻蜓点水"方式，把精力、时间平均分配到每个癌症病人，那么处于严重抑郁状态、有自杀前兆的癌症病人就可能被忽略，其心理危机得不到及时甄别、干预，最终发生无可挽回的悲剧。若护士能因人而异地对癌症病人分别实施个性化心理护理与共性化心理护理，尤其在护士少、病人多的临床现状下，把干预重点锁定在有严重心理危机的癌症病人，对其实施个性化心理护理，则可有效地避免癌症病人的意外死亡。

（二）有意识心理护理与无意识心理护理

1. 有意识心理护理 有意识心理护理指护士自觉地运用心理学的理论和技术，通过设计的语言和行为对病人实施心理干预。它需要以相应的心理学理论和规范化的操作模式为基础，要求实施者必须接受过专业化的培训和有心理护理的主动意识。

2. 无意识心理护理 无意识心理护理指客观存在于护理过程每一个环节中的，随时可能对病人心理状态产生影响的护士的一切言谈举止，无论护士是否主动注意到，都可发挥心理护理的效应。无意识心理护理要求护士经常自省并调控在病人面前的一切言谈举止，并使之尽可能成为病人身心康复的催化剂。

临床心理护理无论属于哪种形式，具体实施的效果绝非以护士的主观意志或自觉意识为转移。护士对病人心理状态的影响，取决于护士的角色行为模式，源于护士有意或无意的言行举止，因此，护士应注意约束随意性言行，防止不经意间对病人身心造成消极影响。

相关链接 | **心理护理层级理论**

英国学者尼科尔斯（Nichols）在其主编的《临床心理护理指南》中主张将心理护理分为三个层级。第一级为察觉，即察觉病人的心理问题，通过以病人为中心的倾听与交流，对病人进行心理状态的感知及相关行为的觉察；第二级为干预，即用系统的方法评估病人的心理状态，然后采用预防干预的措施处理人们因疾病和损伤而引发的一些心理问题；第三级为治疗，如果某些预防措施未能奏效，则可将重点转移到用治疗和支持性干预的措施，以帮助病人应对心理问题。在临床上，病人一、二层级的心理护理主要由护士承担，护士可通过与病人交流、倾听，及时发现病人的心理护理需求，借助评估工具和观察访谈了解病人心理反应的影响因素，了解病人在信息、情感、咨询等方面的需求，并给予心理护理和干预。第三级为治疗，则要求护士具备发现病人是否有精神问题的能力，及时转诊精神异常的病人，帮助其及时获得针对性的心理治疗。

一级心理护理是最基础的心理护理，护士通过与病人接触，根据病人透露的信息和应对方式敏锐地了解其心理状态，察觉、鉴别病人的心理护理需求。该层级的心理护理，要求护士将良好的倾听、引导病人说出关键问题的技巧作为最基本的能力。一级心理护理并不会占用很多时间，真正需要心理干预的病例并不多。尼科尔斯指出，运用一级心理护理应成为一种意识，不仅可提高病人的满意度，还可让护士体会到成就感。如果护士未能朝着有效评估病人心理状态的方向努力，其照护效果往往会不显著。一级心理护理还可为下一步实施信心和情绪方面的护理做准备，也可为心理治疗提供参考。

二级心理护理即干预，是一级心理护理的深入和提高。与病人较多接触后，心理护理由意识到病人的心理需要，逐步进入评估病人的心理状态。护士从经常与病人接触的从事健康的照护者，成为病人心理的眼睛和耳朵。在整个二级心理护理过程中，特别需要强调的是，护士必须采取"一切以病人为中心"的交流沟通手段，以达到更完整了解病人状况的目的。心理干预可与常规护理操作同时进行，也可单独进行。对于某些特殊病人，如意外事故、外科手术及重症病人，在其治疗康复中需组织多学科成员参与病例讨论，以寻求解决病人问题的更多更有效的心理护理办法。

三级心理护理即心理治疗，指护士凭借自身能力不足以帮助那些困扰非常大的病人时，将病人转诊给临床心理医生，护士是该层次心理护理的组织者。当通过评估发现病人心理反应过度、出现精神症状时，即需寻求心理或精神科医生的帮助或转诊。由心理医生实施专业心理治疗帮助病人渡过心理危机，阻止事态的进一步恶化。

四、临床心理护理与整体护理

整体护理指以人为中心，以现代护理观为指导，以护理程序为基础框架，把护理程序系统化地运用到临床护理和护理管理的各个环节的工作模式。整体护理模式已广泛应用于临床护理实践，其目标是根据人的生理、心理、社会、文化、精神等多方面的需要，提供最佳的护理。

（一）心理护理是整体护理的核心内容

心理护理作为一种护理方法，是伴随着整体护理模式的建立而被广泛应用于临床的，并随着其在护理实践中显现出的重要作用而显示出独特的地位。大量临床实践证明，个体的心理状态对其自身健康具有直接的、决定性的影响，护士对病人实施心理干预及心理健康教育等措施有利于病人的身心康复。心理护理作为一种具体的护理方法，它与其他护理方法既有区别又有联系，并且与其他护理方法融会贯通于整体护理的始终。在实施整体护理的过程中，护士不仅要帮助病人解除躯体疾病带来的痛苦，更要重视心理社会因素对病人的影响，了解病人的心理活动，给予个体化、有针对性的心理护理，从而提供适合于个人的、最佳的整体化护理。

（二）整体护理促进心理护理的发展与完善

1. 整体护理促进了心理护理纵深发展　现代医学认为健康的内涵不仅是躯体没有疾病，还要有完整的生理、心理状态和社会适应能力。整体护理确立了"以人的健康为中心"的护理理念，不仅关注生物学意义上患病的人，更把人视为一个整体，根据病人的身心、社会、文化需求，提供整体护理。在这种理念的指导下，心理护理的重要性被提到了非常重要的地位。护士的心理护理意识、心理护理水平、心理护理效果都得到了显著提高。可见整体护理模式的推行加强了心理护理的纵深发展，也将进一步完善心理护理理论体系，使心理护理实践更加科学化，提高心理护理研究水平。

2. 整体护理明确了心理护理的基本任务　整体护理的目标是根据人的生理、心理、社会、文化、精神等多方面的需要，提供最佳的护理。基于上述目标，心理护理的任务就是要通过各种途径和方法，包括运用心理学的理论和技术，发现病人的身心问题，控制不利于病人健康的一切因素，调节病人的心理状态，使其保持最佳的身心状态，以促进疾病康复。

3. 整体护理规范了心理护理实施程序　整体护理强调以护理程序为基础框架，通过评估、诊断、计划、实施、评价对病人的生理、心理、社会、文化及精神等多方面进行全方位的整体护理。护理程序的应用使临床的心理护理实施从过去的随意化、简单化及经验化逐步走向规范化、标准化及科学化。护士更注重运用心理学理论及技术收集与病人疾病有关的信息，采取科学的心理评估和心理干预方法，再根据病人的反馈及时调整心理护理计划。

4. **整体护理提高了心理护理质量标准**　整体护理要求"以人为中心"，以病人的满意度作为病人评价护理质量的重要标准。作为整体护理的一个重要组成部分，心理护理的效果评价也由此发生了很大的改变，由传统的比较主观、模糊的经验性描述发展为当今的比较确定、客观的、能被检验的科学化数据，提高了心理护理的质量。

第二节　心理护理的要素和作用

心理护理是一个人际互动的过程，在此过程中，护士以病人为中心，围绕其心理问题，运用心理学的理论和技术，通过有效的护患沟通，积极地影响病人的心理，将病人的心理调整到能积极应对疾病的最佳状态。

一、心理护理基本要素的内容

心理护理的基本要素是指对心理护理的科学性、有效性具有决定性影响的关键因素，主要包括四个成分：护士、病人、心理学理论及技术、病人的心理问题。虽然还有其他因素如病人亲属、医生及其他工作人员、其他病人等，也可对临床心理护理的实施效果产生影响，但这些影响因素并不直接对其具有决定作用，所以其他影响因素不属于心理护理基本要素的范畴。

二、心理护理基本要素的作用

（一）护士积极的职业心态是有效实施心理护理的关键

护士积极的职业心态是指护士在临床工作中具有适应护士角色的职业心理特质，能保持稳定、健康的身心状态，具有以积极情感为核心的心理品质，能主动、真诚地关心病人，把心理护理的效应渗透到护理过程的每个环节。护士积极的职业心态是实施心理护理最本质、最关键的要素，其主要作用有：

1. **提高心理护理主动性**　无论多么先进的护理模式，都要通过护士在临床工作中的主观努力去实现。积极的职业心态，可以使护士的"要我做"变为"我要做"，其工作水准和质量必定截然不同。心理护理，与其他护理方法相比，其实施及效果在很大程度上取决于护士的职业心态。为病人实施心理护理的过程中，护士的职业心态越积极，其内在潜力就越能得到充分调动，工作的主动性和创造性就越高。而护士的职业心理如果处于消极状态，就会漠视病人、厌恶工作，对心理护理的实施缺乏主动性，甚至会对病人产生消极影响。

2. **营造利于病人身心康复的人际环境**　良好的护患关系可帮助营造和促进有利于病人身心康复的人际氛围，它是直接影响病人身心康复的重要社会环境因素。这种人际环境的营造和优化，主要取决于护士积极的职业心态。只有具备积极职业心态的护士，才会自觉要求自身的言谈举止，散发强烈吸引病人的人际魅力，赢得病人的尊重和信赖，从而有助于心理护理的实施。

3. 提升护士实施心理护理的能力　积极的职业心态，会促使护士在临床工作中不断总结经验、发现不足，继续学习研究心理护理的理论和技术，主动探索心理护理的对策。通过不断地自主学习，护士自身的职业心理素质也会得到优化，心理护理的能力也将不断提升，从而更好地为病人提供心理护理。

（二）病人合作是顺利实施心理护理的基础

临床心理护理能否顺利实施，很大程度上取决于病人能否主动积极地配合。只有当病人对护士建立了信任，才会充分表达其内心的真实想法及涉及隐私的问题，并在心理护理的过程中接纳和配合护士的工作。一旦护士失去病人的信任与合作，即使其心理学理论和技术再好，最终也只是孤掌难鸣、纸上谈兵，难以获得实效。

能否取得病人的积极合作，主动权掌握在实施心理护理的护士手中。护士在以职业角色的影响力赢得病人信任的同时，还应注重在心理护理的各个阶段增进护患之间的理解、信任与合作。在心理评估阶段，护士要注意维护病人的个人尊严及隐私权，对一切涉及病人个人隐私的话题严格保密，否则会极大地伤害病人的自尊，从而失去病人的信任；在心理护理的实施阶段，护士应尊重病人的主观意愿和个人习惯，考虑病人原有的社会角色，选择较合适的方式，采用有效的沟通技巧为病人实施心理护理。

（三）心理学理论和技术是科学实施心理护理的指南

临床心理护理实施的科学性和有效性，很大程度上取决于实施心理护理的护士能否较好地掌握及利用临床实践的心理学理论和技术。因为只有以科学的心理学理论和技能作为指南，护士才能在临床工作中准确把握病人心理反应的一般规律，并深入分析具有个体差异的病人心理失衡的原因，才能科学评估病人心理问题的性质、反应强度及其危害程度，并选择合适的心理护理对策，从而取得满意、持续的效果。

大量临床实践表明，一般说教或开导、经验之谈的劝慰或保证，都无法替代心理学理论知识和应用技能对临床心理护理实践的科学指导。只有心理护理的理论和技术被临床护士普遍掌握和应用，实施心理护理的基本目标才能顺利实现，才能充分展现心理护理的最大价值。

（四）心理问题的准确评估是优选心理护理对策的前提

评估病人的心理问题，主要把握三个方面：一是确定病人主要心理反应的性质，例如是以焦虑为主、恐惧为主还是抑郁为主等；二是明确病人主要心理反应的强度，例如病人是属于适度焦虑还是过度焦虑，适度焦虑是病人对应激事件作出的适应性反应，并不构成心理问题，也无须采取干预对策；三是寻找导致病人负性心理反应的主要原因。

护士准确地评估病人的心理问题，确定导致病人负性心理反应的主要原因，有助于其对心理护理对策的选择。如病人产生负性心理的主要原因是对外来刺激的高敏反应，此时心理护理的主要对策就是控制对病人构成心理压力的外界影响因素；如评估发现病人是因为对疾病的认知不当导致消极情绪，心理护理则应采用认知疗法，改变其对疾病的不良认知。

第三节 临床心理护理程序

临床心理护理程序是指导护士进行心理护理的行为指南，护士在临床工作中要按照临床心理护理程序，有目的、有计划地开展心理护理。临床心理护理程序是一个综合的、动态的、具有决策和反馈功能的过程，主要包括5个步骤。

一、建立良好护患关系

将"建立良好护患关系"置于心理护理基本程序首位，是因为病人的接纳和配合对心理护理的有效性起到关键性影响，决定着心理护理工作的成败。这就要求护士在实施心理护理过程中，始终将建立良好的护患关系放在头等重要位置，并贯穿心理护理过程的始终。此环节主要注意两个方面。

（一）遵循伦理学三原则

护士在实施临床心理护理的过程中，要始终遵循伦理学三原则，即"无损于病人身心健康，不违背病人主观意愿，不泄露病人个人隐私"，以赢得病人的信任及友好合作。

1. 无损于病人身心健康 又称不伤害原则，是指医护人员的行为，无论从动机和效果上都要使病人的身体、心灵或精神不受伤害，即要求医护人员不做有害病人的事情。这是医务工作者应遵循的基本原则。护士在为病人进行心理护理的整个过程中，无论采用哪种心理干预的措施，都应做到无损于病人的身心健康。

2. 不违背病人主观意愿 又称自主原则，是指智力健全的成年病人有在医疗服务中自己作出决定的权利。护士在心理护理的过程中要尊重病人的自主权，在制订心理护理方案前要与病人充分沟通和交流，向病人提供相关信息，保证病人自主权的充分行使，从而调动病人的主观能动性，利于心理护理的顺利开展。

3. 不泄露病人个人隐私 对病人隐私权的保护，也体现了尊重病人的原则。在心理护理的过程中，病人基于对护士的信任，会暴露其内心的真实想法和涉及隐私的内容，护士应尊重病人并保护其隐私，未经病人同意，不得向他人泄露病人的个人隐私。这是对病人根本权益的保障，也有利于建立和谐的护患关系。

（二）采用有效沟通技巧

在实施心理护理的过程中，护士应充分运用各种语言沟通和非语言沟通的形式，将各种沟通技巧灵活、熟练地运用到心理护理的工作中，使病人感受到护士的真诚和关爱，从而为建立良好护患关系打下基础，有利于心理护理的顺利开展。

语言沟通方面，护士应注重语言修养，运用文明性用语、安慰性用语、治疗性用语等；非语词沟通方面，护士应善用面部表情、目光接触、恰当手势、人际距离、触摸等技巧。此外，护士还要善于倾听，从而准确地把握病人的心理状态和心理需求。有效的沟通，是临床护士建立护患关系、收集病人资料的基本能力，也是开展心理护理的主要方式。

二、病人心理评估

对病人的心理状态进行及时、准确的评估，是心理护理程序中的一个重要步骤，可为后续的心理护理开展奠定基础。

（一）全方位收集心理信息

全方位收集心理信息是指护士应根据实际情况，灵活选用心理评估方法收集与病人心理相关的各方面信息。收集的内容应尽量全面详尽，以便准确评估病人的心理状态，确保下一步心理护理科学有效地实施。具体包括以下方面：

1. 主观资料

（1）病人对健康问题的感知：包括病人对过去健康问题的感知，以及对目前所患疾病的感知，根据收集到的信息，护士可以了解到病人是否能正确认识自己的疾病，是否对医疗护理有不切实际的期望，是否有角色适应问题，以及因疾病带来的躯体结构或功能改变对病人的心理影响。

（2）病人的人格类型和自我认知：病人的人格特征影响其对疾病的认知与评价，病人的自我认知能力对其情绪状态、应对方式及遵医行为等都有着重要影响。护士可依据这方面的资料预测病人以后可能出现的负性情绪和行为反应，并加以正确引导。

（3）病人的意识状态和认知能力：具体内容包括病人的定向力、意识水平、注意力、感知能力、思维与记忆等，护士可依此判断病人是否有意识障碍或认知障碍。

2. 客观资料

（1）病人的职业、家庭：职业状态和家庭情况对人的心理健康有着重要影响，是常见的社会性应激源。收集病人入院前一年的工作和家庭情况，有助于寻找可能的心理问题触发因素，了解疾病对家庭和工作的影响及病后的家庭支持系统情况，有助于护士评估和推测病人的心理反应。

（2）病人的年龄及受教育程度：不同年龄段的人在面对疾病时，其心理应激会表现出一些共性的特点。例如老年病人常有风烛残年的悲哀；中年病人多因家庭、事业的重负而焦虑忧郁；青年病人多因忧虑前途而易自卑抑郁；婴幼儿则常因分离性焦虑而哭闹不止。受教育程度可影响病人在接受健康教育和心理疏导时对信息的理解能力。

（3）自主神经功能评估：负性情绪常伴有自主神经功能的改变，因此，护士应关注病人的睡眠、食欲、排泄、精力及性功能等身体功能的改变，分析其是否与病人的情绪失调相关，并进一步查找引发相关问题的原因。

（二）客观科学的心理评定

客观科学的心理评定是指护士要依据心理学的理论和方法，遵循临床心理评估的实施原则，根据病人的具体情况合理选用评估方法。量表法因其具有标准化、数量化的优点，在临床运用较多，但在选用测验量表时，护士要注意根据测验对象的个体差异、量表的应用目的和适用范围，慎重考虑并认真选择经过科学方法编制和标准化程序处理过的心理测验量表。在对评估结果进行解释时，一定要将几种评估方法结合起来，综合分析，对病人的心理状态作出客观的、科学的、全面的评定。

三、病人心理护理诊断

（一）确定病人的基本心态

心理状态指人在一定情境下的心理活动水平。例如一个人在一定时间里是乐观积极还是悲观失望，是紧张激动还是轻松冷静等。心理状态犹如心理活动的背景，心理状态的不同，可能使心理活动表现出很大的差异性。确定病人的基本心态，既不可忽略，也不宜夸大，以便为优选心理护理对策提供有价值的参照系统。

首先，要根据心理评估已收集的信息对病人的基本心态进行判断，可总体判断其心态"良""中""差"；然后重点确定占主导地位、具本质特征的心理反应，判定其是否存在焦虑、抑郁、恐惧、愤怒等负性情绪；最后，要确定病人负性情绪的强度，以轻、中、重区分。

（二）分析主要原因和影响因素

为增强心理干预的针对性，就必须分析产生心理问题的主要原因和影响因素。临床上，导致病人心理问题的主要原因和影响因素有以下几个方面：

1. 疾病本身　疾病本身作为一种心理应激源，可以引发一系列的生理和心理反应。如疾病本身带来的生理上的痛苦，疾病的不确定性带来的心理上的压力，以及与其相关的一系列经济问题和社会适应问题等。当个体患有疾病时，其主要心理问题就是对于疾病的担忧，这主要源于疾病对生命造成的威胁，因疾病的严重程度不同，心理问题也有所差异。

2. 认知因素　个体对事物的认知直接影响其心理和行为，不合理的认知和信念是造成心理和行为问题的重要原因。病人对自身疾病的认知会直接影响其内心感受和行为，受个体文化水平、认知能力等因素的影响，病人的认知会存在一定差异。因此，病人的心理问题严重程度不仅与疾病的严重程度相关，也与对疾病严重程度的认知相关。

3. 人格特征　人格特征受生物遗传因素、环境因素、社会实践和自我教育的影响，通常个体遭遇疾病、意外等挫折所致心理反应强度及其应对方式，主要取决于其人格类型。临床上常见同类疾病病人，可因其外向或内向、乐观或悲观等人格差异，使之心理负重程度不同，且对其疾病发展、转归的影响不同。人格特征决定个体的疾病态度，外向、自信、开朗的病人，即使病情危重，也能够接受医护人员的建议，适时地调整自己的心态；而具有神经症型或偏执型人格特征的人，当面临疾病时，更容易出现焦虑、抑郁等问题。

4. 社会环境　医院和病房作为一个特殊的社会环境，医护人员和病人之间、病友之间的相互影响十分密切，如果这个环境是以理解、开放、支持为主，那么病人会感受到积极的情绪体验，从而有助于他们克服病痛的困扰。此外，家属的情绪状态、家庭的经济状况、社会支持系统等，也会对病人的心理产生影响。

四、心理护理计划与实施

心理护理计划是针对心理护理诊断制订出的解决问题的具体方案和相应的心理护理措施，包括制订切实可行的心理护理目标、选择达到目标的最佳护理措施及评价这些目标是否达到的方法。

（一）设定心理护理目标

心理护理的目标是基于病人的心理护理诊断，通过心理护理达到病人心理最佳状态。设定心理护理目标时要注意以下几点：

1. 心理护理的目标必须以病人为中心，所描述的应是病人的行为、情绪、认知等方面的改变，而不是描述护士的行为。

2. 心理护理目标应该是具体或量化的，目标陈述要针对一个具体问题，否则就难以针对性地执行，也难以对其效果进行评估。例如病人因心理问题导致睡眠障碍，心理护理目标就可设定为从目前的每天睡眠3小时，通过心理护理达到3天后每天睡眠大于6小时。

3. 心理护理目标应有相应确切的时间安排，例如选用音乐疗法时，要确定为实现目标所需的疗程天数，以及每天实施治疗的时间、每次治疗的时长，都必须有确切的计划和安排。

（二）选用合适心理护理方法

心理护理方法的选用，是影响心理护理质量的关键，护士在选择心理护理方法时要注意以下几点：

1. **心理护理方法要具有科学性**　护士应在心理学理论指导下，以心理护理理论为基础，结合病人的实际情况，选择科学的心理护理方法。

2. **心理护理方法要具有针对性**　心理护理方法应该是基于心理护理诊断，根据病人心理问题产生的原因而选用的，其目的是达到预期的心理护理目标。

3. **心理护理方法要具有可行性**　在选择心理护理方法时，要考虑病人的个体差异，根据不同病情、年龄、性别、人格特征等进行选择，做到个性化的心理护理；此外，还要考虑护士的能力水平和临床经验。

4. **心理护理方法要符合病人需求**　在选用心理护理方法时，应结合病人的需求，鼓励病人及家属参与心理护理方法的选择和具体措施的制订，调动他们的积极性，从而保证心理护理的顺利实施，取得最佳的心理护理效果。

在心理护理实施过程中，还应通过计划表格进行跟踪记录，包括日期、护理诊断、预期目标、护理措施、效果评价及护士签名等项目，以便于回顾病人心理状况的变化，评价心理护理的效果。

五、心理护理效果评价

心理护理效果评价是指护士在实施心理护理计划的过程中和实施计划结束之后，对病人认知和行为的改变及健康状态的恢复情况，进行连续、系统的鉴定和判断。通过不断地将病人的情况同预先制订的心理护理目标进行比较，来确定心理护理的实际效果。理论上护理评价是护理程序的最后一步，但临床上，评价护理措施的效果应是随时进行的、动态的、贯穿护理全过程的。病人的情况和行为可能随时发生变化，因此，护理评价应该是灵活的，特别是在心理社会方面的护理活动中，有多种因素影响其效果，动态地观察和评价效果就显得更为重要。

（一）评价护理效果

心理护理效果评价的基本内容包括建立评价标准、收集资料、评价效果、分析原因四个部分。

1. **建立评价标准**　计划阶段所确定的预期目标可作为心理护理效果评价的标准。因此，要求心理护理目标必须具体，可观察、可测量、可比较、可操作性强。

2. **收集资料**　为评价预期目标是否达到，护士应在实施护理计划后再次收集病人的主客观资料，以便与评估阶段的情况进行比较。

3. **评价效果**　在目标设定的期限到来后，将实际的实施效果与原定目标进行比较，以观察是否达到目标。如在评估阶段运用某个量表，则评价时可用同一量表来判断病人情况变化的程度。衡量目标实现与否的程度分为目标完全实现、目标部分实现和目标未实现三种。

4. **分析原因**　通过对目标实现程度的评价，若发现目标部分实现或未实现，则要探讨其原因。影响目标实现的因素很多，护士要在评价的基础上，对目标未实现或部分实现，甚至问题恶化的原因进行全面认真的探讨和分析，可从以下几方面考虑：所收集的基础资料是否欠准确、护理诊断是否欠正确、预期目标是否切实可行、护理措施是否不适当或未有效地执行、病人是否态度积极及配合良好、病情是否有新的变化、护士知识技能水平是否不足及护理资源是否不够等。

（二）确定新方案

护理计划不是一成不变的，需根据病人情况的变化而不断地进行调整。护士通过心理护理的效果评价，对前阶段心理护理的实施做出小结，并应根据不同结果确定新的方案。对心理护理后获得适宜身心状态的病人，可暂时中止其个性化心理护理；对负性情绪已部分改善的病人，需巩固或加强心理护理的效果，拟定下一个目标；对负性情绪持续未得到控制的病人，则需再做较深入的原因分析，调整其心理护理对策。如通过评估证明诊断、目标或措施中有不适当的内容，则应及时做出修改。

需要指出的是为病人实施心理护理不能一劳永逸，为病人实施心理护理是一个动态过程。心理护理的程序是相对的，心理护理步骤是灵活的，心理护理过程是循环往复的，心理护理的临床实践需不断发展和完善。

学习小结

本章介绍了心理护理的概念、目标、原则及实施形式，分析了临床心理护理与整体护理的关系，介绍了心理护理的要素及其作用。学生通过本部分学习，要掌握心理护理的定义，理解临床心理护理的定位及其重要性，理解心理护理的要素及其作用。

本章的重点内容是临床心理护理程序，它是护士实施心理护理的行为指南，是一个综合的、动态的、具有决策和反馈功能的过程。学生通过这部分内容的学习，要掌握心理护理在临床实际应用中的基本流程与实施要点，并将前面章节所学的心理学理论与技术、心理评估和心理干预技术与之相结合，以便有序、有效地开展临床护理工作。

（史红健）

一、单项选择题

1. 心理护理的基本要素**不包括**（　　）
   A. 病人
   B. 病人的心理问题
   C. 病人家属
   D. 护士
   E. 心理学理论及技术

2. 关于心理护理，下列说法**错误**的是（　　）
   A. 护理工作的全过程都可以开展心理护理
   B. 心理护理与其他护理方法紧密结合，贯穿于护理全过程
   C. 心理护理是整体护理的重要组成部分
   D. 心理护理主要关注的是社会、环境与个体健康的交互作用
   E. 心理护理与其他护理方法的对象和目标完全不同

3. 临床病人心理状态的主要影响因素**不包括**（　　）
   A. 遗传因素
   B. 认知因素
   C. 人格特征
   D. 社会环境
   E. 疾病本身

4. 影响病人心理状态的社会因素**不包括**（　　）
   A. 医院人际环境
   B. 病人人格类型
   C. 家庭经济状况
   D. 家属情绪状态
   E. 社会支持系统

5. 张某，女，26岁，慢性白血病病人。近来因为病情恶化，整日以泪洗面，以下护理措施**不妥**的是（　　）
   A. 同情病人，给予细致入微的关怀
   B. 只对病人进行常规护理
   C. 尽量满足病人的需求
   D. 允许家属陪伴和亲友探望
   E. 随时注意安全，预防病人的自杀倾向

答案：1.C；2.E；3.A；4.B；5.B

二、简答题

1. 试述心理护理的概念。
2. 心理护理的目标和原则是什么？
3. 心理护理的实施程序主要包括哪些步骤和环节？

第八章

临床心理护理实践

学习目标

知识目标	1. 掌握：门诊病人心理特征；癌症病人心理反应过程；老年病人心理特征与护理。 2. 熟悉：孕产妇、儿童病人心理特征；急危重症病人心理护理。 3. 了解：器官移植、手术病人心理护理；临终病人心理特征；传染病病人心理特征与心理护理。
能力目标	能为临床不同疾病病人提供心理护理并评价其实施效果。
素质目标	培养良好的心理护理能力，能针对不同类型病人，比较完整地实施心理护理方案。

第一节　特殊病人心理护理

病人患病后都会有不同程度的心理改变，其变化往往具有一定的规律。相同年龄和疾病阶段的病人会具有相似的心理改变和心理特点。掌握、了解病人共性的心理变化和特点，有利于更科学有效地开展护理工作。

一、孕产妇心理特征与心理护理

案例导读

刘某，女，29岁，已婚，G_3P_0，现已妊娠3个月余，独自至医院进行首次产检，情绪紧张，担心孩子保不住，下面是刘某和护士的对话。

刘某："护士，我这次产检怎么样啊？我好担心小孩儿保不住。"

护士："你不要太担心了，按照这次的产检情况来看，没什么问题，你只要保持正常的生活习惯就可以了。"

刘某："我现在很焦虑，之前流产过好几次了，你说我能不担心吗？而且我的工作也经常要出差，现在都不知道这个孩子来的是不是时候，真是喜忧参半呀。"

思考：如果你是护士，你应该如何安慰刘某？

妊娠期妇女的心理是微妙而复杂的，她们对周围事物感知敏锐、反应强烈、情绪不稳定。尤其是初产妇极易出现复杂的心理变化，容易对分娩产生不良影响。因此，产科护士应充分了解产妇的心理特点，掌握其心理活动过程。

（一）孕产妇心理特征

1. 孕早期心理　此时孕妇的心情经常波动，既对妊娠此种新体验感到兴奋，并且希望自己能顺利平安地分娩一个健康的婴儿，同时也担心身体会发生变化等，情绪变得更加敏感、不稳定，因此孕妇常常伴有多种矛盾心理。在妊娠6周左右常有早孕反应，有些孕妇呕吐剧烈，往往产生焦虑、害怕、忧郁、紧张等不良情绪。在这个时期，孕妇对于他人的依赖性也增强，在心理上还不能适应成为母亲的角色改变。

2. 孕中期心理　此时孕妇最明显的感觉是胎动，开始察觉胎儿早期的颤动，感到惊喜、觉得神奇，逐渐意识到腹中胎儿是真实存在的。孕妇常常想象胎儿的模样，生活重心及话题集中在胎儿上。随着恶心等不舒适感消失或减少，孕妇情绪更加稳定，开始适应妊娠状态，感知觉、智力反应能力水平略有下降。但此阶段的孕妇由于担心产下畸形儿，恐惧感会增加。由于生理上的变化，包括骨盆血管供应增加和血管充血增多，许多孕妇在妊娠中期性欲更强。

3. 孕晚期心理　此时期，孕妇身体负荷较大，行动日益不便且将面临生产的恐惧以及孩子未来的看护，因此在身心上均面临着较大的压力。由于胎儿发育迅速，孕妇常常会感觉不舒服，可出现腰痛、尿频、便秘、心悸、呼吸困难、腿部抽筋、睡眠困难等症状，也可能对腹内的胎动感到不舒服。孕妇还会经常感到身体笨拙，烦恼身材变形、皮肤暗沉等，自我评价较低，容易焦虑和激动。

到了妊娠最后阶段，孕妇较为关心分娩的相关问题。对大多数产妇而言，分娩既有冒险的感觉令人兴奋，也因为要面对分娩过程中的各种不确定因素而会有更多的不安和惊慌，想极力搜寻和求证有关分娩的信息和知识。有些产妇则因难以抉择阴道产还是剖宫产而产生焦虑情绪。

4. 分娩前心理　由于部分产妇在进产房前已经得到许多有关分娩的负面信息，对分娩有紧张恐惧心理。产妇面对产房中严肃的医生护士、陌生的生产环境、冰冷的手术器械、周围产妇痛苦的呻吟或喊叫，精神上更为紧张，恐惧心理更加强烈。有些产妇因害怕分娩疼痛、出血及难产而出现恐惧焦虑情绪，导致失眠、食欲下降，引起疲劳、脱水和体力消耗。

5. 产后心理　大多数产妇分娩后如释重负、心情舒畅。但部分产妇在产后情绪低落、郁郁寡欢而患上产后抑郁症。产后抑郁症与产褥期雌激素和孕酮下降有关，也与产妇丈夫及家人的态度、产妇本人健康状态、婴儿哺乳以及产妇对母亲角色适应等因素有关，婴儿性别也是引发产后抑郁症的原因之一。

另外产妇心理还受其婚姻状况、生产年龄、胎儿是否存活或健康与否等因素影响。

未婚先孕妇女在家庭和社会中大都难以得到充分的理解支持，由于与我国社会文化和伦理道德相悖，未婚先孕妇女对妊娠大都采取隐瞒态度，因此在计划生育手术中常常表现出极度的克制，容易在手术过程中因医生护士的态度导致心理障碍。

高龄产妇在妊娠期较为谨慎，能够遵从医生和护士的指导。高龄初产妇与年轻初产妇相比独立性较强，妊娠心理反应较少。但是，高龄妊娠可能导致胎儿畸形和妊娠并发症，这些不利因素可使高龄孕妇产生忧虑和恐惧心理，甚至导致心理疾患。

（二）孕产妇心理护理

1. 做好妊娠期保健指导　在孕妇的妊娠保健检查中，护士应根据孕妇的具体心理状况适当增加心理健康辅导，以消除孕妇的紧张情绪，及时解决孕妇的心理问题。指导孕妇了解妊娠和分娩相关常识，了解不良情绪对胎儿的负性影响，消除紧张恐惧心理。护士应指导孕妇合理调节情绪，学会接纳自己的情绪，减少自责等负性应对方式。家属在家庭生活中给予孕妇恰当的关心和照顾，尤其是来自丈夫的保护和支持能够帮助孕妇树立信心。健康愉快的妊娠期生活对保证胎儿生长发育、预防流产早产及妊娠并发症具有重要意义。

2. 创造安静轻松的临产环境　分娩环境家庭化具体体现为产房的舒适、温馨、宁静、安全、温湿度适宜、允许家属陪伴、医护人员较好的人文关怀等，使产妇有宾至如归的感觉。根据产妇的不同状况和爱好，在生产过程中播放各种舒缓、轻柔的音乐，使产妇在平静安详愉快的气氛中完成分娩。

3. 加强产前健康教育　在产前教育时护士应着重向孕妇讲解分娩的生理过程，使其确信每个妇女都具有分娩能力，并系统科学地介绍正常分娩过程，分娩时会出现的情况以及应如何应对，使其在心理上有所准备。同时护士还应指导孕妇分娩技巧，正确运用力学原理。产前还要对包括丈夫、公婆及孕妇父母在内的家庭成员进行相关心理健康教育，使其处理好与孕妇间的家庭关系，以减轻孕妇不必要的分娩紧张。

4. 教会产妇减轻产痛的方法　分娩期产妇疼痛受到身体、心理、社会及文化等方面的影响。在生产前护士应对每个产妇进行全面评估，制订个性化的分娩计划，做好分娩前的宣教。护士应为产妇选择合适的体位，协助其减轻生产的疼痛。在生产过程中护士应指导孕妇学会合理运用想象和暗示，如让产妇想象宫缩时的感受，想象宫口在慢慢开放，阴道在扩张，胎儿渐渐下降的感觉，同时进行积极的自我暗示。护士还应指导孕妇进行相应的放松训练，指导产妇学会合理宣泄以减轻疼痛，集中注意力配合宫缩用力。护士在产程中不断给予产妇表扬和鼓励，使其增强分娩的信心，保持良好的情绪状态，从而提高对疼痛的耐受性。

5. 帮助产妇克服消极情绪　产前产妇处于焦虑的心理状态，可能影响分娩的进程，甚至导致子宫收缩乏力的出现，护士应及时发现产妇的焦虑状态，加强对产妇的心理支持，耐心倾听其诉求，指导其消除焦虑紧张等消极情绪。产后产妇心理较为脆弱和不稳定，面临着角色变换的内在冲突，较容易出现抑郁状态。如不及时化解，将影响其乳汁分泌，并威胁产妇的身体健康。对于患有产后抑郁症的产妇，护士在临床护理工作中应高度关注产妇的心理状况和临床行为表现，给予必要的心理辅导或建议转至相关科室接受心理治疗，以防止意外情况的发生。

根据以上，护士了解了如何更好地为刘某提供合理的建议。下面是她们的对话：

护士："刘某，你不要太紧张啦。怀孕是一件奇妙的事情，你的肚子里面有了一个新的生命，你将会成为一个母亲，先恭喜你啦。在怀孕的过程中，由于激素的影响，我们常常会变得情绪化，但是我们要知道这是一个正常的情况，了解自己，接纳自己的情绪。"

刘某："那平时应该怎么做呢？我常常感到焦虑。"

护士："在平时，尽量使自己放松，多做一些会使自己愉快的事情。照顾好自己的情绪，是孕育一个健康宝宝的关键。首先，要学会调节压力，当你感到情绪化时，深呼吸，告诉自己有能力解决自己的情绪。养成良好的生活习惯，充分睡眠，多做运动，注意营养。"

刘某："哎，谁知道啊，我老公经常气我，我第一次做产检他都没时间陪我来，你说我情绪能稳定吗？"

护士："建议平时多与你家先生进行沟通交流，尽可能地使你们的关系融洽，在孩子降生之后，有一个和谐温暖的家庭也是非常重要的。"

刘某："呵呵，我家老公就知道赚钱，光给我钱了。"

护士："对于一个孕妇来说，构建一个温暖舒适的生活环境也是非常重要的，能够让你身心愉悦。在平时生活中，注意夫妻之间的交流沟通，一个适合宝宝成长的环境需要夫妻两人共同携手打造。"

二、儿童病人心理特征与心理护理

儿童病人的年龄跨度为从出生到12周岁。包括新生儿期（出生~1个月），婴儿期（1个月~3周岁），学龄前期（3~6/7周岁）和学龄期（6/7~11/12周岁）。感知觉的发育、情感的表达、性格的形成、语言的发展等不同因素致使儿童在不同阶段的心理发育不尽相同，因此，在临床的护理工作中，儿科护士需要科学了解不同年龄段的儿童患病后的心理特点，关注其心理变化，加强心理护理使其早日康复。

（一）新生儿期病人心理护理

1. 新生儿期病人心理特征 新生儿视觉发育不完全，但听觉十分灵敏，对于母亲的声音尤为熟悉，此期表现为听到母亲声音时四处寻找。当母亲离开身边时，表现为不安、易激惹等表现。新生儿的嗅觉发达，在出生第二天就有味觉功能。新生儿也有情绪反应，吃饱睡足就有愉快的心情；反之，感到饥饿和身体不适时就会大声哭闹，当受到突然的刺激则会产生强烈的恐惧。

2. 新生儿期病人心理护理

（1）温馨舒适的环境：为新生儿营造舒适温馨的病房，将病房装饰成彩色系，使新生儿能够在放松的状态下接受治疗。

（2）合理喂养：进行合理的喂养，依据新生儿的胎龄、体重、病情等。正常足月儿生后半小时左右即可进行母乳喂养，提倡按需哺乳。无法母乳者先试喂5%~10%葡萄糖水，无消化道畸形及吞咽功能良好者给予配方乳，每3小时1次，每日7~8次。

（3）密切观察病情：新生儿病情变化快，护理人员应密切注意。同时，应注意观察新生儿情绪反应，多给予爱抚式护理。

（二）婴儿期病人心理护理

1. 婴儿期病人心理特征 在6个月时，婴儿开始能够意识到与父母或照顾者的分离。面对新环境时，主要表现为哭泣、烦躁、不安、焦虑、孤独、食欲缺乏等。以上表现主要是对于父母或照顾者的"皮肤饥饿"、依恋等心理现象。

2. 婴儿期病人心理护理

（1）鼓励母乳喂养：母乳喂养不仅能给婴儿提供营养丰富、容易消化的食物，而且可以促进母子在感知觉和情感方面的沟通，使婴儿获得安全感，有利于婴儿神经系统的发育和健康情感的发展。因此，在护理婴儿期病人时，对暂时不能进行母乳喂养的婴儿，护士应抱着喂奶并多给其抚触。

（2）提供个性化护理：根据婴儿心理发展特点，提供有针对性的护理和训练，为其创造温暖和有适当刺激的康复环境，以促进婴儿期病人感知觉、动作和语言的发展。如儿科护士穿戴粉红色工作服及护士帽；在病房内悬挂色彩丰富的图片，放置可活动的玩具等。给予适当的感官信息，可使婴儿获得直观的感知觉经验，有助于其智力发展。

（3）关注情感需求：研究表明1岁以内的婴儿对情感的需要十分迫切，需要陪伴、玩耍、爱抚和情感交流等，因此护士应对婴儿期病人采用爱抚式的护理方式。在护理过程中注意其情感需要，多与病人对视、说话。当病人清醒时轻呼唤其名字，并温柔地与其说话、逗引、玩耍，会使病人感到安全、宁静。多给婴儿期病人温柔的抚摸对其智力及健康的心理起着非常重要的作用。

（4）减少分离焦虑和皮肤饥饿感：婴儿期病人在与照顾者的相互交往中，不但能够以自己的情绪变化作为基本的交往信号，而且逐渐学会辨认他人的情绪和表情，并与照顾者建立"爱"的联系，形成依恋。护士应尽量不使婴儿期病人与母亲分离，建立母亲陪护制度。无母亲陪伴的婴儿，护士应承担起母亲角色，尽可能为其提供母爱，经常与其交谈、逗引、玩耍、抚摸、拥抱等，满足婴儿的需要。

（三）学龄前期病人心理护理

1. 学龄前期病人心理特征　随着个体自我意识的增强，当幼儿有了主体与客体的概念后便逐渐开始有了自我保护意识，有了对死亡的恐惧。此时疾病对其健康影响的危机比较抽象和模糊，因此幼儿因疾病而产生的心理活动也比较单纯，如看到与自己同龄的病人死去时，可能以为自己的同伴是睡着了；稍微大点的儿童看到同伴的死亡可能产生短暂的恐惧，并出现相应的行为反应，但他们无法真正理解"死亡"的概念，无忧无虑的天性使其比较容易恢复。此期病人的心理反应主要表现为焦虑、恐惧、反抗和依赖性增强。学龄前期病人同样容易产生与母亲分离的焦虑和对陌生环境、陌生人、疾病和各种治疗性疼痛的恐惧，有的病人甚至拒绝治疗。部分病人在住院期间可出现依赖性增强，表现为行为退化，自己过去能做的事情也不愿去做，完全依赖父母和护士。尤其是独生子女长期在家中受到溺爱，患病后家长更是有求必应，更加强化了病人的依赖心理。

2. 学龄前期病人心理护理

（1）适当开展游戏活动：游戏可有效转移住院病人的注意力，改善其不良情绪。在病情允许的情况下，鼓励病人自由活动，如收看其喜欢的电视节目、从事其喜欢的娱乐活动等，以消除病人对住院各种事物的反感，减少对陌生环境的恐惧和不安。护士治疗、护理期间，针对不配合的病人，可设立一些小游戏进行引导，分解其注意力，以减轻对治疗、护理产生的恐惧。

（2）正确对待独立愿望：住院期间，护士应为学龄前期病人提供机会做决策并加以赞赏和鼓励。如让病人自己穿衣、吃饭、大小便等，以增强其生活能力，体验独立的乐趣，从而更加自信。由于学龄前期病人的自我照料能力有限，当其不能独立达到自己的目的时，护士应给予适当帮助并对危险的因素加以防范。

（3）熟练应用沟通语言：学龄前期的幼儿会运用已经掌握的词汇表达自己的意愿，简单描述内心想法。护士应了解幼儿惯用的词汇、表达需要和要求的特殊方式。非言语方式是和学龄前期幼儿沟通的一条重要途径，护士应熟悉幼儿面部表情、态度、动作、语调、行为等变化提供的信息，及时与幼儿聊天，进行引导、安慰、鼓励等，同时也要熟练应用自己的非语言行为对其产生积极的影响。

（4）减轻恐惧感：护士应耐心向幼儿介绍同病房的其他病人和住院的生活安排，或让他们相互介绍，使幼儿对新伙伴和医院环境有所了解，减少其对陌生环境的焦虑情绪。同时护士在各种检查或治疗前，应向家长和幼儿解释清楚，操作前应多与幼儿说笑、抚摸、搂抱以分散其注意力，学会蹲下来与幼儿说话、聊天或治疗。放下大人的架子，给予幼儿关爱、自由和平等，能够减轻他们的不安并取得合作。

（四）学龄期病人心理护理

1. **学龄期病人心理特征**　童年期病人自我意识进一步发展，因疾病产生的心理活动也逐渐复杂，开始懂得关注自己疾病的预后，重视自己的健康问题，会根据自己的疾病知识做各种推测、担忧未来等。特别是一些年龄比较大的学龄期病人，因患慢性病、长期住院或有可能预后比较差的儿童，容易产生抑郁情绪。另外，童年期病人对疾病本身的认识缺乏，常常忧虑自己是否会变成残疾人或死亡，特别是离开父母身边，独自入住重症监护病房，面临各种抢救仪器时，会产生对住院和治疗的恐惧。有的病人怕羞，对体格检查等可能不能很好配合，如对肛门、阴部、胸部等身体部位的检查。

2. **学龄期病人心理护理要点**

（1）提供学习机会：根据病情适当安排学习和娱乐活动，特别是对住院时间比较长的病人，鼓励病人与学校老师和同学保持联络，允许同学和老师来院探视，利用床边教学方式，鼓励其继续学业或联系志愿者或者护士在力所能及的情况下，协助辅导功课，指导其学习和娱乐，减少病人对学习成绩下降的忧虑，同时培养其正确的学习态度和良好的学习习惯，使病人出院后较快适应学校生活。

（2）耐心解释和灵活掌握制度：医院应建立必要的规章制度以保证学龄期病人的安全，但在必要时应灵活掌握以减轻病人住院的心理压力，创造条件使病人有户外或室内活动的机会。在进行各种检查和治疗前，特别是针对危重症病人，要进行心电监护及插胃管、尿管等特殊操作时，护士应耐心解释，并进行心理安慰，简单讲解疾病知识、治疗检查目的和过程，在进行健康教育和指导时应注意避免伤及病人的自尊心，多给予正性的鼓励，以取得配合及减少恐惧感。

三、急危重症病人心理特征与心理护理

急危重症病人是指临床病情危重，救治较为困难，随时都处于死亡威胁中的病人。临床上常见的原因有心搏骤停、休克、昏迷、大出血、主要器官功能衰竭、各种急性中毒等。急危重症病人除了一般病人常见的心理问题外，还有其特殊的心理特点。护士应根据具体情况具体分析每个急危重症病人的心理特征，以便针对性地做好心理护理工作。

（一）急危重症病人心理特征

急危重症病人起病急骤、病势凶猛，病人对突然发生的变故缺乏心理准备，常导致强烈而复杂的心理反应，可以直接或间接影响其生理、心理、社会康复及其生存质量，良好的心理护理，能够缓和其紧张情绪，有助于转危为安。急危重症病人根据发病情况可概括为以下几类，其心理特征分述如下：

1. 起病急且病情重的病人　起病急且病情重的病人，如急性心肌梗死的病人，因骤然起病和持续剧烈疼痛，常常会产生严重的恐惧和紧张。病人表现为不敢频繁翻身、冷汗、惊慌失措等。焦虑和恐惧常使病情加重，不利于治疗与恢复。因此，护士及时给予心理支持对提高救护质量有非常重要的作用。

2. 突然遭遇意外事故的病人　突然遭遇意外事故的病人，由于严重的急性心理创伤，疾病初期常常出现"情绪休克"状态，病人表现为惊慌、无助、恐惧面容、缄默、木僵、表情淡漠等，有时甚至出现愤怒和拒绝治疗等。

3. 经抢救后生还的病人　急危重症病人经过抢救后生还，由于迫切渴望生存和康复，常会表现为以自我为中心，对其家属和护士产生依赖，病人角色可能出现强化。对治疗和护理不满时，极易出现烦躁、生气甚至发怒等不良情绪。

4. 病情重、病程长且病情反复的病人　如慢性心力衰竭、尿毒症等病人，因病情反复，对生活、治疗和疾病预后失去信心，常处于一面惧怕死亡，一面又惧怕疾病折磨和担心麻烦拖累家人的心理冲突中，容易出现不配合治疗、自行拔除各种导管、易激惹等抗拒治疗心理及行为。

（二）急危重症病人心理护理

1. 冷静处理病人情绪反应　急危重症病人情绪反应激烈，求医心切。由于情绪直接影响病情预后，因此在病人入院初期，特别是入院后的48小时内，护士应尽快与病人及家属进行沟通，深入了解病人的心理症结所在，有的放矢地给予心理支持和调适，缓解病人紧张、恐惧和焦虑情绪，取得病人及家属理解及配合，提高治疗、护理效果。

2. 加强保护性护理措施　尊重病人及家属的知情权，耐心倾听，及时解答疑惑，消除顾虑。切忌在急危重症病人面前讨论病情或臆测预后，特别是预后不好的，应交代家属或其他人员不要在病人面前流露消极情绪，以免影响病人的情绪。医护人员应发扬人道主义精神，无论预后如何，原则上都应该给予肯定的支持与鼓励，尽量避免消极的暗示，使病人能够身心放松，感到安全。

3. 做好心理支持和调适　护士对急危重症病人应给予恰当的安慰和耐心指导，让病人感受到来自医护人员的温暖和安全，从而减轻病人的恐惧、紧张和焦虑不安的情绪反应。另外对病人的

过激行为，如拒绝治疗、愤怒、多疑等应给予充分的理解，不能够讽刺和训斥。对病人不恰当的行为可用认知行为治疗技术，改变病人对疾病的错误认知和应对方式，使病人能够主动配合治疗与护理，充分调动病人自身的能动性，使病人减轻精神压力，增强战胜疾病的信心。

4. 创造舒适治疗环境　为病人创造舒适、安全、优美的治疗环境，减少或消除环境中的不良刺激。尽量将噪声和干扰减至最小，在病房明显处悬挂钟表和日历，帮助病人保持时间定向力。尽量做到集中治疗，避免在夜间打扰病人休息等。为病人营造良好舒适的治疗康复环境，减轻病人的身心压力，促进疾病的康复。

5. 给予病人家属心理支持　护士应提醒家属在病人面前保持镇定，以免增加病人的心理负担。同时，主动并及时地向病人家属介绍病情和治疗方案，在平时利用娴熟的护理操作技术以及严谨的工作作风，使病人及其家属感到放心，适当陪伴和协助安慰病人，减轻病人心理压力，正确面对疾病。当病人病情变化时，及时与家属沟通，使家属有一定的心理准备。如病人死亡，做好家属的心理疏导，以严肃、认真的态度做好逝者善后护理。

6. 强化护士责任意识　急危重症病人病情危重，将面临较长时间的恢复阶段，护士的责任心对病人的心理状态有较大影响。此阶段的病人某些生理功能丧失或低下，导致其生活不能完全自理，往往容易表现出焦躁、易怒、情绪低落等。此时需要护士有较强的责任感，着重加强各项基础护理和健康指导，建立良好的治疗环境，促进功能恢复，增强病人生活适应能力。

7. 营造和谐护患关系　急危重症病人由于疾病的特殊性，极易造成其心理创伤，可能会出现言语、行为方面的异常举动，如大吵大闹、抗拒治疗、言语攻击等，在此种情况下，护士应该用温和、诚恳的态度，有效的语言技巧进行反复沟通解释。良好的护患关系不仅可以帮助病人战胜疾病，重获身体健康，而且对病人的心理健康恢复有重要意义。建立良好的护患关系是护理工作的需要，也是为病人提供高质量临床护理服务的前提。

急危重症病人的心理护理对他们疾病的转归有较大影响，医护人员应与病人建立良好的医患关系，全方位地观察了解其心理，及早发现其心理异常，根据不同病人有针对性地进行分析和调整他们的心理状态，使之早日康复。

相关链接 ｜ ICU综合征

　　Mckeyney于1966年提出ICU（intensive care unit，重症监护病房）综合征的概念。病人在ICU环境中所表现的精神方面的一系列症状，称为ICU综合征。处于ICU特殊环境，加之疾病和治疗的影响，可使病人进入意识的改变态（altered states of consciousness），从而引起认知缺陷（包括定向障碍、记忆和判断力受损、谵妄、不能集中注意力）和情绪波动等。这种意识的改变状态有时很像急性精神病状态，因为它可引起妄想和幻觉。病人可产生强烈的情绪反应，包括焦虑、恐惧和抑郁等，也可产生冲动行为；病人可能不服从治疗，从而加重病情。通常ICU综合征发生快、病程短，持续时间为24~48小时，也有报道平均病程为14.7天。

四、创伤病人心理特征与心理护理

创伤指机械性致伤因素作用于机体所造成的组织结构完整性破坏和/或功能障碍。任何原因所致的创伤都会有出血、疼痛及正常生理功能障碍，可以使伤者产生相应的心理反应，出现不同程度的紧张、痛苦、忧虑、焦虑甚至愤怒的情绪，感觉过敏或夸大伤痛等。

（一）创伤病人心理特征

1. 情绪休克　即心因性木僵状态（即不言不语、双目视而无睹、对人漠不关心、呆若木鸡）和心因性朦胧状态（茫然、对周围环境感知不够清晰、不知自己所处的环境）。这是创伤初期的主要心理特征，是一种心理防卫机制，实际上也是一种超限抑制。情绪休克可以减少因焦虑和恐惧而造成的过度心身反应，因而在一定程度上对个体起保护作用。创伤病人对自己经历的突发事件没有足够的心理准备，因而，事件发生后表现为出人意料的镇静和淡漠、对答简单、反应迟钝。这种反应可以持续数天，直至转为其他的心理反应。

2. 否认和无助　创伤病人经抢救后病情好转，急性症状初步控制后有些病人可出现心理否认反应，认为自己没病或者病情很轻，无须住院。而且突然住院，与家庭成员的分离会让创伤病人深感无助，经济压力和精神压力都会无形地压抑着病人。

3. 焦虑　焦虑是一种紧张、忧虑、易激惹和焦躁的综合反应，是对未来未知危险无名的恐惧。面对突发事件，病人不了解病情与预后会发生期待性焦虑。紧急入院，与亲人和熟悉环境的隔离又会使病人产生分离性焦虑。创伤后期病人已对重症监护病房产生依赖，对离开重症监护病房缺乏充分心理准备，因此在撤离重症监护病房时往往会出现焦虑反应，表现出行为幼稚退化，希望得到全面照顾的倾向。

4. 孤独感　即社会隔离，创伤病人多是紧急入院，对突然进入陌生环境缺乏心理准备，尤其在重症监护病房，紧张的气氛和各种监护仪器都会使病人产生孤独感。另外，由于重症监护病房限制家属探视，病人与医护人员的交流较少，病人有时会出现孤独感。

5. 抑郁　抑郁是一种主要由于现实丧失和预期丧失而引起的闷闷不乐、忧愁压抑的消极心情。突发事件后的丧失感可引发抑郁，如毁容和残疾会影响工作机会、学习、婚姻、家庭生活，以及担心事故责任划分等，有些伤者可由深感悔恨发展为自责自罪，有的沮丧绝望整日沉默不语，严重残疾者有时会萌发轻生念头。

（二）创伤病人心理护理

1. 为病人创造良好环境　良好的环境包括居住环境、人文环境和语言环境。首先，居住环境的好坏直接影响病人的心理反应。因此护士应尽量保证病房舒适和空气清新，病房布局合理，仪器摆放整齐。其次是人文环境，护士应该尊重病人的人格，进行护理操作时应尽量减少病人身体的暴露。护士在病房应做到走路轻、说话轻、操作轻，即使病人处于昏迷或半昏迷状态，也要避免噪声对病人的干扰，使病人真正得到全身心的休息。再次，为创伤病人创造良好的语言环境同样非常重要。由于创伤病人忍受着精神和肉体的双重折磨，心理处于极度脆弱敏感状态，护士在操作前一定要向病人做好细致的解释工作，与其建立信任关系，做好健康宣教工作，减轻或消除创伤病人低自尊感。

2. 提供家庭和社会支持 引导亲友与病人进行感情交流，向病人提供全面心理支持。和谐的家庭关系是促进病人康复的重要因素，护士可根据病人的具体情况进一步完善探视制度和探视条件，让家属和亲友多接近病人，给予病人心理上的支持和安慰。同时，应呼吁社会公众不要歧视创伤病人，尤其是毁容或伤残病人，不要伤害他们的自尊心，使其尽快再次融入社会生活。

五、癌症病人心理特征与心理护理

我国癌症发生率正处于快速上升期，癌症已经成为中国居民的第一位死因，以致很多人"谈癌色变"。尽管随着医疗技术的不断进步，癌症病人的存活率和临床治愈率明显提高，但病人仍因面临死亡威胁而承受着巨大的心理压力。恶性肿瘤作为一种心身疾病，其发生、发展和转归与心理社会因素密切相关，病人的疾病情形和心理变化直接影响着疾病的转归。国内外很多文献表明，良好的心理状态可以提高机体的免疫力，有益于癌症的治疗和康复。因此了解癌症病人的心理特征，有针对性地实施各项心理护理具有重要意义。需要指出的是，此处所谈及癌症病人的心理，不包括那些对其所患疾病实情全然不知的病人的心理活动。

（一）癌症病人心理特征

癌症病人在疾病诊疗整个过程中因畏惧死亡产生一种消极心理反应，而在确诊前、确诊后、治疗期和康复期所产生的心理特征又有所不同。

1. 确诊前 由于医学知识普及，人们对自身健康日益关注，当身体出现肿物或占位性病变的征象，用日常知识又不能进行很好的解释时，便会自然联想到是否罹患癌症。这种预感使得病人焦虑恐惧，促使其马上求医。在检查和等待结果的时候，病人一方面因为害怕癌症被证实而焦虑，另一方面又存在"结论错误"的侥幸心理。这种心理一直延续到病人病情真相被证实为止。

2. 确诊后 在确知自己患了癌症后，病人的心理与情绪活动异常复杂，其心理变化可分为以下五期：

（1）怀疑否认期：有些病人得知自己患了癌症后，会顿时惊呆甚至晕厥，临床上称为"诊断休克"。同时，病人对诊断结果极力否认，企图以否认的方式来达到心理平衡。病人怀揣着一丝侥幸心理，选择其他医院复查，希望得到相反的信息。病人在他人面前掩饰着内心痛苦与担忧，保持平和、乐观的模样，给人以假象。此期病人的否定态度不能简单评价为负性心理状态，这种拒绝接受事实的做法是创伤和应激状态下的保护性心理反应，可降低病人的恐惧程度和缓解痛苦的体验，使其逐渐适应意外打击。

（2）恐惧愤怒期：恐惧本质上是一种适应性反应，可以让人对危险因素提高警觉。当病人极力否认而不能改变诊断结果的时候，就会产生恐惧心理，包括对死亡的恐惧、对疾病的恐惧、对疼痛的恐惧、对离开家人和朋友的恐惧、对身体缺失的恐惧等。恐惧的产生与感知到确切的威胁有关，表现为恐慌、警惕、哭泣、挑衅行为、冲动行为，甚至木僵状态等。同时，病人还会出现一系列生理功能改变，如心悸、血压升高、呼吸急促、晕厥、出汗等。病人还会感到愤怒与不平，此种情绪容易导致病人出现情绪失控，拒绝治疗甚至出现攻击他人等冲动行为。

（3）合作协议期：此时期，病人心理状态逐渐趋于平稳，接受罹患癌症的事实，希望在接受治疗后能够取得好的治疗效果，并且存在许多幻想，渴望奇迹出现，病情痊愈，此种情绪有利于病人提高应对能力，改善负性情绪，支撑病人与疾病抗争。

（4）悲伤抑郁期：有的病人认为自己一直都本分善良，不应该得癌症这种"不治之症"，从而怨天尤人；有的病人很早以前就有不适的症状，贻误了治疗的良机，感慨万分，怨声载道；还有一些病人由于平时不注意养生，会陷入深深自责和自我埋怨。以上情绪会导致病人自觉生命已经为时不远，对于疾病治疗及生活失去信心，因而情绪低落、悲观沮丧、精神萎靡、消极等待生命的终结。

（5）接纳升华期：许多病人知道事已至此，不如顺其自然，无所谓高兴或悲伤，力求减少痛苦或缩短痛苦的历程，证明自己的存在和价值，平静地接受事实，将消极的心理转化为积极的反应。值得注意的是，这种心理通常只见于少数人，而且都是年龄较大、生活比较平顺的病人。

3. 治疗期　在治疗阶段病人的情绪往往会随着病情发展而变化。病情因治疗好转、手术治疗成功，无疑是对病人心理的巨大安慰，焦虑、恐惧情绪可暂时被缓解，重新燃起希望之火；反之，如果治疗未见成效则希望破灭，表现为心灰意冷。放化疗有很多诸如恶心呕吐、脱发和消瘦等严重的毒副作用或治疗反应。病人对接受这些治疗常常顾虑重重，陷入严重的"趋-避"冲突中难以解脱。治疗反应与挫折会加剧病人的情绪应激，甚至使病人失去继续治疗的信心。

4. 康复期　处于康复期的癌症病人仍会感觉到疾病威胁自己，担心癌症复发或转移。另外，昂贵的医疗费用会给病人及家庭带来沉重的经济负担，病人会出现抑郁焦虑等情绪。研究表明，恶劣情绪及负性心理可以降低机体免疫功能，减弱免疫系统识别和消灭癌症细胞的作用，有可能导致和加速癌症复发。

5. 复发和转移期　此类病人的心理是十分复杂的，有明显的无助感、悲哀感，怀疑诊断的准确性。部分病人怒火中烧，对周围人抱有敌意，有受迫害的感觉，同时感到生命的有限。也有病人产生绝望心理，甚至出现自杀的念头。

（二）癌症病人心理护理

及时、准确地了解癌症病人现存及即将出现的心理变化，是护理干预取得成效的关键。

1. 告知真实信息　对于癌症病人病情告知问题，多数学者主张在恰当的时机将诊断和治疗的信息告诉病人，让病人了解治疗过程中出现的各种副作用和并发症，并适时进行解释和心理辅导。告知原则为有益于病人配合治疗，使病人对治疗有一个较好的心理适应。在工作中，要行使保护性医疗措施，尊重家属意见，在与病人交谈时言语婉转；在告诉病人诊治情况时，应根据病人的人格特征、应对方式及病情程度，谨慎而灵活地选择时机和方式。

2. 鼓励积极面对　癌症病人许多消极的心理反应来源于认为癌症等于死亡的错误认知；护士应帮助病人了解自己疾病的科学知识，对于病人存有顾虑的检查耐心为其讲解，建立信任的医患关系。采用合适的策略，鼓励病人及时进入和适应病人的角色以配合治疗。加强对癌症的科普知识宣教，给病人讲解有关医学知识，使其认识到癌症就是一种慢性病，只要早发现、及时治疗，一部分病人是可以治愈的，一部分病人即便不能治愈，只要进行有效的治疗和管理，也可以延长寿命，与癌症长期共存。

3. 积极心理暗示 癌症晚期的病人容易受到持续、顽固性疼痛的折磨，盼望有特效药物减轻痛苦。为避免病人产生药物依赖，护士可运用语言暗示法，如告诉病人"这种药止疼效果特别好，一会儿就不怎么疼了"，通过言语暗示不仅可以发挥药物的心理效应，减轻病人的疼痛，也可以避免药物成瘾。医护人员也可以指导病人运用自我暗示法，如暗示"体内的抗癌大军正在主动攻击肿瘤细胞，肿块在慢慢缩小"，这样可以增强病人战胜疾病的信心，由消极被动治疗变为积极主动治疗。

4. 情绪管理 癌症病人往往会出现情绪反应，如焦虑、抑郁、紧张等。当病人出现这些情绪反应的时候，遵医嘱给予一定的抗焦虑、抗抑郁药（晚期特别需要抗抑郁药），暂时地缓解症状，或者提供一些缓解情绪的方法，如深呼吸、肌肉放松、听音乐、慢跑等；还可以督促病人参加一些简单轻松的活动，如编织、养花、钓鱼等；此外，还可以向病人发放书籍，如《我与地坛》《钢铁是怎样炼成的》等励志书籍，也可以通过成立互助小组，成员间相互交流，共同分担疾病所带来的痛苦。

5. 强化社会支持系统 家庭成员的支持和照顾对提高病人的生活质量和战胜疾病的信心具有举足轻重的作用，因为家人最了解病人的心理状态、性格、行为方式、生活习惯，提供的关爱和支持其他人难以替代。护士应关注病人家属的心理状态，恶性肿瘤病人对于家庭来说是个强烈的应激源。家庭照顾者在癌症病人照顾中发挥重要作用，同时大多数照顾者随着病人病情进展，会出现生理、心理及社会问题，严重影响照顾者的生活质量。护士应关注病人的社会支持系统，尽力做好病人亲属的开导和劝慰工作，使之克服悲观情绪，协同医护人员做好病人的心理支持，使病人积极配合治疗和护理。单位领导和同事、亲友的探望和慰问，也可为病人提供相应的心理支持。

6. 榜样示范 病友的示范作用对增强病人抗击癌症的决心具有非常重要的作用。护士有责任创建积极的群体氛围，使每位病人都受到正性影响。此外，鼓励病人间的讨论和交流，这既有利于病人逐渐恢复体能，也有助于他们获得良好心境。护士在心理护理过程中可引导病人紧密结合自身状况，积极参与讨论，说出所面临的问题及如何提高生存质量等，使病人在群体抗癌中得到心理支持与安慰。

7. 适时灵性关怀 癌症病人普遍带有抑郁情绪，Goldsworthy等主张生命即是灵性之旅，帮助病人回顾生命旅程，通过对过去重要事件的叙述重新思考关于生命的意义，重构自我，增强信念，寻获生命的意义，减轻对死亡的恐惧，最终获得灵性上的安适。护士在给予病人关爱的同时也应鼓励病人感恩他人，为家庭做力所能及的事情，从而感知自我价值。这也和马斯洛需要层次理论相契合，即自我实现的需求，由此使得病人增强战胜疾病的信心，缓解抑郁情绪。

相关链接 | **C型人格**

Baltrusch于1988年首先提出C型人格，认为其主要特征如下：

① 童年形成压抑、内心痛苦不向外表达及克制的性格。如童年丧失父母，父母分居，缺乏双亲抚爱等，这种压抑性格可使正常细胞原癌基因转变为癌基因，并被称为遗传性致癌因素。② 行为特征：过分合作、协调、姑息、谦虚、不过分自信、过分忍耐、回避矛盾、调和

行为、愤怒不向外发泄而压抑、屈服于外界权势、压抑自己的情绪、焦虑、应激反应强。③ 伴有生理、免疫改变：压抑愤怒，导致体内细胞免疫和体液免疫功能降低；社会依从性增高，使交感神经活化，皮肤电位升高；内源性阿片能神经活化，通过改变甲状腺、肾上腺、性腺功能，使循环、消化、呼吸、行为免疫功能发生相应变化。通过降低免疫功能、减少内脏器官血流量、代谢障碍、DNA自然修复损伤等成为诱发癌症的危险因素，虽有相关的报道，尚需更系统、深入的研究。

六、器官移植病人心理特征与心理护理

随着现代医学发展不断取得突破，器官移植的范围日益广泛，接受器官移植的病人也越来越多。器官移植给晚期器官功能衰竭的病人提供了第二次生存的机会，但亦带来了一系列社会、心理问题。移植病人围手术期常常出现焦虑、抑郁等心理反应，多数受者出院后仍存在不同程度的社会功能缺陷。有效的心理疏导和心理支持，对提高器官移植病人生活质量具有重要作用。

（一）器官移植病人心理特征

器官移植术对供者和受者都是巨大的应激事件，均会产生一定的心理反应。

1. 供者心理特征

（1）抑郁：有些供者决定是否捐献器官时往往会因担忧自身健康受损而陷入持续性的情绪低落。移植手术后，由于所有的医疗护理照顾均集中在受者上，供者所受到的关注和重视不及受者，也会使供者的情绪受到影响陷入抑郁状态。

（2）焦虑：担心自己的生命安全，如果受者是自己的亲人，还会担忧受者的身体恢复。害怕器官移植影响以后的生活质量。

2. 受者心理特征

（1）负罪感：受者存在一种难以排遣的罪恶感。尽管病人没有直接造成器官捐赠者的死亡，但由于他人的死亡而使自己能够活下去或使自己活得更健康，由此认为自己是以损害他人健康为代价来延续生命，所以从心理上排斥移植的器官。这种负罪心理在病人接受亲属活体器官移植后出现合并症或移植失败时更为明显，由于移植亲人的器官后并没有像预想的那样迅速恢复健康，甚至亲人失去了健康器官也没能使自己康复，因此负罪心理会使病人痛苦万分。也有病人因自己进行器官移植导致家庭和亲人陷入经济困境，因而产生强烈的负罪心理。

（2）羞耻心理：器官移植实际上是反生物进化的治疗措施，当需要的器官移植给病人后，由于身体的不完整，病人在一定程度上会产生压抑感和羞耻感。病人一方面渴望器官移植，使自己尽快恢复健康；另一方面又非常留恋自己的器官，对新移植的器官产生怀疑，尤其是移植后发生的排斥反应，因应用免疫抑制剂导致的毒副作用，使得病人每天都生活在痛苦中。病人还会担心供者的不同生活方式或不良习惯可能在自己的身上出现，更有甚者因为接受的是异性的器官，而担心自己会变成异性，从而产生羞耻感。

（3）恐惧心理：疾病的长期折磨，缺乏疾病知识，以及担心手术的效果和排斥反应、术后并发症。器官移植后病人住在隔离室或重症监护病房中，远离亲人，加之手术带来的痛苦，体内留

置的各种导管，持续的心电血压监护，医护人员频繁的检查和治疗，同病室其他病友痛苦的呻吟或是抢救、去世等，都会对器官移植病人的心理产生巨大的影响，导致恐惧心理产生。

（4）排斥心理：有的病人一想到自己身体里某个器官是由他人提供，就会产生一种强烈的异物感和排斥感。他们为自己丧失个体的独立性和完整性而悲伤不已。有的病人甚至会因为提供器官的一方是自己平时讨厌的人而拒绝接受器官移植。

（5）模仿：器官移植后受者会受到供者的影响，他们大多四处走访，希望了解器官提供者的个性特征等信息，一旦知晓就会极力模仿，从而逐步达到异体同化的心理接受阶段。

（6）烦躁心理：易出现在术后1周左右，一方面和术后免疫抑制剂特别是糖皮质激素应用有关，另一方面与术后伤口的疼痛、各种引流管道造成病人不适有关。

（7）悲观：是慢性病人特有的心理。因疾病的影响，病人减少了与社会的接触，而且想到自己给家庭带来的负担，导致悲观由此而生。

（二）器官移植病人的心理护理

1. 术前心理护理

（1）明确告知：术前主动向病人介绍器官移植的过程、排斥反应的类型、免疫制剂的作用、术后饮食结构等基本知识，不仅能够使病人感到医护人员对其重视，而且能帮助其树立战胜疾病的信心，提高手术效果。因此，器官移植前护士需要做的是让病人明确知晓可能发生的并发症，使病人自身和家庭都有充分的思想准备，以良好的精神状态迎接移植手术。

（2）减轻恐惧焦虑：减轻病人恐惧焦虑以增强安全感，通过集体讲座或个别交谈的方式，结合病人的具体病情深入浅出地向病人介绍移植相关知识；请移植术后已恢复健康的病人与其交流，减轻病人的心理负担，增强战胜疾病的信心。

2. 术后心理护理

（1）建立有效沟通：移植术后病人的病房应安静、光线柔和、陈设简单。术后早期病人不能言语时应教会病人用手势、书写等非语言方式表达，鼓励其表达内心感受，以建立有效的沟通方式。对于术后频繁的检查、治疗和护理，护士应该告诉病人其必要性，并及时反馈病人最为关心的信息，帮助病人度过心理同化期。

（2）准确评估病人心理状态：护士通过与病人沟通，正确评估病人不同恢复阶段的心理状态，建立互相信任的护患关系，采取有针对性的心理护理。必要时采用放松疗法、音乐疗法等措施，帮助病人调整心态，消除紧张情绪，克服不良心理，保持积极的态度，这有利于疾病的康复。

（3）重建社会支持系统：在移植术后给予病人一定的社会支持能够有效缓解其心理压力，提高其生活质量及术后治疗的依从性。当病人病情允许时，护士应安排病人与家属进行电话沟通交流，促使病人保持积极乐观的态度，同时也可以使病人家属消除紧张焦虑情绪。护士合理利用交接班、查房和护理治疗时间，及时发现病人在精神心理方面的细微改变，多与病人和家属沟通，教会病人自我心理疏导方法，鼓励其多倾诉，同时帮助协调病人家庭成员间的人际关系，使病人和家属达成心理上的共识并相互鼓励和支持，充分发挥社会支持系统的作用。

（4）做好健康教育：出院前护士应向病人和家属做健康指导，指导病人和家属学会观察症状体征，充分认识按时按量服用免疫抑制剂的重要性，以及如何观察排斥反应、预防感染的方法和随访时间等。另外，有条件的医院还应建立心理咨询热线，由护士或专职心理精神科医生值班，解答病人和家属的心理问题，还可以开展团体咨询活动，定期将器官移植的病人召集到医院开展健康讲座，针对共性的心理问题进行集体心理干预。让病人对可能发生的不良反应做到心中有数，从而增强自信心，减少依赖心理。

七、老年病人心理特征及心理护理

案例导读

张某，72岁，退休教师，十天前被诊断为"2型糖尿病"并收治入院，入院后不配合治疗，比较固执，认为自己没有必要治疗。下面是护士和她的对话：

张某："护士小姐，你们没有必要给我打胰岛素，我现在血糖很正常的啦！"

护士："张阿姨，现在血糖正常是因为在打胰岛素，一旦停止打胰岛素，您的血糖会迅速升高，对您的身体不好！"

张某："你们就会这样说，是不是想骗我养老金啊！"（张某情绪激动，非常愤怒地看着护士）

思考： 如果你是护士，你会如何缓解张某的情绪？

随着人们生活水平的提高及医疗条件的改善，人均预期寿命的延长，老年人口迅速地增加，而老年人一般都有慢性病和老化性疾病，其中25%的老年人患有多种较为严重的疾病。老年人的老化、多病、独居等因素，会导致其产生失落多疑、角色紊乱、精神困扰等心理问题，影响老年病人的身心健康。因此根据现代老年病人的心理特征，对老年病人采取有效的心理护理，促进老年病人的身心健康显得尤为重要。

（一）老年病人心理特征

1. 失落和抑郁 因长期孤独寂寞，退休后社会角色的改变、家庭地位的下降，导致许多老年病人产生失落感、悲观情绪。表现为顺从性较差，有时甚至突然拒绝进行治疗和护理，有时又争强好胜，做一些力不能及的事情，如独自上厕所、走路不要扶、坚持原有饮食习惯等；喜欢别人尊重并恭顺服从，表现为自以为是、固执己见、易激怒、好挑剔、责备他人，尤其不重视年轻医护人员的意见。由于疾病的困扰，生活自理能力低下，许多想做的事情又力不从心，往往更加悲观、自卑、无价值感，不愿接受治疗和护理，消极等待着"最后的归宿"，个别甚至采取自伤或自杀手段来结束生命。

2. 恐惧和焦虑 由于老年人的各种功能下降，当病情加重时，常意识到死亡的来临，而出现怕死、恐惧、激惹等反应，加上住院后在饮食、休息、睡眠等方面难以适应，日常生活规律被打乱，病人多表现为烦躁不安、痛苦呻吟、睡眠不佳、不思饮食，只关心治愈时间及预后。

3. 敏感和猜疑 老年病人常敏感多疑，猜测自己的病情很严重，又怀疑医生、护士甚至家人都在有意隐瞒病情，周围人一个细小的动作，一句无意的话语，都可能引起他的猜疑，加重其心理负担。多表现为情绪低沉、悲伤哀痛、沉默少语、常常无端地大发脾气。

4. 幼稚和依赖 有的老年病人表现天真，提出不现实的难以达到的要求，情绪波动大，稍不顺心就容易与人发生冲突，容易哭泣，自控力差。有的老人则小病大养，不愿出院，对家人和医护人员依赖，自己能做的小事也要别人帮助。

5. 沮丧和抗药心理 老年人往往同时患有多种疾病，如高血压病、冠心病、糖尿病、脑梗死等，由于长期服药，饱尝疾病之苦和药物不良反应的刺激，产生沮丧和抗药心理。

（二）老年病人心理护理

做好老年病人的心理护理，不仅要了解其心理，而且要善于对其心理问题作出正确诊断，给予心理治疗，针对病人个体差异及疾病阶段所表现的不同心理，遵循护理程序实施有效的心理护理。

1. 理解关爱老人 住院老年人对周围环境不适应，再加上疾病的折磨和对疾病认识不足而产生焦虑、恐惧情绪，护士首先要理解、关心他们，不仅要做到精神支持，在生活上还应该做到无微不至地照顾，态度和蔼，谈话要有耐心，尽快帮助其熟悉医院环境，介绍同室病友、主管医生、管床护士。对老人的要求尽量满足，为老人提供最佳服务，提供精神支持，换位思考，做到一视同仁，使老人消除猜疑和抵制情绪，保持心情舒畅，以利康复。在为他们提供建议时，切忌主观臆断，要做到勤快、细心、耐心、周到，充分考虑老年病人的年龄特点和习惯。

2. 尊重老年人 对于老年病人而言，受到重视和尊敬非常重要，医护人员在日常诊疗过程中，应多鼓励和赞扬，在充分尊重老年病人的基础上，倾听他们讲话，不要挖苦奚落，损伤他们的自尊。必要时进行有效沟通，讲解检查、治疗的目的和主要步骤。当治疗效果不佳时，应主动帮助病人分析、寻找原因；当治疗效果好时，要与病人共同分享精神上的快乐，使病人精神愉快，积极配合治疗。

3. 消除孤独情绪 由于老年人依赖性强、易孤独，尤其是丧偶老人，可出现"感情饥饿"现象，特别需要护士给予关心、爱心、耐心。平时多巡视了解病情，在生活上多给予协助；多与他们交谈，聆听他们的意见和建议，使他们从心理上得到满足，对护士信赖。介绍同类疾病的老人们互相认识，彼此沟通，以摆脱孤独。对病情较轻的老人，动员他们到院内散步，呼吸新鲜空气，酌情做些喜欢的活动或适合老年人特点的体育锻炼，如气功、太极拳等，调节紧张情绪，消除孤独寂寞心理，增强战胜疾病的信心。

4. 增加老年病人信任 对于好猜疑的老年病人，必须满足病人了解自身疾病以及有关知识的需要，向其讲解疾病知识、康复知识，使其对自身疾病有一定的认识，减少猜疑和误会。在交谈中，要讲究方式、程度，了解病人对疾病的认识水平和心理承受能力，掌握语言、形体和情感传递的技巧，需要保密的既不能直言相告，又要给予其一个可以接受的答复。

5. 适当开展心理干预 老年病人多患慢性病，积累了丰富的自我保健经验和应对疾病的独特方式，护士要善于发现总结这些经验，应肯定其积极的一面，对不良方式尽量采取协商、提醒的方式指出。对老年病人一些独特的不良行为，可以在短期内有所改变的，应积极给予帮助。有些问题不易在短期内改变，只要不影响正常的治疗进行，应尽量避免过于关注，可通过赞扬、肯定等方式强化积极的行为，切忌生硬地强迫老人改变形成已久的习惯。

6. 重建社会支持系统 尽可能多地调动老人的各种社会关系，在精神上和物质上给予关怀。

医护人员要告诉病人家人，疾病的治疗不能单靠药物，心情舒畅也是加速康复的重要条件，要多来医院探视，带些老人喜欢吃的食物；还要鼓励病人的亲戚、朋友、单位组织派人看望。同时，护士要提醒家人切莫在病人面前谈论经济问题，探视者切莫谈论过于刺激及争论性的话题，以免病人过于激动发生意外。

7. 树立正确生死观　协助老人树立正确的生死观，衰老与死亡相邻，人们多忌讳衰老，老年人尤其如此。因此可适当向老年病人讲解一些生理、病理现象，简要介绍患病的情况，与其讨论生老病死的自然规律，激发老年人特有的坚韧不拔的精神，使之坦然地面对疾病和死亡。

护士学习了以上知识，理解了该如何缓解张某的情绪。下面是她们的对话：

护士："张阿姨，您别激动，我不是这个意思。"

张某："那你是什么意思啦！我老太婆虽然年纪大了，但是我不是不讲道理，你讲明白嘞！"

护士：（向张某展示自入院始的血糖记录单）"张阿姨，您看，这个是您入院第一天的空腹血糖，有20.5mmol/L了，正常情况下空腹血糖是3.9~6.0mmol/L，您这个血糖已经是高血糖的范围，高血糖久了会导致很多疾病，比如说糖尿病足，就是由于血糖过高，导致神经病变，最后组织坏死，严重的还要截肢。张阿姨，您说这多可怕呀！您是知识分子，我想肯定能理解其中的利害，这种事情拖不得！"

张某："真的有你说得这么可怕？我身边的那些得糖尿病的老年人也没有这样呀！你是不是吓唬我的！"

护士："张阿姨，您要是不相信我，您可以问一下病房的其他病人，他们不会骗您的。有很多病人是因为松懈，认为偶尔断一下药没事，但是却导致了血糖飙升。您是高知人士，肯定懂得配合我们治疗的重要性，您说是不是？"

张某："你早点这样说清利害不就好了吗，显得我像不通情达理的人一样！"

护士："张阿姨，您会这样想，不怪您，是我们没有讲清楚疾病的原理，多亏您提醒了我们，我们就需要您这样善意的提醒！张阿姨，您的知识丰富，以后向其他病人传播有益的健康教育也要靠您多协助我们！"

张某："哪里哪里，你们多给我讲讲，这样我也能多知道一点东西。谢谢你们！"

相关链接 | 医养结合助养老

我国正处于快速老龄化向深度老龄化转变的历史阶段，养老问题逐渐突出。为了实施积极应对人口老龄化的国家战略，2013年至2021年国务院办公厅陆续发布关于推进"医养结合"服务、提升养老服务质量等工作的文件。各地政府与医疗机构共同合作，致力于不断健全基本养老服务体系，大力发展老年产业，扩大普惠型养老服务覆盖面。将重点放在发展基层机构医养结合服务，让老年人不出社区也能享受到良好的医疗服务。在党和政府的领导下，推动医疗、康复、护理、养老服务实现资源共享，为老年人提供全方位全周期服务，真正做到了"老有所养，老有所依"。

八、临终病人心理特征与心理护理

临终病人是指生命存活期不超过6个月的晚期病人。临终病人面对死亡时，会出现非常复杂的心理和行为反应，因此护士应了解临终病人的心理特征，满足其心理需要，尽可能减轻病人躯体上和心理上的痛苦，提高临终病人的生活质量，维护临终病人的尊严，使其平静安详地面对死亡，安然度过生命的最后阶段。

（一）临终病人心理特征

美国医学博士库伯勒·罗斯（Kübler Ross）在1969年撰写的《论死亡与垂危》（On Death and Dying）一书中，将临终病人从获知病情到生命结束的心理反应分为5个阶段：

1. 否认期　得知自己得了不治之症之后，病人的第一反应就是震惊和否认。病人往往不敢面对病情恶化的现实，对死亡没有具体思想准备，希望奇迹会出现。此时病人的心理防御机制可以对其有一定的保护作用。大多数病人的这一阶段持续的时间都很短暂，很快会转而进入下一阶段，但是也有病人会持续否认，直至死亡。这阶段也许是完全的否认，也许是在缺乏任何定论的情况下，他们会假设自己能活很久。

2. 愤怒期　随着病情的加重，症状愈发明显，病人开始接受患病的现实，开始意识到死亡是不可避免的。此时病人会出现生气、愤怒、怨恨等情绪反应，表现为时常无缘无故摔东西或呵斥医护人员或家属。病人的愤怒来源于恐惧和绝望，其愤怒指向可能是多方面的，如会抱怨命运对自己不公；因痛苦得不到缓解，各种治疗无效而抱怨医护人员；对家属横加指责；对自己未完成的心愿，以及对家庭和亲人的牵挂等都可能成为导致愤怒的原因。

3. 协议期　也称讨价还价期，此阶段病人的心理实际上是一种延缓死亡的乞求，"请一定让我活到某个时刻"是病人经常与医护人员沟通的话语，也是人类生命本能和存在欲望的体现。在愤怒的心理逐渐平复后，病人意识到愤怒和怨恨对疾病无济于事，相反还可能加重疾病过程。此阶段病人对生存还抱有希望，会积极配合医疗和护理，希望用合作的态度和良好的表现来换取生命的延续。此时病人心态较为平静并珍惜和家属相处的时间。

4. 抑郁期　前三个阶段过后病人已深刻领悟到自己即将逝去，感到前所未有的绝望和悲伤，以及无所适从的失控感。病人内心困惑迷茫，会表现出萎靡不振，对周围事物淡漠，语言减少，但内心又害怕孤独，希望家属能无时无刻在身边陪伴，有的病人可能会出现自杀倾向。

5. 接受期　是生命的最后阶段，此时病人对死亡已经做了充足的心理准备，默认了残酷的现实，既不感到痛苦，也没有恐惧。自我感觉良好，完全接受现实，有种万事俱备的笃定感，认为自己已经处理好后事，在等待着与家人最终的分别。情绪趋于平静，喜欢独处，睡眠时间逐渐增加，极度疲劳衰弱，死亡已经被认为是一种解脱。

（二）临终病人心理护理

1. 否认期心理护理　护士应始终保持真诚的态度，接受病人展露脆弱及悲痛，不要轻易揭穿病人的心理防卫机制，更不要欺骗病人，应坦诚温和地回答病人对病情的询问，尽可能避免谈到生存期的长短，同时注意与其他医护人员及家属的言语一致性。在沟通中耐心倾听病人的诉说，循循善诱开导病人，使其逐步面对现实。同时护士及家属应尽量多陪伴病人，运用非语言交流方式，使病人感受到关心和温暖、信心和力量，在政策、经济条件允许的范围内尽量满足病人的心愿，让病人的身心得到一定满足，实现深层次的关怀。

2. 愤怒期心理护理 护士首先应理解病人的内心痛苦，尽可能满足病人要求，将其发怒看成一种有益健康的行为。允许病人以发怒、抱怨、不合作来宣泄心中的不满和怨恨，在护理过程中注意预防意外事件的发生。同时还要劝导说服病人家属给予病人理解、关爱、同情和宽容，切勿贬低、嘲讽病人的负性情绪，注意在日常诊疗过程中的语言艺术。

3. 协议期心理护理 护士应充分调动病人的主观能动性，加强临床护理以减轻病人的躯体痛苦。针对病人提出的合理要求，应尽可能予以满足。同时还应尊重病人的宗教信仰，以减轻病人精神心理方面的压力。护士不必让病人恢复原来的个性特征，而是要保护病人创造新特性的能力，培养病人自我管理的能力，让病人去创造新的自我。

4. 抑郁期心理护理 护士应在保持和维护病人舒适状态的基础上，在心理上多给予同情、鼓励和支持，多陪伴并允许病人以适当方式宣泄情绪。护士在与病人接触时应仔细观察病人，密切关注病人的心理变化，如有问题适时给予心理疏导防止其自杀，努力为病人提供心理支持，要以极大的同情心和责任感从各方面关怀、安慰和支持病人，使病人在心理上真正地获得安全感。

5. 接受期心理护理 一部分病人认为在临终时治疗无望，消极等待死亡来临。医护人员应该利用自己的专业知识激发病人的求生欲望，增强其求生的信心和勇气，由消极被动变为积极主动。此外，加强基础护理，让病人获得最佳的生活质量，尽量保持病人临终阶段意识处于清醒状态，使其平静、安详和有尊严。护士在做好临终病人心理护理的同时，还要注重对临终病人家属的心理护理工作。医护人员应积极与病人家属沟通，取得家属信任，让家属接受现实，积极帮助病人完成未竟心愿，不留遗憾。

总之，临终预示着生命的结束，但是不等于死亡，它是生命的一部分。临终病人处于生命的最后阶段，会出现各种各样的生理和心理问题，护士应在充分尊重临终病人意愿的基础上，针对临终病人的心理需要，开展个体化心理护理，以提高临终病人的生命质量。

第二节　一般病人心理护理

大量临床实践证实，情绪变化与疾病的发生、发展、转归有高度的相关性。因此了解病人的心理特征，加强对病人的心理护理，充分调动病人的主观能动性，消除不良情绪，对提高诊疗效果，促进早日康复具有非常重要的意义。

一、门诊病人心理特征与心理护理

门诊是病人入院最先接触的部门，门诊护理工作具有就诊病人集中、诊疗环节多、应急事件多等特点。病人来医院就诊，其心理反应受多种因素影响，因此，护士应了解和掌握门诊病人的心理特征，优化服务态度满足病人的就诊需求。

（一）门诊病人心理特征

1. 陌生、恐惧心理 随着社会经济的快速发展，现代医院规模庞大、结构复杂，诊室和各功能科室种类繁多、更加细化，门诊病人对环境不熟悉，对就诊程序不了解，对医护人员的业务水平持怀疑态度，加上对于疾病预后迷茫，更容易产生惧怕心理。

2. 焦虑烦躁心理 在一系列诊疗过程中，病人由于病痛的折磨导致情绪易激惹，候诊大厅拥挤排队的人群极易导致冲突发生，诊室内的拥挤、分诊台前焦急的询问、重复往返各个科室和诊室间的烦躁等都是引发病人间和医患间冲突的导火索。

3. 疑虑心理 由于门诊病人多、医生工作量大，病人就诊时间一般较短，在有限的诊疗时间里，医生很难面面俱到，往往忽视了病人心理状况和情绪反应。而病人唯恐疾病诊断不明确，或忽略病情，在就诊之后仍然停留在诊室不停地要求医生回答自己的各种问题，影响医生继续为其他就诊病人看病，医生一旦拒绝回答，很多病人会当场流露出不满，甚至引发医患冲突。引发医患矛盾的主要原因是医患双方沟通不畅导致信任危机。

4. 过高期望心理 病人到医院看病，一般会有药到病除的愿望。门诊病人大多想迫切体验到治疗效果。特别是慢性病病人，多次复诊常使其怀疑医生的诊疗水平。有些病人甚至希望就诊一次就能"药到病除"。就诊病人希望为自己诊疗的医生都是医术精湛的专家，医生的诊疗都及时准确立刻见效，对护士打针输液希望"一针见血"，对所有检查总希望一次就有明确的诊断。

（二）门诊病人心理护理

1. 创造良好就医环境 医院应在力所能及条件下创造方便病人诊治的环境。设立导诊台，明确就诊流程和设置醒目导引标志，分楼层或诊区开设医事服务费收款窗口或自助挂号及收费系统，各诊室设立鲜明详尽的"就诊须知"，交费、取药指示牌要醒目，尽可能减少病人在就诊过程中的往返次数，保持候诊室安静。此外，医院也应该充分利用门诊的宣传栏或电子屏，及时发布专家出诊和各类新业务、新技术开展的信息。

2. 热情接待树立良好印象 门诊护士是与病人第一时间接触的医务人员，也是病人对医院的第一印象。护士在门诊工作中应注意沟通技巧，从病人及家属的言谈话语和动作表情中了解他们的真实需求，尽量予以满足，善待每一位病人。合理灵活安排病人就诊，缩小护患间的心理距离，增进护患间和病人间的情感交流和理解，以构建和谐的护患关系。

3. 简化就医流程 病人在茫然和焦虑的心理基础上，如果流程烦琐及每个环节都需要排队更易导致病人心烦气躁。因此，尽量减少就医环节、简化流程是方便病人就医诊疗的重要措施，能提高病人的心情愉悦程度、就医满意度。医院还可以将现代信息技术充分融入门诊诊疗与导诊工作中，增设预约挂号、自助挂号、自助缴费、自助查询和领取检查检验结果等，灵活安排就诊，以减少排队和拥挤的现象，同时也可以提高病人就医过程的自主性和心理成就感。

4. 增加便民措施 作为门诊护理工作者，应想方设法方便和满足门诊病人就诊的需求，增加便民措施和物品，如纸杯、老花镜、针线、饮用水、纸巾、电话等一些实用又常用的物品，可以让病人感到门诊护士温馨、贴心的照顾和服务，从而提高满足感和增加对护士美好形象的认可。

5. 理解尊重病人 护士在门诊工作中应充分尊重病人，真诚提供服务，无论何种文化程度和社会阶层的病人都应热情接待，对他们一视同仁，在工作中不冷落、训斥病人，更不能用讥讽、嘲笑、歧视的态度对待他们，切忌与病人争吵。根据不同病人的实际需要提供个体化的服务，为其详细讲解就诊流程，指导其挂号、检查。

6. 加强健康宣教　向病人开展健康教育是门诊护士工作的重要内容。门诊病人经常会因就诊时间短，许多关于疾病的相关问题没有搞清楚而心存疑虑。门诊护士应该充分体谅病人，耐心解答他们提出的问题。在科学准确回答病人问题的同时，因势利导向病人开展健康宣教，给予病人相关疾病的健康宣教，使其回家后能够遵从医嘱，按时服药，改变不良的生活习惯和行为方式，以促进疾病的康复和转归。

相关链接 ｜　　　　　　　　　**平凡岗位，非凡担当**

2019年对于中国人民来说是难忘的一年，新型冠状病毒疫情肆虐，发热门诊的医护人员作为医院的"哨兵"，在阖家团圆之际奔赴医院，他们舍小家为大家，身穿"白衣"，在疫情面前毫不退缩、不畏艰险、无畏逆行，将铮铮誓言内化于心，将拳拳初心外化于行。各级党委、政府和广大专业人员始终坚持各项防治策略和措施，一同筑起抗击疫情的坚实壁垒，才有现如今稳定、安定的生活，营造了一个更健康、更利于人民幸福生活的环境。

二、手术病人心理特征与心理护理

手术作为一种治疗手段，会使病人产生强烈应激反应，病人会出现焦虑、恐惧等负性情绪反应，而这些负性情绪又会反作用于机体，影响病人的治疗和恢复过程。护士应当具体分析手术病人的心理特点，酌情采取心理护理措施，减轻病人的负性情绪，帮助其顺利渡过手术难关，达到手术的预期效果。

（一）手术病人心理特征

1. 焦虑不安　焦虑是最常见的负性情绪，会导致病人的痛阈降低、对疼痛的应对能力减弱，导致痛感加重，采取科学有效的心理护理干预尤为重要。手术前病人心理上对于手术治疗常存在趋-避冲突，病人希望通过手术缓解自己的病痛，同时又担心手术、麻醉的安全性，担忧手术效果，害怕术中和术后疼痛，顾虑手术费用、术后的恢复，以及人际关系、工作问题等，上述心理反应在手术前夜最为明显，有些病人即使服用镇静催眠药仍难以入睡。

2. 短暂喜悦　病人手术后由于原发病灶的去除及安全度过麻醉和手术，在清醒状态下常常会出现疾病痛苦解除后的轻松感，尤其是大手术后的病人一旦从麻醉中醒来，当获悉手术成功，不再经受病痛折磨或死亡威胁时，会感到重生后的喜悦，此时他们渴望了解自己疾病的真实情况和手术过程及效果。

3. 猜疑心理　由于对手术的认知不足，病人常常将术后的疼痛等正常生理反应视为手术不成功或并发症，对疾病预后不客观地怀疑和猜忌，可导致少数病人长期遗留心理障碍而不能恢复正常生活。

4. 依赖心理 病人在术后，情感变得更加脆弱，依赖心理十分强烈，在内心上将自己完全托付于医护人员。这种心理在术前和术后短时间内尤为重，医护人员应该及时协助病人降低此种心理，帮助病人重树战胜疾病的信心。

（二）手术病人心理护理

1. 提供手术相关信息 术前详细说明手术的重要性和必要性，尤其要对手术的安全性作出恰当的解释。向病人介绍手术前各种检查及准备的目的、手术的大致过程、主刀医生的技术水平、麻醉方式等信息，帮助病人正确认识手术，积极配合治疗。介绍手术室的基本情况，消除病人对手术室陌生环境的恐惧感。麻醉苏醒后，及时告知手术完成情况，向病人多传达有利信息。指导病人适应术后生活，如练习床上大小便、有效咳嗽等。手术室巡回护士术前进行访视，向病人做自我介绍，以减轻病人对手术室的陌生感，增强对手术的信心。

2. 开展心理干预 医护人员在术后应告诉病人手术进展情况并对其进行安慰鼓励，护士耐心倾听病人倾诉，要适时、有针对性地给予病人恰当的心理干预。如病人因害怕疼痛、担心切口裂开等致使术后活动减少，护士应向其说明并强调早期活动的重要性和必要性，以及不及早进行功能锻炼可能出现的并发症及不良后果，指导病人掌握正确功能锻炼的方法。护士指导病人术后康复活动不仅可以加深彼此了解和信任，更有助于强化心理护理的效果。

3. 有效缓解疼痛 病人术后的疼痛不仅与手术部位、切口方式和镇痛药的使用有关，而且还与病人的疼痛阈值、耐受能力和有关疼痛的经验密切相关，如病人烦躁、疲倦的情绪状态和噪声、强光和暖色调等环境因素都会加剧疼痛，病人注意力过于集中、情绪过度紧张也会加剧疼痛。因此，护士应充分理解和相信病人对疼痛的感受和表现，仔细观察病人的疼痛状况，遵医嘱及时足量给予镇痛药，并采取其他措施尽量减轻病人的疼痛，如活动前使用腹带保护伤口，鼓励病人运用放松技术缓解疼痛，通过暗示疗法、音乐疗法、冥想法等提高止痛效果。

4. 强化社会支持系统 护士应尽量促进病人与家人、朋友间的交往，在医院制度范围内增加和鼓励家属的探视，使病人尽可能多地保持与原生活环境的联系，从而减轻病人的孤立感和无助感，激发其疾病康复的决心和生活的信心。手术恢复期较长的手术，医护人员应及时做好心理辅导，减轻病人心理负担。

三、慢性病病人心理特征与心理护理

近年来，慢性病发病率逐渐上升，已成为危害人们身心健康和生活质量的紧迫公共卫生问题。慢性病病人由于患病时间长、病情反复、治疗效果欠佳等，引发焦虑、抑郁等心理障碍的发生，导致疾病迁延不愈，甚至不断加重。根据慢性病病人的疾病特征及心理特点进行有效的心理护理，对于改善和提高慢性病病人生存质量具有重要作用。

（一）慢性病病人心理特征

1. 主观感觉异常 由于长期患病使慢性病病人的病人角色强化，过分认同疾病状态。患病后注意力转向自身，感觉异常敏锐，甚至能觉察到自己的呼吸、心跳、胃肠蠕动的声音。由于躯体活动少，加上居住环境安静，其感受性也有所增强，不仅对声、光、温度等外界刺激异常敏感，

甚至对自己的体位、姿势也过于关注。如会突然觉得病房灯光太强，护士调节后又觉得灯光太暗等。缺乏经验的护士往往会认为病人多事，实际上病人的上述行为正是其异常心理反应的具体体现。由于主观感觉异常，病人还会感到病情迁延，治疗效果不佳的病人尤为明显。久病卧床者会出现空间知觉的异常，他们躺在床上会感觉房间或床铺在摇晃或转动或床铺高低不平等。

2. **依赖性增强或高估自己能力** 有的慢性病病人尤其是女性病人，由于长期依赖于医护人员的治疗及他人照顾，可从其病人角色中"继发性获益"，易形成其病人角色的习惯化，情感变得脆弱，依赖性增强，总希望亲友多照顾、多探视、多关心自己。担忧离开医护人员的密切关注，病情即会加重等，以致其在疗效显著、病情稳定时无法同步达到适宜的心理状态。另外部分老年病人，因生病住院需人照顾，担心耽误子女工作，表现为过于逞强，拒绝告知亲属或留人陪护，往往高估了自己的能力，存在跌倒安全事件隐患。

3. **自卑与自怜** 慢性病病人往往产生自卑、自怜的心理。对患病过于抱怨，或对他人求全责备，常想"为什么偏偏我生病"，他们内心有无数的怨恨需要发泄，认为自己久病不愈是医护人员未尽职责及家人照顾不周等。有些病人，由于长期的疾病折磨，人格特征也往往发生变化，出现抑郁心境，有时还可产生悲观厌世之感。在治疗过程中，表现出过于敏感、情绪冲动、百般挑剔，较易与他人发生冲突，常难以控制自己的情绪，用摔打物品、辱骂医护人员等不良行为来缓解内心的压力。

4. **自责心理** 由于长期患病，某些病人感觉自己是家庭、亲人和朋友的负担，不愿意与他人交流自己对疾病的情绪体验，以致心理上所承受的压力得不到及时调节和宣泄，导致自责、退缩，消极反应逐渐加重，从而对治疗丧失信心或回避、拒绝治疗，产生厌世情绪，尤其是性格内向的病人更容易产生轻生念头，长期抑郁者可发生自杀行为。

5. **忧虑猜疑心理** 慢性病病人因病程较长，病情反复迁延，有些病人担心自己能否胜任原来的工作、领导对自己的看法以及工作岗位会否被他人取代等。这种情况在较年轻的病人身上更易出现，导致其心理压力大，又不便于和家人、朋友说出自己的想法，使其容易出现异常心理。有些慢性病病人缺乏医学知识，常常会对自己的病情、治疗、用药、护理等胡乱猜疑，听到别人低声细语，就以为是议论自己的病情，认为自己病情加重或得了不治之症，甚至无端怀疑医护人员给自己开错了药、打错了针。

（二）慢性病病人心理护理

1. **调动主观能动性消除角色习惯化** 护士要及时向病人提供有关疾病的治疗、护理、预后及康复方面的信息，使他们对自己的疾病状态及时了解；在特殊检查、治疗、处置前，向病人及时解释和说明，以取得病人的理解和配合，使病人产生安全感和信赖感。在平时诊疗过程中，多倾听病人的倾诉，取得病人信任，鼓励安慰病人，减轻其恐惧心理，降低心理压力。根据病人不同的社会背景、文化背景、人际关系及个性差异，提供有效的心理护理，提高其生活质量。

2. **创造轻松康复环境** 轻松的康复环境主要指病房的物理及人文环境。在物理环境上，尽量为病人提供布局合理、安静、温度及湿度适宜、环境温馨的病室。在人文环境上，多鼓励病人间的交流，尽可能将同种疾病、年龄相近的病人安排在同一病房，使他们能互相倾诉自己的感受及想法，倾诉自己的不安和疑虑。对于内向的病人，必要时护士可协助他们做相互的介绍、交流。鼓励家属与病人间的亲情抚慰，护士与病人建立和谐的医患关系，从而使病人保持积极乐观的情绪，增强机体的免疫力，创造合适的康复环境。

3. 提高生活兴趣 慢性病病人空闲时间多，应鼓励病人参加有益的娱乐活动，如欣赏音乐、绘画、看电视、听广播等，活跃病房生活，同时培养病人正常的社会生活习惯；并鼓励病人适当活动，向病人说明活动对促进康复的必要性，以及对日后恢复工作和社会生活的重要性。对于因病情反复和病程长而失去治疗信心的病人，更要多加安慰与鼓励，避免不良因素对病人的心理刺激，不断加强病人的意志训练，增强自信，以提高其自身的应对能力。

4. 保证良好睡眠 为病人创造良好的睡眠环境，保证病人睡眠时安静、光线暗淡、温湿度适宜，医护人员做到"四轻"，即说话轻、走路轻、关门轻、操作轻，白天集中护理操作，夜间减少护理操作，以免影响病人休息。指导病人睡前勿剧烈运动，勿饮用浓茶及咖啡等兴奋性饮料，合理安排作息时间，白天参加适当的体育活动，保持睡前心情平静，按时休息，培养良好的睡眠习惯。对失眠或睡眠不佳者，给予放松训练等心理治疗，保证病人具有良好的睡眠。

5. 树立与疾病长期共存理念 对待部分对疾病治疗丧失信心甚至拒绝治疗的病人，护士要耐心解释、诱导，激发他们的信心。护士应向病人阐明慢性病的特点，说明连续治疗的重要性，以及思想上重视治疗、情绪上保持乐观对促进康复的积极作用。帮助病人正确对待疾病，树立做好慢性病自我管理、与慢性病长期共存的理念和信心，并保持良好且稳定的心情。

6. 获取家庭社会支持 鼓励慢性病病人的家属及亲朋好友经常来探望病人，给予安慰和支持，以减少其孤独及隔离感。同时为病人提供其他必要的社会支持系统，如训练有素的康复人员和志愿者给病人以帮助，可使病人感到关怀和温暖，体验到自身的价值，以增强战胜疾病的信心。

相关链接 | **慢性病管理正在进行**

慢性病是危害我国国民健康的一类疾病，已成为影响国家经济社会发展的重大公共卫生问题。近年来，各地区、各有关部门认真贯彻落实党中央、国务院决策部署，深化医药卫生体制改革，着力推进环境整治、烟草控制、体育健身、营养改善等工作，初步形成了慢性病综合防治工作机制和防治服务网络。慢性病防治工作已引起社会各界高度关注，健康支持性环境持续改善，群众健康素养逐步提升。在党和政府的领导下，慢性病病人的生存质量得到有效改善，其预后更佳，这为慢性病病人撑起有力的"保护伞"！

四、传染病病人心理特征与心理护理

传染病由于其护理的特殊性，让人谈之色变，一旦病人被确诊，心理压力大，反应错综复杂。护理人员及时、准确地了解传染病病人的心理特点，及时采取相应的干预，尤为重要。

（一）传染病病人心理特征

1. 自卑与自疑 由于疾病的传染性，护士及病人家属在与传染病病人接触时，都要采取一定

的隔离措施，如穿隔离衣、戴口罩等。有些病人对隔离防护措施不理解甚至反感，误认为护士怕脏、歧视、不愿接近或疏远自己，自我价值感缺失，从而产生自卑心理。病人常常表现为情绪低落、沉默寡言，对周围事物特别敏感，往往无端猜疑或曲解他人。某些病人不愿与周围人群交往，甚至在疾病传染期过后仍不愿参加集体活动。

2. 孤独与寂寞　传染病病人一般需要住院治疗，多数病人住在传染病院，隔离措施严密，病人的活动被限制在病室内或病区内，极易产生孤单无助的心理。由于被隔离不能从事正常的社交活动，病人感到生活单调、无聊，产生被限制和孤独寂寞感，思念亲人、渴望陪伴的心理比一般病人更强烈。

3. 悲观与焦虑　传染病病人经常处于既渴望住院治疗又怕被其他传染病病人传染，既盼望见到亲人，希望和家人亲近并得到照顾和安慰，又担心亲人受到传染的矛盾心理中，还担心以后的工作和前途，害怕朋友、单位同事和社会不接受自己、排斥自己，容易产生急躁、悲观、敏感、猜忌等负性情绪。一些病人由于疾病的迁延、反复发作，使他们对疾病治疗失去了信心，担心治疗效果和病情恶化，从而变得越来越悲观和焦虑。

4. 角色行为强化　部分传染病病人由于长时间住院，与社会生活长时间隔绝，容易安于"病人"角色，自主性受到影响和削弱，对自我能力持有怀疑态度，对于自主战胜疾病自信心下降，不利于病人心理健康发展。

（二）传染病病人心理护理

1. 提供相关信息　向病人和家属讲解传染病防治相关知识。使病人认识到治疗期间采取必要的防护措施是隔离的需要，是防止传染病流行的重要措施。在日常护理工作中，耐心指导病人尽快适应医院生活，拉近与病人之间的距离，避免冷淡与歧视，以帮助病人解除顾虑，消除自卑感和自疑感。

2. 增加社会支持　在严格执行消毒隔离制度的同时，关心体贴病人，常常与病人进行沟通，利用语言技巧、从容的举止取得病人的信任。合理安排治疗与探视计划，防止治疗与探视冲突，在遵守隔离要求的前提下为病人创造探视的良好条件，尽量不打扰病人与探视者的会面。有条件的医院可采用电话、视频等方式，增加病人与家属沟通交流的机会。护士还要做好病人亲属、同事的工作，让病人体会到亲属的体贴和同事的关怀，减少或消除病人的孤独感、寂寞感。

3. 创造舒适安全的住院环境　舒适的住院环境是让病人保持心情舒畅必不可少的外在条件。安静、舒适、温暖的环境不仅能够使病人得到充分的休息与睡眠，还能使病人保持愉悦的心情，增强与疾病斗争的勇气。可以根据实际情况，将年龄相仿的病人安排在同一病房，让其互相交流，消除陌生感，共同安心养病。

4. 纠正不良认知　护士应耐心向病人解释，加强健康教育，包括如何保护自己、常见传染病的传播方式、预防措施和及时治疗的重要性。督促指导与病人有接触史的家人进行必要的医学检查，以解除病人的思想顾虑。对探视者要加强防护措施，使病人放心。护士还可运用交谈、积极暗示、转移注意力等心理干预方法，解除病人因隔离和疾病折磨产生的焦虑等消极的心理反应。

5. 加强人文关怀、保护病人隐私　医护人员应做好家属工作，避免消极暗示，利用良好的心理支持作用使病人及其家属得到安慰与支持，针对传染病病人不同时期的心理特征积极采取不同的护理方法和手段，对于病人的过激行为表示宽容，增强护患信任度，帮助病人从沉重的思想负担中解脱出来，帮助病人回归家庭、回归社会。

学习小结

　　本章共分两节，分别论述了孕产妇、儿童、急危重症等特殊病人的心理特征和心理护理，门诊、手术、慢性病等一般病人的心理特征和心理护理。通过本章的学习，护士应在了解和掌握一般病人和特殊病人心理特征的基础上，能够较熟练地运用心理护理程序，开展对病人的心理护理服务。

（王艳娇）

复习参考题

一、单项选择题

1. 下列哪项**不是**婴儿期病人心理护理的措施（　　）
   A. 鼓励母乳喂养
   B. 提供个性化护理
   C. 关注情感需求
   D. 减少分离焦虑和皮肤饥饿感
   E. 正确对待独立愿望

2. 医护人员严肃的面容，医院抢救的紧张气氛等，都会使病人产生（　　）
   A. 恐惧害怕
   B. 敏感多疑
   C. 急躁焦虑
   D. 悲观失望
   E. 固执自尊

3. 老年病人表现天真，提出不现实的要求，情绪波动大，稍不顺心就容易与人发生冲突，容易哭泣，自控力差。这是（　　）心理
   A. 失落和抑郁
   B. 恐惧和焦虑
   C. 敏感和猜疑

D. 幼稚和依赖
E. 沮丧和抗拒

4. 病人，男，58岁，近日诊断为胃癌晚期，腹腔大面积转移。当病人知道自己病重时，认为"不可能是我！一定是搞错了！"此时病人处于（　　）
   A. 否认阶段
   B. 愤怒阶段
   C. 妥协阶段
   D. 抑郁阶段
   E. 接受阶段

5. 针对急危重症病人否认心理，**不正确**的观点为（　　）
   A. 否认是自我保护
   B. 短期的否认可不予以纠正
   C. 持续的否认心理可不予以处理
   D. 疾病不会因否认而消失
   E. 否认可使病人减轻烦恼

6. 病人，男，26岁，因车祸导致左下肢残疾，女友与其分手，病人情绪

低落，护士发现其有自杀的倾向，下列哪项做法是正确的（ ）

A. 表现得很紧张，不断地去查看病人

B. 否认病人自杀念头的合理性

C. 斥责病人

D. 密切观察病人的心理行为表现

E. 不与其交谈以减少外界的干扰

答案：1. E；2. A；3. D；4. A；5. C；6. D

二、简答题

1. 刘某，47岁，乳腺癌晚期，癌细胞现已扩散至胃部，请简述癌症病人的心理分期。

2. 简述产科病人、手术病人、儿童病人、老年病人、急性疾病病人及临终病人各自的主要心理反应及其心理护理的要点。

3. 案例分析：李某，男，45岁，因"咳嗽、胸痛、痰中带血"入院治疗。当病人得知自己确诊为肺癌后，极度恐惧、悲伤、绝望，拒绝接受医护的治疗和护理，不愿见任何人。试分析该病人的心理状态，并提出心理护理的措施。

4. 案例分析：小嘉，女，12岁，在车祸中失去父亲，自己的双腿也受重伤，骨盆骨折，背部及面部大面积擦伤。入院以来，她一直不愿说话，两只眼睛呆呆地盯着天花板一动不动，对治疗、护理不予配合。请你设计心理护理方案，使小嘉能尽快地从车祸的阴影中走出来，面对现实，配合治疗护理，重建心灵家园。

5. 案例分析：病人，女，38岁，G_2P_1，以"孕39^{+1}周，腹痛2小时"急诊入院。既往史：十年前因胎儿宫内窘迫剖宫产一活女婴。病人入院后给予常规分娩前检查后，送产房待产。试分析该产妇可能会出现的心理问题及如何进行心理护理。

第九章　护士心理

现代卫生健康事业的快速发展及医疗环境和健康需求的变化，使护士的角色及职能范围不断拓展，不仅要求护士具备丰富的专业理论知识及临床技能，同时也对护士角色人格、职业心理素质的养成及心理健康水平提出了新的更高的要求。护士是为病人提供心理护理的主体，具有健全的角色人格、良好的职业心理素质，才能应对各种复杂的临床工作情境，在工作中保持正向情绪和稳定的心理状态，从而最大限度地发挥其工作潜能。

第一节　护士角色人格

护士角色人格的形成和发展是护理心理学研究的重点领域，对护士角色人格的研究不仅能够提升临床护士的能力素质，还能够维护和提高护士的心理健康水平，使其更好地从事临床护理工作。

一、护士角色人格与角色人格特质

（一）护士角色人格

护士角色人格是护理心理学的重要概念，对护士角色人格概念的内涵和外延进行界定是构建护理心理学理论体系的重要任务。

角色一词源于戏剧，指个体在社会这个大舞台上扮演着不同的角色。米德在1934年首先运用角色概念解释个体在社会的身份和行为，角色被广泛应用在社会学和心理学的研究中。社会学将角色定义为与社会地位相一致的社会限度的特征和期望的集合体，即社会角色。

角色行为（role behavior）是个体取得社会团体中某种身份并依照其角色性质和特征显现出的行为。如女性一生中一般会扮演女儿、妻子、母亲等家庭角色，同时还会扮演学生、职业人等社会角色。

个体所承担的角色都有其特定内涵，其行为模式是由其承担角色所具有的角色特征决定的。如一个成年的已婚女性面对父母和子女时，会显现出截然不同的角色行为：面对父母时会表现出依赖、顺从的人格倾向；面对子女时则更多地表现出关爱、支配的人格倾向。

人格最初来源于古希腊语 "persona"（面具），后引申为个体的心理行为模式。角色人格（role personality）指具有某种社会特定地位的个体共同具备并能形成相似角色行为的心理特征的总和，即人们在某种特定、重复的社会经历中形成的比较固定、共性的人格特征。角色人格受个体所处的生活环境、接受的教育经历以及其从事的实践活动影响，不同个体由于承担同一角色而具有相似的行为模式和角色形象，其共性化人格特征一经形成就被社会赋予为某类角色的个体行为。人们常常根据个体的行为举止判断其职业角色，如温文尔雅的学者、风流倜傥的艺术家、言辞犀利的新闻记者和精明能干的商人，均是典型人格特质与职业角色相匹配的具体表现。

护士角色人格（nurse's role personality）是护理心理学的特定概念，指从事护士职业的个体所共同具备，并能形成相似角色适应性行为的心理特征总和。其适应性是指护士个体人格与角色人格的匹配性。从事护士职业的个体必须具有护士所必备的角色适应性行为，即情绪稳定性、社会适应性和人际关系主导性等人格特质。

（二）护士角色人格核心特质

人格特质（personality trait）是指在组成人格的因素中，能引发人们行为和主动引导人的行为，并使个体面对不同种类的刺激都能作出相同反应的心理结构。人格特质是构成人格的基本单位，决定个体的行为，具有稳定性和普遍性特征，通过了解人格特质可预测个体的行为。

1. 护士角色人格核心特质的定义　护士角色人格核心特质即护士角色人格的核心成分，是从事护士职业必备的人格特质。护士角色人格可用 "温柔、体贴、细致、周到、敏捷、宽容、热情、冷静" 等词汇描述，其中某些特质是护士角色人格的核心成分，具有鲜明的职业特点，是个体胜任护士角色所必备的；某些特质是护士角色人格的非核心成分，体现出个性色彩，允许护士间存在程度、实质上的显著差异。

2. 护士角色人格核心特质的特征　人格特质理论（trait theory）认为人格特质是个体以其生理为基础的一些持久不变的性格特征，根据特质对整体人格的影响程度不同将其分为首要特质、中心特质和次要特质三个交叉重叠的层次。① 首要特质（cardinal trait）：是最重要的特质，代表整体人格，影响个体的全部行为；② 中心特质（central trait）：由几个彼此相联系的特质共同组成，是个体最典型、最具概括性的特质，是个体行为的决定因素；③ 次要特质（secondary trait）：是个体不太重要的特质，往往只在特殊情境下才表现出来，不是人格的决定因素。

护士角色人格的核心特质主要包括首要特质和中心特质，是护士职业行为的决定因素。如爱心、敏感、责任感、沉静等特质是护士角色人格的核心特质，是从事护士职业所必需的人格特质，对个体能否胜任护士职业具有决定作用，是护士角色人格整体结构的核心；同时，又与个体的整体人格结构交叉重叠。护士角色人格核心特质的特异性特征具有两层含义：

（1）护士角色人格核心特质是护士角色的必备特质，不是其他职业角色的必备特质。如较强的人际沟通能力对于从事护士职业的个体至关重要，而对于从事会计、文书档案等职业的个体却未必是核心特质。

（2）注重核心特质与次要特质的关系：职业角色的核心特质是在次要特质的基础上发展起来的，同时又反作用于次要特质。如随和是人格的次要特质，是建立良好人际关系的基础。如果作为护士角色人格的核心特质还需进行职业化人际沟通能力的强化训练，那么职业化人际沟通能力的提高能够促使其日常人际交往和语言表达能力的提升。

护士角色人格的核心特质会随着个体职业经历的丰富逐渐走向成熟。如刚入职的新护士初次遇到危重病人抢救，面对紧急救治的场面，可因高度紧张而不知所措，但当其拥有多次抢救病人的经历时，就可以沉着冷静、迅速有序地应对各种危急场面，驾轻就熟地胜任本职工作。因此，护士角色人格的核心特质会在临床实践过程中不断体验、巩固、发展和完善。

（三）护士角色人格核心特质的主要内容

根据人格特质理论，护士角色人格核心特质主要包括以下5个方面内容：

1. 良好的自控能力 良好的自控能力包括良好的情绪控制能力和对工作的持之以恒两个方面。

良好的情绪调节能力是护士情绪控制的核心内容，也是为病人营造积极乐观情绪氛围的前提条件。护理工作性质和环境的特殊性容易使护士产生情绪问题，而护士的不良情绪，不仅易诱发护理差错和失误，也会直接影响病人和家属的情绪。护士始终保持积极、稳定的心境，营造良好的情绪氛围，不仅能提高工作效率，更能调节病人情绪，增加病人安全感和良好就医体验。

2. 高度的敏感性和责任感 在临床工作中护士必须对病人的病情变化、异常情况保持高度的敏感，及时准确地作出反应。

当长时间接触同种疾病的病人，相似的刺激反复出现时，护士容易对病人的反应产生适应或疲劳，逐渐降低对刺激的敏感性而出现感觉适应现象。因此，护士必须凭借高度的责任感，对病人的各种刺激保持"高敏状态"，及时、准确地作出反应。

3. 适度的爱心和同理心 在临床工作中护士为维护病人的利益，能随时给受病痛折磨的病人以最大的热忱和关心，对病人的情感付出不是直觉的情绪反应和个体的狭隘情感，是合乎理智、具有深刻社会意义的情感活动。护士每天面对的是一个特殊的群体，只有具有爱心和同理心才能充分体会病人的病痛，设身处地地为病人着想，及时发现并满足病人的需求，尊重病人的生命价值及人格尊严，使病人不仅躯体上的痛苦得到解除，心理上也得到温暖和支持。具有爱心和同理心的护士，对工作能保持高度的热爱和积极性，从而增强个体的职业认同感，形成一种良性循环。

4. 较强的人际沟通能力 人际沟通能力是护士胜任职业角色的主要特质之一。在医院中护士处于医患关系的核心位置，护士是医院连接各种复杂人际关系的纽带，不仅要处理好自身与病人的关系，还要协助病人和家属与医生沟通，促进住院病人间的彼此交流，协调病人家庭成员间的人际关系等。在临床工作中护士较容易处于医患矛盾的核心位置，需要护士具有较强的人际沟通能力。

5. 较强的社会适应能力和学习能力　特殊的职业属性要求护士在临床护理工作中能够适应各种环境，在不同的环境中扮演好相应的角色。新入职护士在进行规范化培训时需完成科室轮转，要求护士能够快速适应不同科室的工作环境和氛围，目的是帮助护士提高适应能力。具有较强的社会适应能力还体现在能够处理好家庭和工作的关系，保持良好的角色适应性。

随着医学科学的不断进步和护理学科的发展，在临床工作中会出现许多新理念、新技术和新设备，护士必须具备较强的学习能力，不断更新认知和技能以适应临床护理服务的发展需要。尤其是在信息技术飞速发展的当今社会，"互联网＋"和人工智能技术与医学科学紧密结合，只有通过对新技术、新知识的不断吸收利用，护士才能为病人提供更优质的护理服务。

二、护士角色人格历史演变

护士角色人格和职业角色形象随时代发展和社会需求的不断变化而不断演变，经历了以下3个阶段：

（一）历史形象

护士最初被称为看护，在公元4世纪欧洲的"大教会病院"将照料病人的个体称为看护，形成了最初的护士职业群体。此后经过漫长的历史演变和发展，才最终确立了护士的职业形象，护士职业形象主要经历了3种典型形象演变。

1. 母亲形象　古代欧洲战争和瘟疫等灾难导致了大量伤员和病人迫切需要关怀和照顾，护士在民间被视为像母亲一样向病人施予关怀。希腊语"natricius"含有"体贴、保护、照顾"的意思，英文"nurse"可直译为乳母。最初的护士主要以"温柔、慈祥"等角色人格特征塑造了慈母般的职业角色形象。

2. 宗教形象　中世纪欧洲基督教会认为照顾病人和拯救灵魂同等重要。许多教会在教堂中划出专门区域设立医院，众多神父和修女从事医护工作，此时护士被赋予了宗教形象。基督教倡导的独身、远离尘世、超凡脱俗、严守纪律的观念使护士的职业角色形象具有浓重的宗教色彩，常常以宗教化身的形象出现。

3. 仆人形象　护士的仆人形象出现在16~19世纪的欧洲，基督教认为病痛是上帝对病人罪恶的惩罚，病人患病被看作是罪有应得，甚至对病人的照料和关怀都被看作是卑贱和罪恶的工作。当时做护士职业的妇女大多出身贫寒，社会地位低下，护士角色形象被赋予奴仆形象。

（二）现代形象

19世纪60年代南丁格尔创立了第一所护士学校，自此护士的现代职业形象逐渐得到确立，护士的现代形象分为2个发展阶段。

1. 早期形象　南丁格尔认为从事临床护理工作的护士要有高尚的品格、专业化知识、专门的操作技能，南丁格尔塑造的护士角色人格形象具有正直、诚实、庄重的品格和精湛的临床技能等。

医学科学的发展为护理理论和临床技术提供了广阔的空间，新技术不断运用到临床护理工作中，临床工作需要更多具有专业知识和技能的护士。世界各国陆续建立了多所护士学校，专业护士队伍迅速扩大，护理内容也从单纯对病人生活的照顾，转向用医学科学的技术手段为病人提供全面照护。护士与医生的协作与配合、熟练的临床专业技能使护士职业角色形象得到社会的广泛认可。

2. 现代形象　自20世纪50年代开始，护理教育快速发展，高等护理教育已在全球护理教育中处于主导地位，护理教育培养目标和教学手段的科学化拓展了护士的知识结构和社会职能，使护士职业形象具备了专有的特征。

（1）适应临床发展需求的专业型人才：医学模式的转变使护理工作从内容、职责、功能与理念上突破了传统的护理概念与护理模式，护士的定位也更加专业化。它要求护士做到勇于创新护理理论，积极参与医学领域的精细分工，准确掌握生命关怀技术，维护病人身心健康。而随着人们对健康管理、疾病预防、早期康复、心理护理的重视，以及全生命周期的管理，护士的专业特长日益凸显，一大批护士通过对医学知识、护理技能、互联网＋智慧护理的融合，以及对专业领域的总结及循证创新，逐渐成为行业领域的专家人才。

（2）知识结构合理的复合型人才：高等护理教育改变了既往以突出技能型职业培训为特征的传统教育模式，构建了从高职、本科、硕士到博士多层次、多专业方向发展的高等护理教育体系，在强化护理专业知识与临床技能的同时兼顾护士未来发展及潜力的提升，使护士的整体知识素质显著提高；同时，通过在护理课程设置中大量增加人文社会学和行为科学领域的知识和技能，在专业教育教学中强化公共卫生、康复护理、老年护理、社区护理及精神心理护理等学科领域的内容，使护士的知识结构体系更加优化。护士已从既往单一的临床专业技能型人才发展成具有多学科领域专业知识和技能的复合型人才。

（3）创新思维活跃的研究型人才：完备的高等护理教育体系，科学优化的知识结构，宽松包容的学术氛围，极大地开阔了护士的视野、提高了护士的科学研究能力，促使护理学从临床应用学科向探索学科发展前沿、研制推广先进技术的综合性学科发展。护理学成为一级学科对护理学理论体系构建和学科发展具有积极的促进作用。护理学科的发展基础是大量的科学研究成果，护士研究者的职业形象有别于以往的护士职业形象。

（4）知识技能全面的社区保健管理型人才：随着医学模式的转变和人民群众健康意识的日益增强，护士开始积极探讨以人的健康为中心的整体护理，护士的工作范围从医院扩展到社区和家庭，大量的预防保健工作开始由护士承担。同时，护士还要掌握与其他保健专家、全科医生、药剂师、社区工作者以及社区保健管理者合作的技巧，社区护士既是社区保健的积极参与者，同时又是充满智慧的管理者。机遇和实践造就了一大批具有组织才能、健康教育专业知识和专业技能、一定科研能力和社区健康管理能力的社区护理人才。

（三）未来形象

"十四五"时期公布的卫生事业发展和深化医药卫生体制改革的总体规划，尤其是《全国护理事业发展规划纲要（2021—2025年）》及《"健康中国2030"规划纲要》为护理工作擘画了更为广阔的发展前景。2017年5月27日至6月1日，国际护士会（International Council of Nurses，ICN）大会在西班牙巴塞罗那召开，大会围绕"护士在护理变革的前沿"主题，呼吁全球护士致力于健康卫生事业，在护理变革中承担起相应的角色。我国护士角色人格的未来形象，将呈多元化方向发展，主要表现为以下几种形式：

1. **临床护理专家** 临床护理工作要求护士了解医学科学的最新成就和发展趋势，具有渊博的人文学科知识和坚实的护理专业理论知识，掌握熟练的临床专业技能，能够独立开展护理学领域的理论研究和实验研究，能够独立解决护理学科发展的重要课题。

2. **健康教育专家** 未来护士将主要从事健康教育和健康普及工作，这要求护士掌握有关健康教育的知识、手段和技能，注重对自身健康教育实践能力的培养，能够针对不同层次、不同需求的病人和健康人提供个体化且实用有效的身心保健知识，并向社区人群提供自我身心保健的普及性健康教育。

3. **临床心理专家** 无论是临床护理工作还是社区卫生保健工作，护士在工作中都离不开心理学知识和临床心理学技术，护士在临床工作中为不同年龄、职业、社会文化背景的个体和群体提供精神心理保健，并将相关心理学理论和临床心理学技术运用于临床护理实践。

4. **人际沟通专家** 未来的临床工作要求护士具备良好的沟通与人际交往能力，做到能够在纷乱复杂的人际交往中灵活应用人际沟通技巧，积极主动调节与病人的人际沟通氛围从而提高其依从性。

5. **医生重要合作伙伴** 未来的医护关系是护士和医生互为助手，在面对共同的工作对象时能够默契合作，相互补充、相互协作，共同维护人类的健康。以医护小组的形式为病人提供治疗、护理、康复一体化的责任制整体医疗护理服务，医护共同参与病人诊疗计划的制订，医护共同进行查房、病例讨论及病人回访工作。这种工作模式的核心是护士与医生的协作交流关系，充分体现了护理工作的内涵和护士的价值。

6. **执业护士** 我国经济的发展和人口老龄化，使得慢性病的管理成为影响我国人民健康的重要公共卫生问题。面对基层卫生人才缺乏，慢性病管理不规范的现状，培养面向基层的高端实用型护理人才是解决现存困境的重要途径之一。护士除了具有预防疾病、促进及恢复健康和减轻疼痛的职责外，在相关法律界定的范围内还将有诊断、处方和转诊建议的权限，为病人提供直接的护理及初级医疗保健，满足一般病人病情的监测、治疗及护理。2022年6月23日，深圳市第七届人大常委会第十次会议通过的《深圳经济特区医疗条例》中的第六十五条规定，取得专科护士证书的护士，可以在护理专科门诊或者社区健康服务机构，开具检查申请单、治疗申请单等，以及开具外用类药品。这标志着我国内地在护理专业人才培养及护士执业领域又迈出了重要的一步。

7. **健康管理师** 未来护士角色将开启慢病管理新模式，护士通过参加健康管理基础理论、慢性病健康管理相关知识与实践技能培训，将居民分类分标管理，区分重点人群，进行健康评估制订个体健康干预计划，进行日常随访与健康指导。

8. **循证护理专家** 循证实践是21世纪医疗卫生保健决策的核心指导思想，对护理学科的发展也将产生深远影响。

三、护士角色人格影响因素

随着护士专业角色的进一步扩展，护理服务对象和范围越来越广泛。优化护士角色人格，使其更充分地发挥护士职业的社会职能成为普遍的社会期望。了解和研究护士角色人格形成和发展的影响因素，是优化护士角色人格的前提和基础。护士角色人格的影响因素包括社会文化、职业教育、价值观、自身等诸多因素。

（一）社会文化因素

1. 社会低期望值与职业高发展目标　社会低期望值指有些社会成员受传统习俗、社会偏见等因素影响，对护士职业的现代社会职能的评价过低。职业高发展目标指当今护士，尤其是接受高等护理教育的护士，对其所从事职业未来发展的较高认可程度。若两者之间差距较大，则可能对护士角色人格的形成和发展有不利影响。如目前社会上仍有部分人以传统眼光看待护士职业，贬低护理工作的价值。随着时代和护理学科的发展，护士职业的社会职能日益提高，怀着对职业发展目标的憧憬和理想，护士更希望得到社会公众的广泛认同。因此低社会期望值的议论和评价可导致护士对其职业前景产生困惑，影响其职业角色人格发展。

2. 社会群体期望值与职业个体行为　社会群体期望是社会公众按照护士职业规范确立的理想标准，对护士群体所寄予较高境界的期望值。社会公众在赞美护士"白衣天使"的同时，希望护士都能始终向病人施以爱心，为病人解除病痛，以高度的责任心和娴熟精湛的技能使病人恢复健康。社会公众的以群体期望值来衡量护士个体的职业角色行为，无形中对护士个体提出了较高要求，过高的社会期望值会对护士角色人格造成干扰。

3. 社会整合期望值与职业角色分层行为　社会整合期望值是指社会公众对护士个体间的差异性（如年资、教育经历、职业经历等）缺乏了解，仅依据其以往对某个护士的片面印象，赋予其他护士个体经其主观整合的或高或低的期望。社会成员能密切接触并深入了解护士的为数很少，对少数护士的深刻印象即成为其对护士整体的期望值参照。

角色分层行为指护士因职业经历、角色身份及教育经历等影响因素的不同，在护士职业行为模式中表现出的差异性。如高年资护士相对于低年资护士，其职业行为较为成熟，操作技术上也更为熟练；护士长等护理骨干与普通护士相比其职业行为标准会更以身作则和自我约束。护士由于所受的教育程度不同，对自我角色人格的定位有所不同。如受教育程度较高者比较低者更关注其职业角色行为能否获得社会大众的广泛认同。

（二）职业教育因素

职业教育因素是指护士在入职前接受的专业教育是否能够使其在日后的临床工作中坚定专业思想，树立职业价值观。职业教育的职能是培养专业人才，但评价某类职业教育成功与否，不仅注重其能否培养大批从事该职业的专业人才，更注重其培养的专业人才能否全部专心致力于其所从事的职业。职业教育在护士角色人格形成和发展过程中具有关键性作用，全球护理教育培养目标提出：在医学、护理模式变革时代，护理教育应进行职业心理素质教育。职业心理素质教育的实质是职业价值观教育，只有具备了明确的职业价值观，护士才能在其角色人格形成和发展过程中充分发挥其主观能动性。

（三）价值观因素

价值观对护士职业角色人格具有巨大影响作用，是护士能否快速适应其职业角色的重要前提，如果个体的价值取向能够认同护士职业的社会价值，在护士角色人格形成过程中便会产生明确的职业态度，指导其角色行为适应护士职业角色人格的需求。反之，如果个体无法认同护士职业的社会价值，就会产生消极职业态度，在角色人格形成过程中出现不适宜行为，最终难以胜任护士职业角色。研究显示，护士的价值观、自我形象、社会动机、品质、个性不易被他人发现和比较，但能左右护士的行为，是影响护士工作绩效的关键因素。在校学习期间是护理专业学生人生观、价值观确立的关键时期，也是角色人格发展的最初阶段。如此时能强化学生的人生观、职业态度和职业价值观教育，将有助于学生认同护士职业价值观，坚定择业信念，为日后胜任护士职业角色奠定基础。

（四）自身因素

影响护士角色人格的自身因素主要是自我调控能力。角色行为的自我调控是以个体对其角色行为的自我认知、自我评价为基础，并以周边他评为参照系统的行为修正过程。一般而言，如果护士对其角色行为有正确的自我认知，其角色人格发展就会较为顺畅，在临床工作中就会按照职业角色要求，自觉、扬长避短地调控其职业行为模式，并使之不断地趋于完善。与此同时，个体也会进一步确立良好的职业态度和职业价值观，在专业实践中获得自我实现的满足感，由此进入职业角色人格的良性循环。当护士对其角色行为的自我认知出现偏差时，则会对其职业角色人格产生消极影响，导致缺乏对职业角色行为进行自我调控的主观能动性，寄希望于变动工作岗位以规避挫折。

四、护士角色人格匹配理论

护士角色人格的匹配主要包括个体人格与角色人格的匹配、护理教育与护士培养目标的匹配、成就动机与择业动机的匹配和社会智能与职业智能的匹配4个部分。

（一）个体人格与角色人格相匹配

心理学中关于人格与职业的匹配性研究，较多涉及"气质对职业的影响"。如黏液质、抑郁质倾向的个体偏稳定、内向，比较适合长期且细致的工作；胆汁质、多血质倾向的个体则性格相反，更适合灵活的工作。个体人格特质是其职业人格的基础，护士个体人格与角色人格的匹配，主要指护士的稳定性人格特质与角色人格核心特质间的匹配，其匹配程度越高，越有利于护士的职业角色人格发展。如果两者匹配程度过低，则影响个体的职业角色人格发展进程。个体人格作为职业角色人格的基础，其结构中某些稳定性特质，对个体人格与角色人格的匹配具有决定性影响。情绪稳定是护士角色人格的核心特质，是保证护士在临床工作中沉着应对各种职业性应激，并作出准确判断和适当反应的基本条件。如果护士的情绪稳定性较差，可能无法适应护士职业需经常面对的突发多变的职业环境，甚至对病人的身心可能造成不利影响。目前部分医院在招聘新护士时对其进行人格心理测试，并将其结果作为判定新招聘人员是否适合入职的参考依据。职业角色人格较完善的护士，不仅能在护理职业环境中保持自身的良好心境和平衡心态，还可为发生健康问题的求助者减轻心理压力，提高其心理健康水平。

（二）护理教育与护士培养目标相匹配

护士职业角色人格的形成是从其接受职业教育开始的，职业教育根据不同层次的护理人才培养目标，确立护士角色人格的不同标准，使不同教育层次的护士对自己的职业发展目标具有正确认识，从而促进其职业角色人格的发展。护理专业教育层次与培养目标相匹配，是保障护士形成和发展职业角色人格的重要前提。即使是同一层次的护士职业目标教育，也需根据学生的实际情况区别对待。如同样是护理专业本科教育，对于已具有专业基础知识和临床实践经验的学历继续教育的护士，其培养目标和培养计划以及课程设置就应区别于普通全日制的护理专业本科学生，培养目标如设定为具有一定科研和管理能力的护理专业临床骨干，就有利于调动其职业角色人格发展的主观能动性。根据受教育者的特征，为不同层次、不同特点学生制订具体、有针对性的职业角色人格标准，既可减少护理专业学生发展职业角色人格的盲目性，也有助于提高护士职业角色人格的整体水平。

对于临床护士，在职教育培养能否对不同层次的护理人才培养目标进行正确的定位，是护士个体职业角色人格发展的决定因素。如果对中专、大专、本科、硕士、博士等不同层次的培养对象均采用同样的培养标准，会导致以下问题出现：一是增加教育层次水平较低护士的工作难度，二是打击教育层次水平较高护士的工作积极性。目前大多数医院制订的在职护士规范化培训内容和聘期考核标准，对不同教育层级的护士有不同的要求。如对护理专业教育水平较高的护士，对其科研和临床教学能力的要求相对较高，并设置了科研护士、教育护士岗位。

（三）护士成就动机与择业动机相匹配

成就动机（achievement motivation）指个体追求自认为重要的有价值的工作，并使之达到完美状态的动机，是一种以高标准要求自己力求取得活动成功为目标的动机。择业动机（career motivation）是个体的成就动机在择业方面的具体体现，是个体成就动机的最重要组成部分，是满足个体成就需求的直接途径。

克莱伦（McClelland D.C.）认为成就动机是个体人格中非常稳定的特质，成就动机强的个体对工作学习非常积极，善于控制自己尽量不受外界环境影响，充分利用时间，工作学习成绩优异。一般认为，个体间的成就动机差异在幼年时就非常明显，主要表现在学习过程中是否好学上进，并在家长和老师的不同教育方式下得以稳固和强化。成就动机的另一个特点是与个体的知识结构、工作能力及文化水平等呈正相关，即学历越高成就动机就越高。

根据我国护士队伍的现有教育状况，结合成就动机理论，在构建我国护士成就动机与择业动机匹配理论时需注意：

1. 对于大多数护士而言，个体的成就动机不宜要求过高，否则容易造成护士职业价值困惑，不利于护理队伍稳定。

2. 对于高成就动机的高学历护士，应给予积极的职业发展指导，鼓励其追求自我发展，为护理学科建设和科学研究提供人才储备。

3. 在护理教育领域，对不同教育层次学生的成就动机进行量化评估，科学制订相应的职业角色人格培养标准，充分调动护理专业学生的积极性，为护理事业的发展提供更多更好的合格人才。

（四）护士社会智能与职业智能相匹配

社会智能（social intelligence）指个体在社会生存中的处事或社交方面的能力，包括人际交往能力、沟通能力、语言感染能力等。职业智能（professional intelligence）指个体在职业环境下所需要具备的社会适应能力。不同职业对个体社会能力的要求不同，护士职业需要护士终日与病人接触，每天周旋于复杂的人际交往中，因此复杂的工作环境和服务对象对护士的社会能力要求较高。护士职业要求护士除了具备人际交往能力外，还应具有主导人际氛围的能力，尽可能降低非常态下病人的人际关系适应不良，避免人际关系紧张对病人身心造成的消极影响。社会智能具有一定的可塑性，其发展水平与个体的生活经历、社会经历等因素呈正相关，通过职业教育、技能培训等途径可使个体的社会智能不断强化。护士职业要求个体的社会智能至少应高于社会人群的平均水平，因此社会智能与职业智能匹配理论对护士职业角色人格发展应体现在以下3个方面：

1. 尽量避免社会智能低下的个体从事护士职业。

2. 对社会智能偏低的护士实施有针对性的强化职业行为训练，促进其职业角色人格发展。

3. 依据护士个体的社会智能差异，科学实施"人－岗匹配"，既有利于护士个体扬长避短，又可减少因职业智能差距而产生的角色不适应行为。在日常护理人力资源管理中，医院的门急诊等部门应尽量选派社会智能较高的护士从事护理工作。

第二节　护士职业心理素质养成与自我管理

护士职业心理素质是护士角色人格的另一种表述形式，其概念内涵与护士角色人格基本一致，随着医学模式转变，护士职业心理素质内涵随之发生改变。根据护士职业特点，护士职业心理素质主要表现在心理能力、心理品格、心理动力、自我适应能力以及环境适应能力等方面。优化护士职业心理素质是提高临床护理服务质量和服务水平的核心问题，护士在职业过程中学会自我教育和自我管理是发展和完善其护士角色人格的重要方法和有效途径。

一、自我教育与护士职业心理素质养成

自我教育是指受教育者根据社会标准及道德规范自觉进行自我认知、自我评价和自我监控，有目的地调整自己行动的过程。护士以优化其职业心理素质为目的而进行的自我教育及对护士职业心理素质的培养，集中表现在以下4个方面：

（一）确立职业核心价值观

护士职业核心价值观是护士职业心理素质的核心，优化职业心理素质的自我教育，首先是确立护士自身职业核心价值观。职业价值观受人生观影响，持有乐观、奉献人生态度的护士，其职业核心价值观可较快确立并逐渐稳固。相对注重名利的护士其职业核心价值观则较难确立且不易稳固。因此，确立职业核心价值观是优化护士心理素质的前提和自我教育的核心内容。

护士职业核心价值观的确立从考入护理学专业便已开始，对于刚刚步入职业生涯初始阶段的学生而言，确立职业核心价值会经历从朦胧、彷徨到清晰、坚定的过程。尽管学校和老师都特别

注重开展职业核心价值观的强化教育，但真正内化为理念和行为更多依靠的是学生的自我教育。主动进行自我教育的学生在接受职业价值观教育时更愿深入思考，通过对人生的深入思考可以感悟护士的职业魅力，有助于确立职业核心价值观。通过自我教育确立护士职业核心价值观可采用以下方法：

1. 真实的临床实践体验　目前国内的护理教育普遍采用早期接触临床、临床见习实习与理论学习相结合的人才培养模式，其优点在于能够全面提高学生的专业能力、增进职业情感，同时也为确立职业核心价值观提供了实践平台。多角度接触临床护士和工作环境，尤其是优秀的护理职业代表人物及凝聚力高、学习氛围好及专业技术强的临床科室，能给学生带来真实、深刻的个体职业体验。临床老师在带教过程中，其职业价值观渗透在言谈举止中，能帮助学生确立良好的职业价值观和认知。但由于学生自我教育能动性的差异，同样的实践经历，其职业内涵的领悟会呈现出显著的差异性。在临床实践过程中能够细致观察、深刻反思的学生能从临床工作中解读出深邃的护理职业内涵，进而促使其自身的职业核心价值观得到确立和升华。

2. 护士职业内涵的深刻领悟　对职业内涵的深刻领悟，包括主动地遵从所选择的职业（是个体社会化发展的最终结果）、明确就业（是个体满足其自我实现需求的前提条件）以及树立人人平等的价值取向等。为了使护理专业的学生较深入地领悟职业内涵，除了在日常专业课程讲授过程中贯穿护士职业核心价值观教育外，还可邀请护理界知名专家、有成就的护理学者、临床精英等举办专题讲座和座谈会，与学生交流其职业发展规划、心理路程和人生获益，或组织以学生为主体的体验式活动，使学生能从中汲取精华、拓展思路，多视角解读和领悟护士的职业内涵，坚定自身对护士职业核心价值的认同。

3. 关注职业发展愿景　职业发展取决于个体对其所从事职业的认同程度，以及能否以职业优越感来满足自尊需求。随着社会经济的快速发展和医学科学的不断进步，护士职业的社会职能不断增强，未来的护士角色形象还将向多元化方向发展，护士在卫生健康事业的护理变革中将承担起重要的职责，活动领域将更为广阔。护士职业发展愿景对护理专业学生的核心价值观确立具有引领作用，鼓励学生以积极态度了解护士职业的发展历程，密切关注行业发展趋势与社会需求，有助于其职业定位，从而有利于增强其职业认同感及强化其正确的职业价值观。

4. 学习职业榜样　聆听护理专业的优秀代表、英雄模范人物、南丁格尔奖获得者的成长故事，学习她们将毕生精力奉献给人们的生命健康事业的精神，可以为年轻护士树立正确的价值观，坚定从事护理工作的信念。

（二）成就护士角色人格核心特质

护士角色人格核心特质的形成，需要具有针对性的个体化特色教育。个体化特色教育指护士职业心理素质的优化应以支配护士职业行为模式的核心特质为中心进行，根据护士角色人格核心特质的内容，个体化特色教育应主要针对角色人格核心特质存在明显缺陷的护理专业学生或临床护士，采用具有个体化的职业行为训练，促使其形成并稳固护士角色人格的核心特质。针对新入职护士的个体化特色教育，可通过临床优秀带教科室重点轮转、特色科室选择轮转的岗前培训模式，实现培训教育的点面衔接，在接触不同科室专业特点中，体会因专科性质与特征不同而显现出的不同的护士职业行为要求，从而促进其掌握各专科护士角色人格的核心特质，顺利完成护士角色的转化。

（三）开展模拟教学实践

模拟教学即模拟可操作性系统训练，指某些职业角色行为具有较强的可塑性，可通过系统训练予以强化，利用适宜的职业角色行为可使护士对其职业心理素质形成积极反馈，以促进其角色人格核心特质的形成和发展。因此模拟教学是护士职业心理素质优化的重要手段。利用模拟教学主要可从以下6个方面开展护士行为训练：

1. 职业仪表训练 此类训练主要涉及学生的职业表情和职业着装培训，核心是通过护士的表情和外形获得职业心理素质的积极反馈。

2. 人际沟通训练 此类训练主要帮助学生熟练掌握与他人交往的技巧，主要包括举止姿态、语言技巧、安全距离、与特殊病人相处的方法、危机协调技巧等，以帮助护士获得病人和家属的信任。

3. 情绪控制训练 此类训练重在帮助学生了解如何保持良好心境、适度表达情绪反应等，指导学生通过强化和体验，摸索并掌握适合自己的情绪调控技术，如针对紧张的放松技巧、针对焦虑的意念平息技术和针对冲动的注意力转移对策等。

4. 环境适应性训练 此类训练指专业教师根据学生日后在临床上可能遇到的问题和困惑，甚至职业心理受挫而预先设置的模拟社会情境，在模拟社会情境下帮助学生学会处理上述问题的方法，以增强学生面对各种复杂环境的应变能力，掌握对未来临床场景的处置方法。

5. 临床护理技能训练 目前高等护理院校及医院均已开展了高仿真模拟人模拟教学，用于护理学科教学及护士临床护理技能的培训。高仿真模拟人模拟教学通过计算机控制，使模拟人表现出相应的症状和体征，结合配置的模拟临床环境，使学生以护士的角色对病人进行各项护理，尤其是急危重症抢救技能的训练，可以培养学生敏锐的观察力、应急处理能力，从而提高其临床护理技能。

6. 临床病例一体化救治训练 此类训练是模拟真实病例，通过病情评估、急救措施、病人转运、手术前准备、手术中配合等全程化医护协同配合，完成对病人的救治和护理，最大限度模拟真实场景，提高护士快速适应临床的能力。

模拟教学内容和方法的选择，应以不同护士的职业特质缺陷或角色行为反馈为依据，以取得较好效果。

（四）现实与理想一致性教育

护士角色的现实形象与理想目标的距离是造成护理专业学生职业价值困惑的重要原因之一。传统模式的职业教育较注重护士职业的理想目标教育，较少关注现实职业形象对护士职业心理素质的多重影响。由于倾向于对护士角色的正面宣传，使得大部分学生对其未来职业期待值较高，而一旦进入临床实践，对实际工作现状的不适应，可能会颠覆学生的职业形象期待，形成理想与现实职业目标的反差。因此，对护理专业学生的职业教育应高度重视并致力于兼顾现实与理想职业形象的一致性教育，将其中的差异及距离清晰呈现，与学生一起探讨分析导致差距的因素，引导学生思考如何促进现实形象与理想目标的趋近。

二、护士职业心理素质自我管理

护士职业心理素质贯穿于护士职业生涯的全过程。护士在完成全日制职业教育后，其职业心理素质优化的外在动力便由职业教育转为职业管理。职业管理涉及社会、组织、个体多个层面，护士的主观能动性是其职业心理素质优化的核心，而护士职业心理素质的自我管理即是护士主观能动性的外在表现。

（一）护士职业心理素质自我管理概念解析

1. 自我管理 自我管理指个体主动调控和管理自我的心理活动和行为过程。自我管理不仅是管理行为过程，更体现个体能力，是个体对自身的生理、心理和行为各方面的自我认识、自我感受、自主学习、自我监督、自我控制、自我完善等方面的能力。个体自我管理能力虽然受自身和环境因素制约，但随着年龄增长、知识水平提高和社会阅历丰富，其呈逐步增强趋势。不同个体间的个体自我管理能力存在明显差异，但个体自我管理能力可通过自主学习、自我监督、自我控制和自我完善得到提高和增强。在工作实践中掌握恰当的自我管理策略和方法，对个体良好职业心理素质的培养可起到至关重要的作用。

2. 护士职业心理素质自我管理原则

（1）职业定位原则：护士的职业定位首先体现在自身职业定位应与护理专业人才培养目标相一致，即与其自身成就动机水平、受教育程度相一致，个体的职业发展应与其自身投入呈正相关。由于前期职业投入与培养方向的不同，不同学历的护士职业定位和职业目标也有所差异。其次，护士的职业定位还取决于其从业后的身心投入程度。

（2）恪尽职守原则：恪尽职守是每个职业人的最基本守则，也是社会中每个个体都必须遵从的生存法则。护理工作关系到生命健康，护士恪尽职守不仅是对所护理的每一位病人负责，对护士个体职业道德的履行和自我价值的实现来说同样意义重大。自觉遵从恪尽职守原则的护士，不仅可以顺利实现职业发展目标，还可从自身顺利发展的职业生涯中获得激励，进而加深对职业的热忱，使其护士心理素质得以优化。

（3）自省领悟原则：职业心理素质的自我管理还取决于个体能否做到对其制订的职业发展目标和执行情况时常自省，能否对职业心理素质的内涵有更深层次的领悟。随着护理生涯的推进，护理职业的真实体验使得护士能主动进行本位思考，反思过去的价值观、专业行为，不断强化自己所代表的护理职业对社会、对人群的重大影响及其内涵，进而规范自己的行为。在此过程中护士会更深入地去理解职业内涵，领悟护士职业心理素质优化的意义，不断提升个体境界。

（4）互助共赢原则：优化职业心理素质既是职业人群的共同发展目标，也是每个职业个体的各自发展目标。个体谋求自身的职业发展需从职业群体中汲取动力，每个个体的良好职业发展也促使职业人群整体水平的提升。职业心理素质的自我管理过程，是职业群体与职业个体之间互动与互助、彼此支撑及促进的过程。

（二）优化职业心理素质自我管理策略

优化职业心理素质的自我管理，起始于个体接受职业教育之初，贯穿于个体的职业生涯全过程，自我管理策略更强调可操作性，主要体现在以下4个方面：

1. 把握人生机遇　人的一生都面临几次重要的人生选择，如求学、择业、婚姻等。其中择业具有的偶然性可理解为个体与职业相遇的机缘，职业心理素质自我管理的首选策略就是把握职业机遇，擅长把握职业机遇者会自发、倾情投入，为自己拓展开发潜能、施展才华的空间，使个体的成就动机和自我实现需求获得满足，同时也赢得社会认同和尊重。

2. 确定成长目标　设定成长目标有助于个体对自我管理进行评估及反馈。设定了职业目标的个体，在心理精神状态、承受压力能力、人际关系、生活态度等方面与没有设定职业目标的个体差异显著。优化护士职业心理素质的自我管理是动态管理的循环过程。个体通过反思分析自我管理中存在的问题，不断制订、调整、修改实施方案，该过程包括自我评估、确定目标、制订方案、自我实施和效果评价5个步骤。

（1）自我评估：自我评估是自我管理的第一步，个体应深入全面地评价自己的职业心理素质状况，结合自身条件，把握外部环境提供的可利用资源，为下一步制订自我管理目标收集依据。

（2）确定目标：个体根据自我评估结果，确定职业心理素质自我管理目标。确定目标须结合自身实际，先确定总体目标，再将总体目标划分为长期、中期和短期等不同阶段并逐步实现。长期目标指最终结果，中期目标指整个职业生涯中期要达到的目标，短期目标指近期内可实现的目标。分阶段划分目标，每个目标有明确时限，可为个体提供良好的实施动力，也便于根据现实情况进行相应调整，不同时期的目标循序渐进并不断自我优化最终实现总体目标。

（3）制订方案：自我管理目标实现的前提是制订切实可行的实施方案。实施方案的设计需要根据自身情况进行，针对自身职业心理素质的薄弱环节制订自我管理方案，帮助个体尽可能达到或接近预期目标。

（4）自我实施：自我实施是护士职业心理素质自我管理过程中的关键环节，目标、方案若不能付诸行动则是一纸空谈。自我管理实施内容包括主动适应护士职业角色、营造良好的职业氛围、注重自身潜能开发、参与各种有利于职业心理素质提升的活动等。

（5）效果评价：经过职业心理素质自我管理的实践后，需对自我管理效果进行评估，并对成功经验和存在问题加以总结，对自我成长方案进行调整和优化，以提高自我管理绩效水平。

3. 信守职业承诺　职业承诺（occupation commitment）指基于对职业的情感反应而产生的个体与其职业间的心理联系，反映个体对职业认同和投入的态度。职业承诺既包括个体期望从职业中得到的回报，也包括个体对职业的付出。护士的职业承诺包括对职业的情感承诺、规范承诺、经济成本承诺、情感代价承诺和机会承诺5个维度。职业承诺可分为主动承诺与被动承诺。主动承诺，指护士基于对职业的主观认知和感受而产生的承诺，包括情感承诺和规范承诺；被动承诺，指护士迫于外在条件或损失而产生的承诺，包括经济成本承诺、情感代价承诺和机会承诺。优化职业心理素质自我管理策略中的信守职业承诺，主要包括促使护士实现对护士职业的理性认同和帮助其强化主动承诺两个方面。

（1）实现理性职业认同：理性职业认同指护士能理性分析护士职业给自身、家庭及朋友提供的医疗保健资源，稳定的就业岗位和较高的收入水平，适宜的工作环境等各种有利条件。对职业有恰当的认知评价，有利于其调动自身职业心理素质自我管理的主观能动性，从而主动应对职业压力、排遣职业倦怠，以其对职业的承诺和投入感知回馈和褒奖。建立理性的职业认同，对护士职业生涯发展、家庭生活稳定、生活质量保证等方面非常重要，是稳定护士队伍的前提。护理管理者对护士工作的肯定与鼓励，有助于增强护士的职业认同感。了解护士的职业认同状况，对不同的职业认同采取不同层次的影响方法，有助于帮助护士找到各自的职业归属感、成就感和价值感。

（2）强化主动承诺：指护士以职业认同为基础对护士职业的情感承诺和规范承诺。对于能够主动承诺的护士，其遵守职业规范的意识更强，对护士职业的投入也更多，与护士职业的情感联系会更深，更珍惜护士职业。护士了解自身对职业的期待和信守职业承诺，一方面可减轻职业压力所产生的负面影响，改善其职业态度，促进其职业心理素质的提高；另一方面可帮助护士获得满足他人需求、赢得他人尊重等体现个体社会价值的积极情感体验。

4. 寻求外部支持　自我管理的概念除了自我学习、自我完善外，还包括充分利用一切有助于自身职业发展的外部资源，以达成职业心理素质自我管理的理想目标。借助外部资源，寻求外部支持主要包括以下两个方面：

（1）与他人分享情感和观点：护士通过与更多同行交流各自的职业感知、体验等方式，获得职业心理素质自我管理的新理念和新思路。当护士陷入职业困惑无法应对时，如能主动将自己的困扰暴露给护理团队的其他成员，并能以灵活开放的心态接受团队成员的分析和建议，其困惑或许会很快得到化解。当一个护士在临床工作中遇到特别的境况，对护士职业有了新的解读和感悟，主动将心路历程与团队成员分享，可对整个团队的职业认同产生积极影响。

（2）寻求社会支持：指护士寻求有益于其职业生涯发展的社会资源，以提高职业心理素质的自我管理的效率。社会资源既包括护士个体与个体、个体与团队间彼此的支撑和相互促进；还包括其他医务人员的理解和鼓励、服务对象以及家属的认可与接纳、来自家庭成员的支持以及专业咨询机构的指导等。

5. 终身学习成长　现代社会知识更新迭代的周期越来越短，护士应保持终身学习习惯，不仅要不断学习新知识、新技术，学习心理学、人文学科、人工智能等，保持不断进步，与时代同行，增强自信心和胜任能力，也要增强自身的心理健康水平。

第三节　护士心理健康

作为人类身心健康的维护者，护士健康稳定的心理对病人的心理健康具有潜移默化的作用和强烈的感染力，维护和促进护士自身的心理健康显得尤为重要。

一、护士职业特点与心理健康
（一）护士职业特点
1. 长期超负荷工作易造成心理紧张　以病人为中心的护理模式使临床护理工作从单纯的执

行医嘱转换为为病人提供生理、心理、社会和文化的全面照顾，全人全程的整体护理模式使临床护理工作成为复杂并具有创造性的工作，需要护士全身心高度投入，会给护士造成一定的心理压力。此外，由于护理学科的快速发展，对护士的综合素质水平要求不断提高，因此，护士在付出更多临床劳动的同时，还要付出额外的时间和精力参加业务培训、继续教育学习和职称考试等，容易因疲劳导致工作热情降低。

2. 夜班轮班使护士职业倦怠水平增加　由于临床护理工作的特点，护士需经常轮值夜班，这容易导致人体生物钟紊乱、身心疲惫、情绪激惹。另外在繁忙的临床工作以外，护士还要不断学习新知识，对家庭成员的照顾势必会减少，这也会导致护士心理压力增加，焦虑和抑郁的水平升高。以上因素均会导致护士的职业倦怠水平增加。

3. 特殊工作环境和工作性质易导致情绪多变和身心疲劳　护士长期工作在充满了"应激源"的环境中，如千差万别的病人、生离死别的场面、急症抢救、传染及核放射的威胁、工作环境的不可控以及需随时应对的突发状况，使临床护士长期处于紧张和压力状态，容易损害其身心健康。另外，护士接触病人和家属较为频繁，当出现医疗问题时矛盾通常容易转移到护士身上，这使得护士的安全感降低，心理压力增加。第一版《中国护士群体发展现状调查报告》显示，41.2%的护士在近一年内遭受到病人或家属的过激行为，其中有51.2%的护士心理创伤严重。

4. 复杂人际环境易引起人际冲突与角色冲突　护士每天要面对各类病人和家属，始终处于复杂的人际关系中。面对病人的责难护士必须保持平和冷静，理解并帮助病人解决问题，遭受感情伤害又无处表达和宣泄。护士职业要求护士在工作中要对自身的感受保持克制，长此以往易产生自卑感和不安全感，导致其工作满意度下降。另外，夜班工作制度扰乱了护士自身生物钟和正常生活规律，除了对护士生理及心理功能的影响外，对其家庭生活和社交活动也会带来一定的不良影响，并可引发家庭矛盾而导致护士内心冲突。

5. 社会支持不足易产生失落感　临床护理工作繁杂辛苦、技术性强、责任重大、工作风险高。在临床工作中医生和护士是相互配合、相互合作的关系，但客观上护士的社会地位远低于医生，医生的劳动普遍得到社会的尊重和认可，护士被认为是医生的助手，为病人付出的辛勤劳动往往得不到应有的尊重和认可，在职称晋升、进修深造、经济收入等福利待遇上存在显著差异，容易导致护士心理失衡产生失落感。

（二）护士心理健康的影响因素

护士心理健康的影响因素主要包括个体相关因素及社会和组织环境相关因素。

1. 个体相关因素

（1）人口学因素：人口学因素包括以下内容。① 性别：有研究发现护士在抑郁、焦虑和躯体化水平方面存在性别差异，相较于男护士而言，女护士更容易出现心理困扰。然而另有调查显示，虽然女性在精神疾病筛查中阳性率略高于男性，在自我报告的情绪障碍和创伤后应激障碍筛查中阳性率低于男性，但这些差异没有统计学意义。因此性别是否是心理健康的影响因素有待进一步明确。② 受教育程度：研究显示受教育程度是护士心理健康的影响因素。拥有研究生学历与积极心理健康呈正相关，提高护士的教育水平可能是提高护士心理健康水平的重要保护因素。

③ 婚姻状况：婚姻状况是护士心理健康的影响因素，调查发现有配偶的护士和没有配偶的护士在心理健康状况上的差异存在统计学意义，与已婚护士相比，单身和丧偶护士的压力、焦虑和抑郁程度更高。

（2）内在个体因素：内在个体因素包括以下内容。① 应对方式：应对方式是影响心理健康的重要中介因素，积极应对方式是护士心理健康的保护因素，而消极应对则是心理健康的危险因素，此外，积极应对方式在社会支持与心理健康间的关系中起到重要作用。② 人格因素：研究表明，主动性人格倾向高的护士能够在工作中获得较多的情感满意度，其中外倾性护士在工作中更少会出现焦虑、抑郁和愤怒，而神经质人格护士则相反。高神经质的护士对消极事件更加敏感，容易产生频繁而强烈的负性情绪和心理痛苦；高宜人性的个体具有较强的亲和力，处事态度更加积极。应重视护士人格因素的评估，找出心理问题易感人群，有针对性地对其进行心理健康促进课程的培训，以提高护士整体的心理健康水平。

2. 社会和组织环境相关因素

（1）执业环境因素：职业环境因素包括以下内容。① 付出–回报失衡：国内外研究显示，付出–回报失衡和过度劳累状态是护士抑郁症状产生的重要危险因素。究其原因可能是护士工作任务重、工作压力大、夜班较多、情感投入多，但是在社会地位、薪酬待遇、职称晋升等方面的回报与实际的付出和努力有差距。② 轮班制度：经常轮值夜班会扰乱人体各器官的昼夜节律系统，导致生物钟和激素分泌紊乱，影响临床护士睡眠质量，甚至损害健康。研究发现，夜班护士比白班护士更容易出现睡眠障碍和心理健康不良，夜班频率高的护士，其焦虑、抑郁症状的评分也相对较高，睡眠质量不佳也会产生焦虑、情绪不稳，影响身心健康。

（2）人际因素：人际因素包括以下内容。① 工作场所暴力：来自病人和家庭成员的暴力事件是护士常见的职业危害因素之一。调查显示，语言暴力最普遍，其次是暴力威胁和身体暴力，工作场所暴力对护士的心理应激、睡眠质量和主观健康状况均有显著影响，导致护士焦虑、恐惧、倦怠和睡眠问题的增加，甚至会引起更严重的精神疾病如抑郁症、创伤后应激障碍和蓄意自残。② 工作场所欺凌：欺凌是护士职场中值得关注的人际冲突，无论是经受来自上级、下级或同事欺凌行为的受害者，还是目睹欺凌过程的旁观者，工作场所欺凌都会对护士心理健康产生负面影响。调查发现，当护士被欺凌时其心理健康水平较低，其中与欺凌相关的常见心理症状包括焦虑、抑郁。③ 社会支持：社会支持可缓冲护士焦虑、抑郁和躯体化症状导致的消极影响。社会支持可以通过积极应对方式间接作用于心理健康。与从组织内部获得支持较低的护士相比，高水平的组织支持能够降低工作不安全感对护士心理健康的负面作用。社会支持是心理健康的保护性因素。社会支持通过影响护士在面对问题时采取积极应对方式的倾向来改善其心理健康水平。④ 家庭支持：家庭支持对缓解护士工作压力和促进其心理健康至关重要。研究显示，拥有家庭支持的护士具有较高的身心健康水平，家庭支持是护士身心健康的独立影响因素。其原因可能在于家人的支持可以让护士体会到爱、尊重和自我实现，同时这种来自家人的积极情感体验也能够外溢到工作中，使得他们工作时充满活力，从而提升护士职业成长水平，有利于其身心健康。

二、护士心理健康促进

（一）护士身心健康状况

亚健康状态指个体身心处于疾病与健康间的健康低质状态，机体虽无明确的疾病，但在躯体、心理和人际交往上出现种种不适的感觉和症状，从而呈现出活力、反应能力和对外界适应能力降低的一种状态，是人体多种疾病的重要起源。

随着护理学科的发展和就医需求层次的提高，临床新业务、新技术的开展，公共卫生事件的影响，医疗机构规模快速扩大，但是护士队伍规模并未成比例增加。虽然目前我国注册护士总数及人员素质有了大幅提高，但护理人才缺口仍然很大，医院床护比相对于国外的人力资源配置存在较大差距，护士工作超负荷问题尚未得到有效解决。护士长时间超负荷工作，导致身心疲惫，容易产生紧张、抑郁情绪。负性情绪使部分护士对自己的工作缺乏自信和工作热情，从而产生心理失落感，进而衍化出各种心理问题。研究提示，护士普遍感到工作压力大，大多数护士存在亚健康状况。第一版《中国护士群体发展现状调查报告》结果表明，有86%的护士需要心理疏导和精神减压，其中35.3%的护士表示强烈需要；74.7%的护士所在医院没有心理疏导、精神减压等措施。

研究发现护士亚健康状况具有一定的差异性，如相对于其他年龄段和职称的护士而言，年龄在30~39岁、职称为护师与主管护师的护士亚健康发生率较高，可能是因为这部分护士多为临床护理骨干，正处于职业发展的上升期，承担着较多的临床和教学任务，同时家庭生活又需要耗费大量精力，容易出现亚健康状态；而不同岗位的护士健康状况也存在差异，特殊单元如重症医学科、急诊、手术室等科室护士的工作强度大、工作时间长，相对于其他岗位的护士出现亚健康的风险更高。

（二）护士身心健康自我维护

护士作为人类健康的守护者，如果自身的身心健康出现偏差、处于亚健康状态，则帮助他人恢复或保持身心健康的责任将难以完成。护士身心健康的维护和增强需要护士发挥自身的主观能动性，了解掌握身心健康自我维护的对策和方法，有效进行身心健康的自我管理，从而做好临床护理工作，提高医疗护理质量。

1. 树立健康职业心态　对于临床护士而言热爱护理事业，爱护并尊重自己的工作对象，将解除病人痛苦视为己任是做好本职工作的前提。真正理解护理工作的价值和意义，对护理工作产生浓厚兴趣和职业使命感，才能以愉快积极的心态投入工作，从而在工作中产生自豪感和成就感。

2. 加强相关领域知识获取　护理工作的对象是病人和健康人群，护士职业价值是通过与他人的互动实现的。因此临床护士除了需要加强专业技术领域知识和技能的学习和训练外，还需要增加心理学、组织行为学、医学伦理学、人际关系学、沟通技巧等人文社会科学领域知识的学习。足量信息来源有助于护士正确了解自我心理健康领域存在的问题和不足，增强心理健康意识，正确对待工作压力，学会维护身心健康的自我调适方法，以健康的精神面貌从事临床护理工作。

3. 保持和谐人际关系　护士在临床工作中要善于处理各种人际关系，在人际交往过程中做到豁达大度，同时还要做到以同理心体谅病人和家属及其他医务人员。在工作中举止优雅、操作技术精湛，与服务对象和其他医务人员建立起良好的人际关系，以尊敬、信任、友爱、宽容、谅解等积极的态度对待病人和同事，营造自然、和谐、积极向上的工作环境，同时采取恰当的方式宣泄自己的不良情绪，使自己保持心理平衡与健康。

4. 提高情绪调控能力　护士在从事临床护理工作时，应熟练掌握调节自身情绪的方法和技巧，如注意转移法、适当宣泄法、轻松幽默法、放松训练法等，努力提高自身的情绪调控能力，时刻保持乐观、愉悦的心境，不将消极情绪带到工作中，学会用积极的情绪感染和影响病人和同事。

5. 加强运动保持健康状态　规律运动是减轻压力和保持身心健康的有效方法，护士应学会合理安排自己的闲暇时间，养成运动习惯，并努力培养多种兴趣，积极参加各种娱乐活动，让自己的业余生活过得丰富多彩、轻松愉快，以达到快速恢复体力、减轻工作压力的目的。

6. 寻求专业心理支持　护士在工作之余应定期评估自身的职业心态状况，准确掌握自身的身心健康信息，力求将身心健康问题限制在最小范围、控制在最低程度。必要时约请心理健康专家进行身心健康咨询，以提高自身心理健康水平。

三、护士职业倦怠
（一）职业倦怠概述

1. 职业倦怠概念　职业倦怠（burn out）指个体在职业压力下产生的以身心极度疲劳与耗竭为标志的反应状态，是应激反应的一种极端表现，可对个体产生生理、心理或行为等方面的负面影响。1974年美国心理学家Freudenberger首次提出"职业倦怠"一词，用于形容服务于助人行业（如警察、教师、护士）的人们因工作时间过长、工作量过大、工作强度过高所经历的一种疲惫不堪的状态。1982年，美国社会心理学家Maslash将职业倦怠具体解释为以下3个方面的问题：① 情感衰竭。表现为缺乏活力，没有工作热情，感情处于极度疲劳的状态。情感衰竭被认为是职业倦怠的核心维度，并具有最明显的症状表现。② 去人格化。表现为刻意与工作对象保持距离，对工作对象和环境采取冷漠、忽视的态度，对工作敷衍了事，个体发展停滞，行为怪僻，主动提出调动申请等。③ 无力感或低个体成就感。倾向消极评价自己，并伴有工作能力体验和成就体验下降，认为工作不能发挥自身才能，是枯燥无味的烦琐事物。Maslash的上述观点得到学术界的普遍认同。而后Maslach研制的职业倦怠问卷（Maslach burnout inventory，MBI）目前已成为全球范围内使用广泛的职业倦怠测评工具。此后各国学者以MBI为研究工具，就护士的职业倦怠状况开展了一系列调查研究，研究范围由本土化研究拓展到跨文化比较研究，结果显示护士是职业倦怠的高发人群。

为评估和研究护士职业倦怠状况，西班牙学者Moreno-Jiménez于2000年编制开发了护士职业倦怠量表（nursing burnout scale，NBS），这是目前专门用于测量护士职业倦怠的量表，该量表经唐颖等人翻译成中文版引入。Moreno-Jiménez认为护士职业倦怠是工作环境、人格特征和对压力源不同的应对方式3个方面交互作用的结果，其中人格特征是对护士职业倦怠进行评测的重要内容。

目前护士职业倦怠已呈现全球化趋势，这加剧了护士流失，直接导致全球护士短缺现象的发生。国外研究显示，大约1/3的护士有职业倦怠，总体处于中高度水平，其中以情感衰竭现象最为突出；国内相关调查显示，护士轻、中、重度倦怠发生率分别为55.87%、27.79%、16.33%，约有一半的护士发生过职业倦怠。

2. 护士职业倦怠特征

（1）生理耗竭：主要表现为身体能量的耗竭感，持续的精力不济，极度疲乏虚弱；身体抵抗力下降，出现身心症状如失眠、头痛、胃肠不适等，或饮食习惯或体重突然改变。

（2）情感耗竭：主要表现为工作热情完全丧失；情绪烦躁、易怒或迁怒他人，对他人的容忍度降低；悲观、抑郁、无助与无望，无法关怀他人。

（3）价值耗竭：主要表现为个体成就感降低，自我效能感下降，丧失信心，自我怀疑，感觉无法胜任工作，感到无能和失败，有退缩行为，心理上投入减少，消极怠工或选择离职。

（4）才智耗竭：主要表现为空虚感明显、所学知识无法满足工作需求；注意力不集中、思维效率降低，不适应知识的更新。

（5）去个性化：以一种消极、否定的情绪看待他人；麻木、冷漠，对他人不信任，多疑，充满批判性；与他人刻意保持心理和身体上的距离，对他人过度反应，导致人际关系恶化。

3. 护士职业倦怠形成因素　护士职业倦怠的形成和影响因素大致可归纳为3类，即工作和职业特征因素、社会因素和个体特征因素。

（1）工作和职业特征因素：医疗服务行业具有特殊性和高风险性，在医疗过程中稍有疏忽就会造成不可挽回的损失，因此医务人员的精神长期处于紧张状态。护士在工作中不仅长期处于高负荷状态，在家里还要承担起妻子（丈夫）和母亲（父亲）的责任，除此之外病人及家属、医生及医院管理者都对护士的工作质量提出了越来越高的要求。承担多重角色以及过多、过高的角色要求，常常会使护士力不从心、身心疲惫。当角色转换出现矛盾或承担的角色过多超出个体承受能力时，极易导致人际关系冲突和家庭关系失和，以及产生对工作的厌恶感。

（2）社会因素：护士的职业社会地位相对较低，在工作中护士继续深造和晋升的机会相对较少，这些均是产生职业倦怠的重要因素。研究表明，具有较高教育水平、工作经验以及工作地位的护士，其职业倦怠程度较轻。因传统观念和偏见，使得临床护士们感到自身价值得不到充分体现，工作成就感低。

组织承诺因素对护士职业倦怠的形成也有较大影响。护士的组织承诺包括认同并接受所在医院组织文化的价值观和目标信念等，以及希望能够在医院持续工作的心理态度。医院的规模、文化氛围、组织支持和组织公平感，以及医院提供的发展机会都是影响护士组织承诺的重要因素。

（3）个体特征因素：护士职业倦怠形成因素中的个体因素主要体现在人格因素和人口学因素两个方面。研究显示倔强、低自尊、外控性、神经质、A型人格、感觉型以及采用逃避型应激策略的个体往往表现出较高的职业倦怠。情绪不稳定、固执的护士在遇到压力或挫折时容易出现焦虑，在工作中出现倦怠的风险更大。职业倦怠虽然是由工作直接引发，但也与某些护士不正确认知和不良人格特征有关。研究表明A型人格与情感耗竭和去人格化呈显著正相关，同时对两者有正向预测作用，并比B型人格的去人格化程度高。人口统计学中的年龄、性别、婚姻状况、受教育程度等因素与职业倦怠有直接关系。有研究显示护士职业倦怠以40岁以上人群程度最为严重，并有年轻化的趋势；文化程度与个体成就感呈正相关，高学历的年轻护士是护士职业倦怠的高发人群，受过高等教育的护士在面对繁重的临床工作时容易因为价值感缺失产生消极情绪，且高学历的护士在工作中还分担了带教、科研等任务，精力消耗更多，易产生疲怠感；女护士在情绪衰竭方面显著高于男护士；单身者比已婚者容易产生职业倦怠感，离异者比单身者容易发生职业倦怠。

（二）护士职业倦怠调适

对于护士职业倦怠的应对措施主要有以下6个方面：

1. 社会支持和认同　社会支持是影响护士职业倦怠的重要影响因素，是护士保持心理健康水平的外部资源。有研究表明护士得到的社会支持越多，其职业倦怠的得分越低。通过增强社会支持，可提高护士的职业认同感，改善护士的职业倦怠现象。因此，相关部门应呼吁社会尊重和爱护护士，以提高其工作热情和工作满意度。如社会公众及相关部门可以通过报刊、影视、大型公益活动等方式，对护士工作及护士形象进行客观、全面的宣传，加强公众对护士职业的了解和正确认识，给护士创造一个尊重和理解的社会环境。同时，法律部门应加强对相关法律条文的完善及执行，给予护士身心安全有力保障，提高护士的社会待遇与职业尊严。改善男护士这一特殊人群的专业地位，让社会、病人及其家属更多地了解男护士在护理事业中的作用和优势，了解他们的发展前景和需求，发挥男护士精力旺盛、逻辑思维能力强及仪器设备操控力好等性别特点，保持其工作热情，提高其职业认同感及归属感。

2. 改善护士工作环境　为避免护士职业倦怠发生，医院应在条件允许范围内改善护士的工作条件和工作环境，提高其生活质量和工作效率。在医院设健身房、阅览室、自助就餐区等便利设施，改善护士的工作体验；另外增加职业防护知识的培训和防护设施的配置，提高护士自我保护意识，提供护士乐于接受、期望获取的智能化、便捷、安全的护理仪器和工具，并积极落实职业暴露后的预防保障措施，给予护士最大的工作安全保障。同时，健全护理工作评价和薪酬分配体制，在工作报酬、职称晋升、培训进修等方面给予政策倾斜和保障，提高护士待遇，对其工作业绩给予更多肯定与鼓励，营造和谐的工作氛围。

3. 提供心理支持　研究显示护士对自己独立解决问题的信心不足，面对困难和挫折时迅速复原和超越能力较差，这提示医院管理者应采取针对性措施，如情感支持和技术支持等，提高该类护士的工作效能和心理韧性，尤其是发生护患纠纷、医疗差错及在工作场合遭受语言、人身攻击的护士，应有效开发其心理资本。相关职能部门应密切关注护士的心理健康，积极开展心理健康知识宣教，以手机应用、科普手册、健康讲座等多形式结合方式，为护士提供有效的心理健康支持，帮助护士增加心理健康知识储备，引导护士进行自我心理调整。给予护士人文关怀，管理者可以采取正念减压干预帮助护士缓解压力，如开设音乐治疗室、情感宣泄室，开展同伴支持培训等，针对新护士开展适应性团体训练，对由于经常上夜班导致失眠的护士开展睡眠咨询，为产后护士提供工作－家庭平衡咨询等，给予护士有效的心理压力疏导和心理辅助支持。

4. 合理配置护理人力资源　在改善工作条件和工作环境的同时，科学配置护理人力资源，对临床护理工作科学规划，将负担过重的工作适当调减由多人分担。将枯燥的工作扩大化和丰富化，赋予护士更多的责任，使护士在临床工作中真正感受到护理工作的乐趣和意义。根据每个护士的能力和偏好使之与护理岗位相匹配，优化人力资源配置，科学分层管理，调动护士工作积极性以充分发挥个体内在潜能。

5. 设置适宜职业发展路径　职业路径是组织为内部成员设计的自我认知、成长和晋升的管理方案，在帮助组织成员了解自我的同时，使组织掌握其职业发展需求。职业路径明确了组织成员可能的发展方向和发展机会。对护士而言职业路径一方面是提高学历水平，顺利晋升专业技术职称成为临床护理专家；另一方面是有机会从事护理管理工作成为护理管理专家。护理管理者应根据每个护士的自身特点和内在需求，结合环境条件，为其设置合适的职业发展路径，做好职业生涯规划。

6. 护士自我应对策略　个体自身因素决定护士对工作环境和工作本身状况的主观感受和评价，因此对自身因素导致的职业倦怠主要依靠自我调节。护士职业倦怠自我调节有以下方法：

（1）保持积极心态：是职业倦怠自我调适的关键。保持积极心态对于频繁接触病患、疼痛、死亡等负面对象和情形的临床护士而言非常重要，作为护士一定要认清及接受虽然医学科学已经发展到前所未有的高度，但仍然有目前不能治愈的疾病，个体并不能控制和改变工作中的所有事情，有些工作自己能够完全胜任，但也有些是靠个体能力无法完成的。

（2）培养工作兴趣：是职业倦怠自我调适的核心。做自己喜欢的工作就会愿意投入更多的时间和精力而不会感到辛苦和倦怠。而个体如能积极主动、充满激情地工作就会超水平发挥能力并取得显著成绩，进而形成良性循环。培养工作兴趣、增加职业认同感、建立自我职业价值观是提高护士工作满意度、改善护士职业倦怠的核心内容。职业认同感是个体对所从事职业的发展目标、社会价值及其他因素的看法。职业认同感较低是护士产生职业倦怠及离职倾向的相关因素，提高护士职业认同感能够提高护士的幸福感。因此，如能在看似重复枯燥的护理操作中挖掘"创新"元素，在周而复始的重复护理操作流程过程中，改进或简化某个环节以提高治疗效果和护理质量，就会产生成就感，从而使个体更加热爱临床护理工作。在不断丰富自己对护理职业内涵的认识中，提高从业自信，降低职业倦怠感。

（3）进行有效的时间管理：是职业倦怠自我调适的有效方法。进行有效的时间管理是护士避免角色紧张和角色冲突的有效手段之一。科学的时间管理方法包括为所要做的事情设定轻重缓急，将每天要做的事情分为"必须做"和"应该做"，为那些"必须做"的事情排列主次关系，首先做排在前面的事情。对那些必须做的且重要的事情应分配较多的时间。另外，学会利用一些提示时间和计划的外部手段，如即时贴、日历和提醒器等。完成工作时集中精力，不试图短期内将所有工作做好做完。

（4）建立倾诉宣泄渠道：是职业倦怠自我调适的重要补充。护士在感受到工作压力产生倦怠情绪时，可以同家人或亲友、同事共同商讨，将心理症结倾诉出来，合理采纳他人的意见建议，重新确立更为现实的目标，并且对压力情境进行重新评估和应对。另外，护士在临床护理工作中出现的诸如愤怒、恐惧、挫折等消极情感也应及时宣泄，对舒缓压力和紧张情绪非常必要。

（三）护士职业生涯规划

1. 职业生涯规划概念 职业生涯规划（career planning）简称生涯规划，指个体发展与组织发展相结合，在对自己职业生涯的主客观条件进行测定、分析、总结的基础上，对自己的兴趣、爱好、能力、特点进行综合分析与权衡，结合时代特点，根据自己的职业倾向，确定最佳的职业奋斗目标，制订相应的工作、培训和教育计划，并按照一定的时间安排，采取必要的行动实现职业生涯目标的过程。

个体的职业生涯规划与其所处的家庭、组织以及社会存在密切关系。随着个体价值观、家庭环境、工作环境和社会环境变化，其职业期望随之发生改变，因此职业生涯规划是动态的变化过程。通过对职业生涯的规划可指导个体对社会角色进行正确定位，提升自己对未来职业的判断力，并激发其专业技能学习的动力。

职业生涯规划的好坏必将影响个体的整个生命历程。成功与失败的实质就是是否实现了预先设定的目标，因此人生目标是决定职业生涯规划成败的关键。个体的人生目标有许多种，是一个目标体系，包括生活质量目标、职业发展目标、对外界影响力目标、人际关系目标等，这些目标在个体的目标体系中相互作用、相互影响。其中职业发展目标在整个目标体系中居于中心位置，其实现与否可直接引发成就与挫折、愉快与不愉快的体验和感受，从而影响个体生命的质量。

2. 护士职业生涯规划步骤 随着社会的进步和人们教育程度的不断提高，护士的素质发生了很大变化，已经不再是为了生存而工作，她们对自己未来发展有更多更高的追求和希望。不管是已经入职的护士，还是正在学校学习的护理专业学生，职业生涯规划同样重要。护理专业学生在进入专业领域前应该了解自己的兴趣爱好、性格特点，了解护理专业的发展特点，及早做好专业生涯规划增强自身对工作压力的适应，促进人格成熟，进而促进自身潜能发挥，明确职业发展方向，为未来职业定位打下基础。

合理设计自己的职业生涯是护士在护理工作领域获得成功的第一步，护士职业生涯规划的过程是持续改进的循环过程，基本步骤如下：

（1）自我评估和职业机会评估：自我评估与职业信息分析包括全面分析和评价个体的心理特点、需求，收集社会职业方面信息等。自我评估包括护士对自己的兴趣、特长、性格有较为全面的了解，还包括对自己的学识、技能、智商、情商的测试，以及对思维方式、思维方法、道德水准的评价等。自我评估的目的是使护士更加认识和了解自己，从而对自己所从事的职业和职业生涯目标作出合理的抉择。

职业生涯机会评估主要是评估周边各种环境因素对自己职业生涯发展的影响。在制订个体的职业生涯规划时，应充分了解所处环境的特点、掌握职业环境的发展变化情况、明确自己在这个环境中的地位以及环境对自己提出的要求和创造的条件等。只有充分了解和把握好环境因素，才能做到在复杂的环境中趋利避害，使职业生涯规划具有实际意义。环境因素评估主要包括组织环境、政治环境、社会环境、经济环境。

（2）确立职业目标和选择职业生涯路线：确立目标是进行职业生涯设计的关键。目标的抉择依据是最佳才能、最优性格、最大兴趣和最有利环境等，职业目标设定必须充分认识自我，评估生涯机会，抉择职业发展方向。职业生涯目标按时间段划分，分为终生目标（贯穿一生）、长期目标（5~10年）、中期目标（3~5年）和短期目标（1~2年）。分解目标有利于跟踪检查，同时可以根据环境变化制订和调整短期目标，并针对具体计划目标采取有效措施。

职业目标确定后选择职业生涯路线就显得非常重要。走技术路径还是管理路线；走技术加管理也就是技术管理路径，还是先走技术路径、再走管理路径等，都应做好选择。由于发展路径不同对职业发展的要求也不尽相同，因此在护士职业生涯规划时必须对发展路径作出抉择，以便及时调整自己的学习、工作以及各种行动措施，保证其沿着预定的方向顺利前进。

（3）职业生涯策略制订与实施：有效的生涯规划需要切实可行的生涯策略才能实现，职业生涯策略指为实现职业生涯目标而采取的行动和个体资源配置措施。职业生涯策略既要决定"应该做什么和怎么做"，也要决定"不能做什么"，还要包括个体资源的配置计划。具体包括：① 工作策略。即为达到工作目标，计划采取哪些措施提高工作效率。② 学习和培训策略。即在业务素质方面，计划采取哪些措施提高业务能力和开发潜能。③ 人际关系策略。即如何在职业领域构建人际关系网络，为未来的发展寻找更广泛的支持与合作空间。行动是落实目标的具体措施，主要包括工作、培训、教育、轮岗等，细化具体计划并明确每项计划的起讫时间和考核指标，同时配合相应的措施，层层分解、具体落实，并进行定时检查和及时调整。

（4）职业生涯规划反馈与修正：职业生涯规划需要经由实践检验不断完善。职业重新选择、实现目标时限改变、职业生涯策略和路线甚至整个职业生涯目标调整均属于修正范畴。如当规划好的方案实施一段时间后，护士自身、医院以及医院外部环境因素都有可能发生变化。此时护士就应对自己的职业生涯设计方案进行回顾分析和多角度评价，评估此时是否可行及有效，总结经验教训或者参考其他护理专家的意见和建议，对自己的职业生涯规划进行修正或重新设计，只有通过不断地反馈与修正，才能保证目标的合理性和措施的有效性，同时也是对自身职业成长的一个认识过程，从而最终实现生涯目标。

护士是临床护理工作的主体，护士心理健康关系到护理对象的身心健康。学习护理心理学相关知识，掌握护士角色人格与角色人格特质的概念，熟悉护士职业心理素质养成与自我管理的内容，了解护士职业特点与影响护士心理健康的主要因素，对培养护士健康的心理素质，以及培养具有良好综合素质的护理人才队伍，提高护理服务的整体质量及病人满意度将发挥不可忽视的积极作用。

学习小结

本章内容包括护士角色人格、护士职业心理素质养成与自我管理、护士心理健康三个小节。系统论述了护士角色人格与角色人格特质、护士角色人格历史演变、护士角色人格影响因素及护士角色人格匹配理论，具体介绍了自我教育与护士职业心理素质的养成、护士职业心理素质的自我管理，着重讲解了根据护士职业特点及影响护士心理健康的因素，护士如何进行心理健康的自我维护，以及护士职业倦怠调适的应对措施和如何进行护士职业生涯规划。章节中导入了案例和相关知识链接，要求从中认识到具备完善的护士角色人格特质、健全的护士职业心理素质及稳定的心理健康状态的重要性，在理论学习和实践中注重培养和自我管理。

（于翠香）

复习参考题

一、单项选择题

1. 护士角色人格核心特质的主要内容是（　　）
   A. 具有良好自控能力
   B. 具有人道主义精神
   C. 具有同理心
   D. 具有较强学习能力
   E. 具有坚韧的人格特征

2. 护士角色人格影响因素包括（　　）
   A. 社会文化因素
   B. 家庭因素
   C. 遗传因素
   D. 成长因素
   E. 学校教育因素

3. 护士职业心理素质自我管理原则包括（　　）
   A. 伦理原则
   B. 知情同意原则

   C. 自省领悟原则
   D. 公平原则
   E. 学习培训原则

4. 护士身心健康自我维护的措施包括（　　）
   A. 树立健康职业心态
   B. 提高专业技能
   C. 提高沟通能力
   D. 提高循证思维能力
   E. 提高临床能力

5. 护士职业倦怠的应对措施包括（　　）
   A. 提高工资待遇
   B. 延长假期时长
   C. 增加进修学习机会
   D. 调换工作岗位
   E. 设置适宜职业发展路径

   答案：1. A；2. A；3. C；4. A；5. E

二、简答题

1. 简述护士角色人格与角色人格特质。
2. 简述护士职业心理素质养成与自我管理的主要内容。
3. 简述护士职业特点与影响护士心理健康的主要因素。

第十章 护患关系与护患沟通

学习目标

知识目标	1. 掌握：护患关系的定义、护患沟通技巧及护患冲突的处理技巧；护患关系模式、护患沟通的形式和层次以及护患冲突的处理原则。 2. 熟悉：护患关系的发展过程及护患关系的基本内容；特殊状况下不同类型病人的沟通技巧。 3. 了解：护患沟通的影响因素及常见护患冲突的原因。
能力目标	建立和维护好护患关系；护理实践中运用护患沟通技巧；护士应具备语言修养和技巧。
素质目标	培养良好的个人素质；护士仪表修饰得体规范；实践中运用基本的护士职业交往礼仪。

第一节 护患关系

一、护患关系概念

在医疗卫生活动中，医患关系是非常重要的，随着医疗模式的逐步发展，护士与病人间的关系也日益突出。西方学者对护患关系的研究始于20世纪60年代，在实施护理活动中，护士会对病人的生理、心理及社会等方面进行护理评估、护理诊断、建立目标、实施护理措施及护理评价，进行整体护理。护患关系作为医疗活动中重要的组成部分，不仅能够帮助病人恢复健康和促进健康，也是提高和保证医疗质量的重要手段。近年来，建立和谐的护患关系得到了社会的关注，在护理实践中构建良好的护患关系，通过护患双方参与恰当的角色扮演进行有利于双方利益的医疗卫生活动，促进高质量、高效的医疗活动的进行；同时，护患关系对行风建设和医疗机构的形象影响也是至关重要的。研究者也不断地总结现状、分析原因及探讨对策，为不断促进良好的护患关系提供科学依据及实施策略。

（一）护患关系的概念

护患关系（nurse-patient relationship）指在医疗卫生活动中，护患双方在相互尊重并接受彼此文化差异的基础上，以保障和促进病人健康为目的而形成的一种特殊人际关系。护患关系有狭义和广义之分。狭义的护患关系是指在医疗、护理实践活动中，护士与病人在特定环境及时间段内建立的具有一定联系的人际关系。随着护理实践范围和功能的扩大，护患关系中的活动主体包含了更丰富的内容。因此广义的护患关系中护士一方可以是护理员、护士、护士长或护理部主任，而病人一方可以是病人及其家属、陪护人、监护人、单位组织等，甚至媒体舆论。护患关系的本质是一种特殊的社会公共关系，是需要作为陌生人的护患双方为了解决健康问题而在短时间内建立的一种信任、共同协作的人际关系。和谐的护患关系有利于社会稳定。

（二）护患关系的特征

护患关系是护士职业生涯中贯穿始终最常见的人际关系，属于契约-信托关系，是护士与病人间的工作和治疗关系，其实质是人与人之间帮助与被帮助的关系，以满足病人以恢复健康为核心的各项需求为目的。医院是护患关系产生和维系的主要场所，具有社会性、公共性和一定的公益性；因此，护患关系除了具有一般人际关系的特点外，还具有专业性人际关系的性质与特点。

1. 护患关系是工作关系　与其他人际关系不同，护患关系是护理工作的需要，护士与服务对象之间的人际交往是一种职业行为，具有强制性，不管面对何种身份、性别、年龄、职业、素质的服务对象，不管护士与服务对象之间有无相互的人际吸引基础，出于工作的需求，以及尊重生命的态度，护士都应与服务对象建立及保持良好的护患关系。因此，要求护士对所有的服务对象一视同仁，从服务对象立场出发以理解其思维，并真诚地给予帮助，以满足服务对象的健康需求。

2. 护患关系是专业性和帮助性关系　护患关系是以解决服务对象在患病期间所遇到的生理、社会心理、精神等方面的问题，满足服务对象需求为主要目的的专业性的人际关系。病人为达到更好的治疗效果而渴望从护士这里获取帮助，这种关系中的所有活动是以专业的护理实践为中心，以保障服务对象的健康为目的的。

3. 护患关系是治疗性关系　治疗性关系是以病人的需求为中心，除了一般生活经验等因素外，护士的素质、专业知识和技术也将影响到治疗性关系的发展。为保证治疗的顺利进行，护士不仅应具有扎实的基础、娴熟的技能，还应学习和倡导人文和人性化护理的精神和理念。良好的护患关系能有效消除或减轻服务对象来自疾病、诊疗、护理、环境及人际关系等多方面的压力，有利于促进服务对象的康复，因此护患关系具有治疗性。

4. 护患关系是专业性互动关系　护患关系建立在护士与病人互动的基础上，护患沟通是协调双方的桥梁，病人为解除病痛或不舒适接受诊疗和护理，护士运用自己的专业和技能帮助病人。护士应履行自己的职责，通过治疗性语言或者健康教育宣传，通过高质量的互动，为病人提供帮助，促进其恢复健康。此外，这种互动还存在于护士与病人的家属、亲友及同事之间。

5. 护患关系是信任关系　护患之间应相互尊重、设身处地和彼此信赖。信任是护患关系的基础，道德是核心。病人为了医治疾病，出于对医护人员的信任将自己的生活方式、病史等个人隐私相关信息毫不保留地告知医护人员，护士应尊重病人，为病人保守秘密，不外泄病人的隐私，以崇高的人道主义精神为准则，全心全意地为病人服务。

6. 护患关系是短暂人际关系　护患关系是在病人就医过程中形成的、相对短期的护理与被护理关系。护患关系的实质是满足病人的健康需求，一旦一方暂时脱离这种既定的社会角色，护患关系也就结束了。

（三）护患关系的意义

1. 良好的护患关系是开展护理工作的前提　在整个护理过程中，有效的护理措施必须依靠护患双方的合作才能完成，良好的护患关系有助于护理工作的开展和护理质量的提升。护患关系的削弱会引发很多不良后果，如护患冲突、护患纠纷等。因此，建立良好的护患关系极其重要。

2. 良好的护患关系对服务对象是有利的社会心理支持　良好的护患关系不仅能够促进病人的身心康复，还会产生良好的心理氛围和情绪反应，有助于社会支持；生理与心理的治疗效果相互作用，同样与护患关系存在密切关联。良好的护患关系本身就是一种护理方法，可以促进病人的身心健康。

3. 良好的护患关系有利于社会稳定　护患关系是一种特殊的社会公共关系，病人作为疾病的主体，期望得到专业人员从技术到情感的多层面的支持；护士作为护患关系主体，其自身工作职责为帮助病人解除病痛。基于双方共同的目标为对抗疾病，因此，相互信任、共同协作的护患关系有助于提高病人依从性，也利于护士职业发展，更有利于社会的稳定。

相关链接 | 马克思主义认为，人的本质是一切社会关系的总和。人际交往作为人类最基本的社会实践活动，可以促进形成各种社会关系。人与人之间的交往，可以促进人与人思想情感的沟通交流，增进彼此的理解，消除生疏、壁垒与误会，形成共识和共鸣，有利于加强团结、促进合作、推进事业。和谐融洽健康的人际关系有助于个人更好地融入社会环境，是生存与发展的现实需要，也是一种能力素质和品德修养的体现。重视友好交往、提倡和谐共赢的环境，也是中华民族的传统美德。综上，良好的人际关系在我们生存环境中发挥着积极重要的作用。

二、护患关系基本过程

护患关系是一种以服务对象康复为目的的特殊人际关系，是由于护士出于工作职责，要为病人提供护理服务，病人出于康复需求必须接受护理服务而建立起来的工作性帮助关系，宗旨在于满足服务对象的身心需求，促进其健康恢复。人是复杂的综合体，其特性和需求是动态变化的，护患间的积极互动关系是护理实践活动的基础。基于美国护理学家赫得嘉·佩皮劳的人际关系模式，护患关系可分为4个阶段。各个阶段没有明确的界限，各阶段可能存在重叠和联系。

（一）认识期

护士和病人互相认识、互相熟悉，护患关系形成初期阶段。护士通过收集病人的资料评估病人情况，病人有寻求专业性帮助的需求，并对护士产生一定的信任感，在护士帮助下提高认识，接受为治疗疾病所需的帮助。

（二）确认期

护士提供适当专业性帮助的阶段。此期病人对护士作出选择性反应来表达其对健康问题的认识，具体表达方式有三种：独立自主、不依赖护士；与护士相互依赖；被动地完全依赖护士。护士通过观察评估病人存在的护理问题，确定护理诊断，制订护理计划和护理目标。

（三）开拓期

实施治疗性护理措施阶段，病人从护理过程中获益，逐渐促进健康恢复，病人从依赖过渡到独立自主的表达方式，恢复自理能力。

（四）解决期

此期病人需求得到满足，身心健康基本康复，护士应调动病人自身潜能，发挥独立自主应对外界的能力。

三、护患关系模式

护患关系模式是医患关系模式在护患关系中的具体体现。一般根据护患双方在共同建立及发展护患关系过程中所发挥的主导作用、各自所具有的心理方位、主动性及感受性等因素的不同，可以将护患关系分为以下3种基本模式：

（一）主动-被动模式

主动-被动模式（activity-passivity model）也称支配服从型模式，呈单向性，受传统生物医学模式影响而建立。原型为母亲与婴儿的关系，其特征为护士在护患关系中占绝对主导地位，"护士为服务对象做什么"，病人无法参与意见，不能表达自己的愿望。该模式过分强调护士的权威性，忽视了病人的主观能动性，因而不能取得病人的主动配合，严重影响护理质量，甚至使许多可以避免的差错事故得不到及时纠正。

主动-被动模式主要适用于对婴幼儿、急危重症、意识障碍、休克、全麻、有严重创伤及精神疾病的服务对象。对于此类病人，护士需要有良好的医德医风及高度的工作责任心，在工作过程中加强巡视，尽全力帮助病人与疾病作斗争并最终恢复健康。

（二）指导-合作模式

指导-合作模式（guidance-cooperation model）以生物-心理-社会医学模式为指导思想，是近年来在护理实践中发展起来的护患关系中主要的模式。其原型为父母与儿童的关系，护患双方在护理活动中都处于主动地位，其特征为"护士教会服务对象做什么、如何做"，主要以执行护士的意志为基础，护士在护患关系中具有权威性，病人尊重信任护士，可以向护士提供有关自己的疾病信息，同时也可提出要求和意愿。此模式有所进步，能够尊重病人的自主权，发挥主观能动性。

指导-合作模式适用于意识清醒，具备正常感知、意志和行为能力的服务对象。此类病人对疾病的治疗及护理了解较少，依靠护士的指导配合治疗。此模式需要护士具备高尚的道德情操，具备责任感、细心和耐心，进行良好的护患沟通及健康指导，帮助服务对象早日康复。

（三）共同参与模式

共同参与模式（mutual-participation model）以生物-心理-社会医学模式为指导思想，是一种双向、新型、平等合作的护患关系。该模式原型为成人与成人间的关系，其特征为护士帮助服务对象自我恢复。共同参与型护患关系坚持"以病人为中心"的原则，护患双方相互依存、平等合作、相互尊重、相互协商，共同探讨出针对疾病具有个性化的护理措施，对护理的目标、方法及结果都能达到较为满意的效果。服务对象在护士的指导下充分发挥积极性，主动配合并参与护理活动。这种模式跟前两种模式相比，充分尊重病人的自主权和选择权。

共同参与模式主要适用于对慢性病服务对象的护理。这种模式要求护士和病人在认识程度上相当，否则难以满足此模式的特征。此类病人的疾病康复常需要了解该病人以往的生活习惯、生活方式、人际关系等。因此，护士不仅要了解相应疾病的护理，而且要了解病人的生理、心理及精神等方面的情况，做好整体护理，一切以病人的需求为中心进行康复指导，不断增强病人的信心及自理能力，提高病人的生活质量。

护患关系模式在临床护理实践中可能会随时发生变化或者转化，当护患关系模式与病人的病情、病程及认识程度相符时，才能使病人得到优质的护理服务，有助于病人治疗疾病和恢复健康。

四、护患关系基本内容

护患关系的基本内容包括技术性关系和非技术性关系两种。

（一）技术性关系

技术性关系（technical relationship）指护患双方在护理活动中建立起来的行为关系，是护患关系的基础，同时还是维系护患关系的纽带。在技术性关系中，护士如果没有扎实的护理知识、精湛的护理技能，则很难建立良好的护患关系。

（二）非技术性关系

非技术性关系（non-technical relationship）包括道德关系、利益关系（平等互助的人际关系）、法律关系、价值关系和文化关系。其中道德关系在护患非技术性关系中最为重要。

1. 道德关系　道德关系是一种固有的基本关系，是非技术性护患关系中最重要的内容。既受到社会道德的影响和制约，又相对独立。道德作为一种精神力量，是调整护患关系的行为规范，为了避免不同文化背景的护患双方矛盾的产生，双方必须按照一定的道德准则和行为规范来约束自己的言行。护理工作中应加强护理人员的伦理道德和职业素养教育，提升伦理道德意识，明确道德职责，做好护理工作；病人也要有相应的道德意识，履行应尽的道德职责，配合好护理人员的各项诊疗服务等，这对建立良好护患关系有重要的作用和积极意义。

2. 利益关系　利益关系又称平等互助的人际关系，是在相互尊重的基础上建立的物质和精神方面的护患间平等互助的人际关系。病人的利益体现在其支付一定的医疗费用后，医院满足其治疗疾病、减轻病痛、促进健康等利益需求。护士的利益表现在向病人付出了相应的医疗护理服务后所得到的经济利益，以及护士职业需求及自身高层次自我实现的需求得到满足。

由于护理职业的属性和特点具有一定的道德性、公益性和人文性，护患关系区别于其他一般商品等价交换的利益关系，必须在维护服务对象的身心健康和利益的前提下进行。

3. 法律关系　在文明的法治社会，病人接受医疗护理服务以及护士从事护理工作都受到法律的约束和保护，如有关国家法律规定，护士经执业注册取得"护士执业证书"后，方可按照注册的执业地点从事护理工作，未经注册者不得从事诊疗技术规范规定的护理活动。因此，护患双方都必须遵守并承担法律责任和义务，任何一方的正当权利受到侵犯都是法律所不容许的。

4. 价值关系　护士运用护理知识和技能为病人提供优质服务，履行对病人的道德责任以及相应的社会义务，对社会作出贡献，从而体现护士自身的社会价值。而病人在护士的帮助下恢复健康，回归社会并重返工作岗位，为社会作出相应贡献，同样体现了其社会价值。

5. 文化关系　护患双方有着各自的文化背景，护理活动是在一定的文化氛围中进行的，因此，护患关系也体现了一定的文化关系。由于知识、经验、价值观、社会阶层的结构、社会角色的认定、处世态度、宗教信仰、风俗习惯、生活方式、文学艺术及素质修养等文化背景存在差异性，护患之间会产生相应的矛盾和误解。因此，护理工作者在护理实践过程中应规范自身的言行，做到尊重服务对象的风俗习惯及宗教信仰，根据其文化背景选取恰当的沟通方式，进而建立良好的护患关系，保证护理活动的顺利进行。

五、促进良好护患关系的方法

良好的人际关系是个体心理健康的重要标志之一。护理工作的目的是最大限度地帮助人促进健康、恢复健康、减轻痛苦或安详逝去。对服务对象而言，良好的护患关系不仅可以帮助其战胜疾病，恢复身体健康，对保障及恢复其心理健康也存在重要的意义；对护士而言，良好的护患关系有助于提高其工作积极性和心身健康水平，进而提高其所提供护理服务的质量，满足病人身心健康需求。因此护士必须掌握促进良好护患关系的方法及技巧。

（一）创造良好护患关系氛围及环境

护士应该建立一个有利于服务对象早日康复的和谐、安全、支持性的护理环境，使服务对象在接受治疗及护理服务过程中保持良好的心理状态，尽可能地发挥自身潜能，最大限度地参与治疗、护理及恢复健康的活动。

在护理实践过程中，护士应充分尊重服务对象的权利及人格，平等地对待每一位服务对象，交流过程中使用恰当的语言、温和的语气、轻柔的语调、和善的态度，为服务对象创造关怀温暖的环境，使服务对象感到被接纳及理解，减轻其由于对医院环境的陌生感、不便性以及对疾病的恐惧、疑虑而造成的焦虑不安、孤独无助等心理负担，促进良好护患关系的建立。

（二）护患双方充分信任

护患双方彼此信任是构建良好护患关系的前提。信任是个体能依赖他人进行交流的愿望，包括对他人不加评判的接纳。信任感在人际关系中具有重要作用，它有助于交往双方产生安全感，进而使个体感受到别人的关心及重视。同时信任感的产生可以创造一种支持性的氛围，使个体能够真诚、坦率地表达自己的价值观、情感、思想及愿望。

护士在护理过程中应注意通过自己的责任心、爱心、同情心及耐心来创造一种有充分信任及支持感的气氛，并通过自己扎实的护理知识及技能，最大限度地满足病人的心理需求，尽可能地消除病人的身体疾病，增加服务对象对自己的信任感，以发展良好的护患关系。

（三）充分掌握人际沟通技巧

护患关系的建立与发展是在双方沟通过程中实现的。有效的沟通有利于良好的护患关系的建立，缺乏沟通或无效沟通会导致护患之间产生误解或冲突，因此，良好的沟通是建立及增进护患关系的基础。护士可以通过学习和培养职业素质来提升自身沟通技巧和能力，运用移情、倾听、证实、自我暴露等语言及非语言沟通技巧与服务对象进行有效沟通，充分了解服务对象的健康状况、心理感受等方面的信息，进而更好地满足服务对象的需求。同时通过双方良好的沟通交流，增加彼此的了解及信任，促进护患关系的发展。

（四）树立角色榜样

护士在临床工作中应充分认识自身的角色和作用。护士既是病人服务的提供者，又是健康问答的咨询者、代言者、解决者和健康教育者，正确认识自身角色有助于妥善处理护患关系。由于角色自身具有社会性，护士应在工作中为服务对象树立正确的角色榜样，理解服务对象角色所承受的社会心理负担，帮助其减少角色冲突，促进其角色转换。

（五）保持健康情绪

健康的工作情绪、良好的工作热情是完成临床工作任务的前提和保证，护士要具备良好的心理行为，保持平和心态和健康情绪，准确掌握病人信息，把握病人心理变化、心理需求，控制好自身情绪，不将不良情绪带到工作中，在与服务对象交流过程中，避免将自己的观念强加给服务对象。学会自我调整情绪，确保病人在治疗过程中处于最佳心理状态，有利于其疾病恢复，从而促进和谐护患关系的建立。

第二节　护患沟通

护患沟通（nurse-patient communication）是护士与服务对象之间的信息交流及相互作用的过程。具体交流内容既包括与服务对象的护理及康复直接或间接相关的信息，同时也包括双方的思想、感情、愿望及要求等方面的交流。护患间有效沟通是指针对某一问题，服务对象和护士发出及接收的信息含义相同，通过一定的沟通技巧最终达成一致意见。

一、护患沟通形式

护士为服务对象开展的一切护理活动及治疗都是从沟通开始的，良好的护患关系建立在有效护患沟通的基础上。在信息传播和表达情意的过程中，语言沟通一直是不可取代的方式，然而许多的生活经验和经历显示非语言沟通同样不可缺少，而且极为重要。因此，在沟通交流过程中，护士应熟练运用各种沟通技巧与病人进行有效沟通。

（一）语言沟通与非语言沟通

1. 语言沟通（verbal communication）　指沟通者出于某种需求，以语词符号为载体传递信息、表达情意的社会活动，主要包括口头沟通和书面沟通两种形式。

（1）口头沟通（oral language communication）：又称交谈，是人们利用有声的自然语言符号系统，通过口述或听觉来实现，即人与人之间通过谈话、会谈、讨论、演讲及电话联系等对话形式来交流信息、沟通心理。有效的口头沟通是沟通成功的关键。

1）口头语言沟通的优点：① 信息传递范围较广，可以随时补充说明；② 信息传递速度较快，可以及时得到反馈；③ 信息传递效果较好，可以利用声音及姿势进行强调；④ 信息传递结果直观，可以判断沟通的效果；⑤ 信息传递产生共识，利于建立良好关系。

2）口头语言沟通的局限性：① 信息易被曲解；② 信息保留时间短；③ 信息易受干扰；④ 难做详尽准备；⑤ 信息传递易失真。

3）口头语言沟通的语体形式：① 日常口语；② 正式口语；③ 典雅口语。

4）口头语言沟通的表达形式：① 述，指陈述、复述；② 说，指一般的口头表达；③ 讲，指一种比较正式的口头语言沟通行为；④ 谈，指谈话、对话。

5）口头语言沟通注意事项：① 选择恰当的词语；② 控制语速；③ 选择合适语调、声调；④ 适宜的幽默。

（2）书面沟通（written language communication）：是利用文字传递信息的沟通方式，包括书信、报告、文件、报纸、期刊以及电子邮件、微博、微信等形式。书面沟通应注意的是沟通所使用的符号必须是发出者和接收者双方都能够准确理解的符号。书面沟通采用相同的语系非常必要，目的是使沟通双方对所用词语的含义具有相同的理解。

1）书面沟通的优点：书面沟通具有沟通领域大、不受时间及空间限制，信息相对准确，更具有说服力以及信息可长期存储以便查阅和核对等优点。

2）书面沟通的局限性：使用书面语言符号进行沟通，对交际主体的语言文字水平提出了一定的要求，交际效果的好坏往往受制于交际主体的文字修养水平。书面沟通的局限性在于其传递信息不如口头语言及时、简便，同时信息接收者对信息的接收与反馈也比较慢。

2. 非语言沟通（nonverbal communication） 是相对于语言沟通而言的，是指不通过词语，而通过身体动作、体态、眼神、表情、语气语调、空间距离等方式交流信息、进行沟通以表达思想、感情、兴趣、用意等的过程。在沟通过程中，关于非语言沟通与语言沟通各自所占的比例问题，一直是沟通专家和心理学家研究的热点问题。美国传播学家艾伯特·梅拉比安（Albert Mehrabian）认为语言表达在沟通中只起方向性及规定性作用，而非语言才能准确地反映出人的思想和感情。他曾提出一个信息表达公式，即：信息的全部表达 ＝ 7% 语言 ＋ 38% 声音 ＋ 55% 表情，可见非语言沟通在沟通中占有重要地位。护士在临床工作中应格外注意非语言性行为对病人的影响，善于观察病人的非语言性信息，当病人出现不良情绪时，应鼓励病人用语言将不良情绪和感受表达出来。

（1）非语言沟通作用：非语言沟通具有表达情感、调节状态、修饰补充、替代语言和强化效果等作用。

1）表达情感：表达情感是非语言沟通的重要功能，可表现出个体的喜怒哀乐、振奋或压抑、软弱或坚强等信息。

2）调节状态：是指用非语言沟通来协调和控制人与人之间的言语交流状态，主要包括点头、摇头、注视、转看别处、皱眉、降低声音、改变体位等动作。

3）修饰补充：非语言沟通可以起到修饰语言的作用，使语言的表达更加准确、深刻。在人际沟通中，人与人之间的交往都是通过语言沟通和非语言沟通进行的，在声音传播的同时，个体的语气、表情也得以显露。如果在沟通过程中融入更多的非语言沟通，就能使沟通的过程更加声情并茂。

4）替代语言：用非语言沟通代替语言沟通传递信息。

5）强化效果：在特定情况下替代有声语言，发挥信息载体的作用，还可以在许多场合起到强化有声语言的效果。

（2）非语言沟通特点

1）无意识性：一个人的非言语行为更多的是一种对外界刺激的直接反应，基本都是无意识的反应。如个体与自己不喜欢的人站在一起时，保持的距离比与自己喜欢的人站在一起时要远些；又如个体在有心事时往往会不自觉地表现出忧心忡忡的样子。

2）情境性：与语言沟通一样，非语言沟通在不同的情境下，相同的非语言符号可能会有不同的意义。如拍桌子，可能是拍案而起，用于表达怒不可遏，也可能是拍案叫绝，用于表达赞赏至极；流泪可以表达出激动、幸福和喜悦等与快乐相关的情绪，也可以表达出委屈、悲伤和生气等难过相关的情绪。因此在实际生活中，要在具体的情境下理解非语言表达的意义，避免误解和以偏概全。

3）可信性：研究表明，当语言信号与非语言信号所表达的意义不一样时，非语言信号比语言信号更能反映出内心的真实感受，两者不可完全互相取代。由于语言信息受理性意识的控制，容易被掩饰，而体态语言则不同，体态语言大都发自内心深处，多数是不自主的。如某人说他毫不畏惧的时候，他手部发抖的事实则更容易让人相信其内心充满了恐惧。

4）个性化：一个人的肢体语言与其性格、气质密切相关。每个人都有自己独特的肢体语言，它体现了一个人的个性特征，因此，人们时常从一个人的形体表现来解读他的个性。如爽朗敏捷的人同内向稳重的人相比，两者的手势和表情是有明显差异的。

（3）非语言沟通形式

1）体语：主要指人体运动所表达的信息，包括人的仪表、面部表情、目光接触、姿态、手势、触摸、握手、搀扶等。

2）空间效应：① 亲密距离；② 个人距离；③ 社会距离；④ 公共距离。

3）反应时间：沟通时间的选择、沟通间隔的长短、沟通次数的多少常可以反映出对沟通的关注程度及认真程度。

4）类语言：是伴随语言沟通所产生的声音，包括音质、音量、音调、音色、音域、语速、节奏等，这些都可以影响人们对沟通过程的兴趣和注意力。

非语言沟通和语言沟通相互配合、互为补充，但它们之间存在着明显的区别。语言沟通以词语发出为起点，它利用声音渠道传递信息，能够对词语进行控制，是一种结构化的沟通方式，可以通过训练来加强和改善。非语言沟通是连续的，通过听觉、视觉、嗅觉、触觉等多种渠道传递信息，绝大多数是习惯性和无意识的，很大程度上是无结构的，较少可以通过模仿习得。

（二）正式沟通与非正式沟通

1. 正式沟通　正式沟通指在组织系统内，依据组织明文规定的原则进行的信息传递与交流。

如组织与组织间的公函来往，组织内部的文件传达、召开会议，上下级之间的定期情报交换等。护患间的正式沟通是有目的、相对正式的，通常采用书面形式进行沟通。

正式沟通的优点包括沟通效果好、比较严肃、约束力强、易于保密、可以使信息沟通保持权威性等。重要的信息和文件传达、组织决策等一般都采取正式沟通方式。其缺点是由于遵照特定条款，所以相对较刻板，沟通速度慢。

2. 非正式沟通　非正式沟通是指在正式沟通渠道以外的信息交流和传递，非正式沟通具有不受组织监督和自由选择沟通渠道的特点。非正式沟通是正式沟通的有机补充。在正式组织中，决策时所利用的信息大部分是由非正式信息系统传递的。同正式沟通相比，非正式沟通往往能更灵活迅速地适应事态的变化，省略许多烦琐的程序，并且常常能提供大量的通过正式沟通渠道难以获得的信息，真实反映服务对象的思想、态度和动机。上述信息往往对护理决策起重要作用。

非正式沟通的优点是沟通不拘形式、直接明了、速度快，能够及时了解正式沟通难以描述或不愿表达的信息。非正式沟通能够发挥作用的基础是护患双方良好的人际关系。其缺点是非正式沟通有时难以控制，传递的信息不够准确，容易失真和被曲解，而且容易以此形成小集团和小圈子，影响组织稳定和团体凝聚力。

（三）单向沟通与双向沟通

沟通按照是否有反馈可分为单向沟通和双向沟通两种。

1. 单向沟通　单向沟通是指发送者和接收者之间的地位不变（单向传递），一方只发送信息，另一方只接收信息。单向沟通是指自上而下或自下而上或一方向另一方的主动沟通。单向沟通中双方无论语言或情感上都不要求信息反馈，如作报告、发指示、下命令等。

2. 双向沟通　在双向沟通中发送者和接收者两者之间的位置不断交换，且发送者是以协商和讨论的姿态面对接收者，信息发出以后还需及时听取反馈意见，必要时双方可进行多次重复商谈，直到双方共同明确和满意为止，如交谈、协商等。双向沟通的优点是沟通信息准确性较高，接收者有反馈意见的机会，在沟通时产生平等感和参与感，增加自信心和责任心，有助于双方感情的建立。

二、护患沟通层次

沟通是护理实践中的重要内容，有着特殊的工作含义。护患之间的沟通及相互作用是产生护患关系的基础及必要过程，护患沟通的层次决定了护患沟通的效果。有效的沟通有助于建立良好的护患关系，更好地满足服务对象的身心健康需求。有效的沟通与交流包括三个层面：

（一）情感层面交流

面对病人和家属对有关疾病的倾诉，作为护士一定要以尊重、耐心的态度去倾听，这是建立良好护患关系的前提。每一个病人就医都有自己的期望，在就医过程中会表达自己的情感、态度、患病后的体验、情绪及个人生活的改变和感受。这些情感会带到护患沟通中来，护士能理解和感受病人的情绪对病人来说就是一种人文关怀。护理实践中，病人对疾病治疗的体验，包括疾病治愈后的喜悦和感激，以及疗效差导致的焦虑恐惧，甚至绝望等也是护患情感交流的一部分。

（二）文化层面交流

在护理实践过程中，护士应当意识到自己与所服务对象的文化及社会背景方面的差异性，这能够在一定程度上帮助护士在护理实践中取得更加满意的效果。在服务对象的文化和知识背景下进行沟通及处理问题，可以让复杂的医学术语变得浅显易懂，从而减轻病人的焦虑，使病人对治疗更加有信心。例如输液后按压穿刺部位，我们应该使用简单明了的话语解释为"注意按压输液部位，顺着血管穿刺方向按压，覆盖表皮和血管穿刺点，避免漏压血管穿刺点，引起皮下淤血"。一旦出现皮下淤血，应耐心并应用通俗的语句解释原因，以免造成不必要的误解。

（三）知识层面交流

病人总是希望从专业的角度得到对自己健康有益的医学知识的指导，这就需要护士在医学知识层面与病人交流。护士在长期训练和教育中，学习了很多的专业技术知识，其在专业知识方面，与没有接受过医学教育的病人相比，一般来说都存在一定的差距。一个合格的护士，能够克服这个差距带来的问题，通过生动通俗的语言进行交流，将专业知识传递给病人，帮助病人理解自己的疾病及诊疗过程，配合护理，最后得到康复，这也是全球医学教育要求的最基本功能之一，"健康教育的能力"。

护士应从以上三个层面与病人交流，为病人提供最大程度上的心理支持与满足。如果护士不懂得怎么与病人交流，让病人没有安全感、信任感，病人就可能挑剔护士的专业技能，甚至引发护患纠纷。

三、护患沟通影响因素

在临床护理服务过程中，护患沟通效果受环境因素和沟通双方个体因素的共同影响。

（一）环境因素

1. 物理环境　物理环境包括光线、温度、噪声、整洁度和私密性等。舒适安全和安静整洁的病房环境，有利于充分保护病人的隐私，使沟通能够顺利进行。

（1）安静程度：安静程度是影响沟通的重要因素，尤其是保证口头语言沟通的必要条件。沟通环境中的噪声，如汽车喇叭声、电话铃声、门窗开关撞击声及与沟通无关的谈笑声等，都会影响沟通的效果，造成信息传输过程的失真或沟通者心情烦躁。所以护士在与病人进行交流前要尽量排除噪声源，安排好交谈环境，避免噪声的干扰，为护患沟通创造一个安静的环境，以达到沟通效果。

（2）舒适程度：舒适程度是指沟通场所带给个体的生理及心理上舒服安逸的感觉。如明暗适宜的光线、恰当的室温，柔和的色彩布局、清新的气味等，舒适的空间和环境有利于心情的放松和情感的表露。

（3）空间距离：心理学家研究发现，根据沟通过程中双方的距离不同，沟通也会产生不同的气氛背景。空间距离是判定沟通双方人际关系状况的重要指标。在合理的距离内进行沟通，容易形成融洽合作的气氛；而沟通距离较大时，则容易形成敌对或相互攻击的气氛。护士在与病人沟通时，应注意保持适当的距离，既让病人感到亲近，又不对其造成心理压力。

2. 心理环境 心理环境是指沟通双方在信息交换过程中是否存在心理压力。如沟通时缺乏保护隐私的条件，或因人际关系紧张导致焦虑、恐惧等情绪，都不利于沟通的进行。

（1）私密因素：在护患沟通过程中，护士应考虑沟通环境的隐秘性是否良好，注意保护病人隐私。条件允许时可选择无人打搅的房间，或请其他人暂时离开，或注意压低说话声音等，以解除病人顾虑，保证沟通的有效顺利进行。

（2）背景因素：是指出现在沟通环境中的所有设施、人物、事件和关系。沟通总是在一定的背景中发生的，任何形式的沟通都会受到各种环境背景的影响，包括沟通者的角色、情绪、态度、关系等。如学生正在自由交谈时，突然发现老师在旁边就会马上改变交谈的内容和方式。由此可见，沟通在某种程度上是由沟通背景控制的。

（二）个体因素

个体因素包括沟通双方的生理因素和沟通时沟通双方的情绪状态、知识水平、社会背景及沟通技巧等因素，上述因素会影响护患双方的沟通效果。

1. 生理因素 影响护患沟通的生理因素一般包括沟通双方的年龄差距、病人处于疲劳和疼痛状态、病人存在耳聋或失语情况等。

2. 心理因素 人的个体心理特征和心理存在很大的差异，在人际交往中，其沟通活动也往往受到认知、个性、情绪等多种心理因素的影响，这些因素有时还可能引起人际沟通障碍。

（1）情绪因素：个体表现出来的各种情绪会对沟通的有效性产生直接影响。轻松愉快的正性情绪能增强一个人的沟通兴趣和能力；而焦虑、烦躁、恐惧等负性情绪可干扰一个人传递或接收信息的本能。当沟通者处于不良的情绪状态时，对信息的理解常常会发生"失真"。如当沟通者处于愤怒、激动的状态时，对某些信息出现淡漠、迟钝的反应，就会影响沟通效果。作为护士，应有敏锐的观察力，积极调整个人的不良情绪；同时也要学会控制自己的情绪，以确保不妨碍护理工作的有效沟通。

（2）个性因素：个性是指一个人对现实的态度和其行为方式所表现出来的心理特征。个性是影响沟通的重要因素。一般来说，性格热情、开朗大方、善解人意的人易于与他人沟通；性格孤僻、内向、冷漠、狭隘、以自我为中心的人，很难与他人沟通。护士作为一个主动的沟通者，应尽职尽责做好共同工作，应正确地评估和认识自我，并尽可能做到知己知彼、扬长避短，不断纠正不利于沟通的个性心理，逐步成长为沟通高手。

（3）认知状况：认知是指一个人对待发生于周围环境中的事件所持的观点。由于每个人的背景经历、受教育程度和生活环境等存在差异，其认知的深度、广度和类型都不尽相同。一般来说，知识面广、认知水平高、生活经历丰富的人，比较容易与不同认知范围和水平的人进行沟通。因为信息发出者和接收者均是通过自己所拥有的知识和经验对信息符号进行编译发出和解译接收的。如果传递的信息符号是在对方的知识范围之外，就会影响沟通效果，甚至造成无法沟通的局面。有研究显示，通过提高专业知识水平和技能可提高护患沟通能力。护士在与病人沟通时，要充分考虑对方对医学知识的认知水平，避免使用难懂的医学术语。

（4）态度：态度是指人对其接触客观事物所持的相对稳定的心理倾向，这种心理倾向以不同的行为方式表现出来，并对人的行为具有指导作用。态度是影响沟通行为的重要因素，有研究表明应通过多种模式的培训提高护士对护患沟通能力的重视度。

（5）受教育程度：护患沟通时，双方文化程度存在差异，语言习惯不同，以及双方对同一事物的理解不一致，会影响沟通结果，受教育程度低不易达到满意的沟通效果。

（6）社会背景：沟通时由于护患双方的种族、职业、受教育程度、所处社会阶层的不同，由此导致的对事物的理解、各自的信仰和价值观、生活习惯等方面的差异，都可能导致护患沟通不能顺利进行。

3. 沟通技巧因素　沟通是一种重要手段和基本功，沟通技巧与沟通效果是密不可分的。沟通技巧本身有利于促进沟通关系的发展，提高沟通效果。护士在与病人沟通中不恰当地运用沟通技巧，如没有做充足的准备和了解病人的情况，沟通常常因不了解病情而被迫中断；护士虚假、不恰当的安慰，针对性不强的解释会给病人一种敷衍了事、不负责任的感觉，同样也会影响沟通的效果。

（三）社会文化因素

文化因素包括知识、信仰、价值观、习俗等，它规定并调节着人们的行为，同样，对人际沟通也产生着深远的影响。

1. 价值观　价值观是人们对事物重要性的判断，并用以评价现实生活中的各种事物、指导自己行动的根本观点。正所谓，道不同不相为谋。人们的价值观念不同，对事物的态度和反应也不同，对问题的判断可能产生重大差异，从而成为沟通的障碍因素。

2. 文化模式　不同的文化传统决定着人们沟通的方式方法。一般来说，文化传统相同或相近的人在一起会感到亲切、自然，容易建立相互信任的沟通关系。当沟通双方文化传统有差异时，理解并尊重对方的文化传统将有利于沟通的进展。在护患沟通中护士应理解并尊重病人的文化背景、民族习俗。

3. 社会角色　不同的社会角色关系有不同的沟通模式，只有符合社会所认可的沟通模式，才能得到人们的接纳，沟通才可能有效。如老师可以拍拍学生的肩膀说"好好学习"，但学生绝不能拍拍老师的肩膀说"认真上课"。护士在与儿童、老年病人交流时，可以适当运用身体接触的形式，但与异性病人沟通时则应慎重，以免产生误会。

四、护患沟通基本方法

随着医疗模式的转变以及整体护理的实施，护士与病人及家属面对面交流的机会越来越多、内容也越来越广泛。因此需要护士掌握科学、实用的沟通方法和技巧，更好地为病人服务。

（一）选择正确的沟通形式

根据病人的情况及目标的不同，护士需要选择正确的沟通形式，包括语言沟通（口头沟通、书面沟通）及非语言沟通。口头沟通是护患之间最常用的沟通方式，语言沟通不畅易导致护患矛盾，故需具备一定的语言技巧，才能促进护患之间的情感交流，发挥沟通的积极作用。书面沟通是护患之间的正式沟通，沟通内容便于修正和保存，准确性及持久性更强，如护理相关的知情同意书及评估表等。非语言沟通在护理工作中能够发挥表达情意、验证信息、调节互动及显示关系的作用，恰当地结合语言和非语言沟通的技巧，以达到最佳的沟通效果。

（二）选择恰当的沟通场所

根据沟通的内容和目标，选择合适的沟通场所，如床旁、护士长办公室、专门的接待室或心理治疗室等。沟通场所与沟通内容相吻合，是有效沟通的重要基础，能大大提高沟通成功率。

（三）采用科学的沟通技巧

1. **尊重与接纳** 尊重和友好地接纳病人是确保沟通顺利进行的首要原则。不论病人的年龄、性别、身份与职业如何，护士都应用符合病人文化背景的方式表达对病人的尊重与接纳。对病人使用恰当的称呼，合适的躯体距离、姿势及目光接触等都能够体现对病人的尊重与接纳。交谈中多使用礼貌用语可以体现对病人的尊重。

2. **倾听与共情** 倾听是指全神贯注地接收和感受对方交谈时发出的全部信息（包括语言和非语言），通过察言观色获得全部信息。倾听的技巧不同，又可分为五种不同层次的效果：生理的听、假装的听、选择的听、专注的听及同理的听。最高层次的同理的听，即设身处地、换位思考的听及感同身受，是感情进入的过程，又称之为共情。共情既是一种态度，也是一种能力，其核心是理解。共情有助于病人自我价值的保护，有助于提高病人的自我控制能力，有助于护患沟通的准确性。

3. **明确沟通目标** 每次沟通都应有明确的沟通目标，护士应围绕沟通目标提问以获取信息，并向病人表达支持和关怀，以便双方达成共识。在病情基本清楚后，护士围绕护理诊断或者治疗需求的重要信息进行适当的提问，有利于病人更清晰全面地陈述，同时也能提高沟通的效率。每一次沟通，以实现沟通目标或者达成共识为止。有时沟通目标太大，也可能需要分阶段、分层次进行沟通，才能达到总的目标。

4. **控制沟通信息** 有效沟通需要传递与沟通目标相关的信息，双方就此信息交换意见，表达态度、情感和讨论解决方案。沟通过程中及时反应、阐释，不要偏离了目标，提供与目标无关的信息。如关于口服给药的问题，应围绕相关信息进行，如选择该药物的原因，用药的途径、方法、注意事项、起效时间和副作用等。不要在一次沟通中设立太多目标以防降低沟通效率。

5. **把握非语言沟通技巧** 非语言沟通包括面部表情、身体距离、姿势、动作、眼神、声调音量、语速、仪表服饰、身体接触及病房环境等方面。沟通中语言要简练、清晰、通俗易懂，避免使用医学术语以免病人理解困难。对不同的对象，语速、音量都应有所不同。对老人、虚弱的病人，要注意语速慢些，使病人注意力集中并保持目光接触状态，以简练清晰的语言传递信息。语音的高低，以病人容易听清为宜。

6. **尽可能符合病人文化背景** 不同病人可能来自不同的文化背景，包括种族、信仰、习俗、生活方式、语言等。护士应用生动通俗的语言、形象的比喻、清晰的逻辑关系与病人进行沟通，更容易达到沟通的目的。

7. **确认彼此是否信任真诚** 护士在交流中，可通过观察来判断是否取得病人的信任。只有在相互信任的基础上进行沟通，才能达到目的。

护患沟通是一种技能，也是一门艺术。在临床护理工作中缺乏沟通技能，是难以成为一名优秀护士的。在护理工作的职业生涯中，不断学习和提高沟通技巧，对每一位护士来说都是非常重要的。

（四）重视特殊病人沟通技巧

特殊病人不仅指患有特殊疾病的病人，还包括病人就诊环境的特殊性，例如门诊病人。特殊疾病病人包括门诊病人、急诊病人、传染病病人、精神病病人以及不良情绪病人和感知觉障碍病人等。病人所患疾病的特殊性导致其思维和行为与普通病人有一定的差异性，护士在与上述病人进行沟通时也应采取不同方法，以达到有效沟通的目的。

1.门诊病人　在医疗环境中门诊病人的流动大，就诊环境比较嘈杂，易影响病人心情；而病人就诊时迫切地想知道自己身体发生了什么问题，需要做哪些检查，就诊时间需要多久，是否能得到治疗等，这一系列的问题也易使人产生不良情绪。针对门诊病人的这种心理，护士需要给予理解、安慰，以亲切的微笑和耐心的问询取得病人及家属的信任，平复病人的焦躁情绪。门诊护士应尊重每一位病人，充分利用礼貌用语，准确把握病人需求，及时调整好秩序，有效满足病人身心健康需求，将友好的情感传递给病人，从而建立良好的护患关系，增加病人在等待及治疗过程中的耐心。

2.急诊病人　急诊病人是需要紧急处理的特殊群体，病人或病人家属通常会表现出极度紧张、高度恐惧，危重者常会产生濒死感，将生的希望全部寄托在医护人员身上。面对急诊病人和家属，护士稳定的情绪、果断的处理、紧凑而不失礼节的语言、娴熟的抢救技术都会给病人带来信念上的支持。因此在沟通时，护士要注意语言与行为的统一，既不能先问问题后采取急救措施，也不能只顾抢救而不与病人或家属沟通。面对不断呻吟或大声喊叫的病人时，不要随便呵斥或表现出不满，应给予必要的安慰；在与病人或病人家属交谈时，应注意语速和语调，避免病人没听清楚或感到态度生硬。在与病人家属沟通时，对不配合的病人家属，护士要耐心劝说；对言辞激烈的病人家属，护士要冷静对待，在不影响抢救的情况下，尽可能让家属陪伴病人，以解除病人的孤独感和无助感。在正确执行保护性医疗制度的同时，还应该根据病人的个体心理差异，选择性地将病情告诉病人或病人家属，以稳定病人的情绪，为病人创造有利于抢救和治疗的最佳心理状态。

3.传染病病人　当病人被确诊为传染性疾病后，既要遭受疾病折磨又要遭受被他人嫌弃的心理折磨，同时在疾病治疗期间还要接受隔离，这使得传染病病人在不同程度上表现出自卑、孤独、焦虑、恐惧、悲观、猜疑、情绪低落等心理，还有少数病人表现出愤怒情绪以及对抗行为。因此护士在与传染病病人沟通时，应注意了解病人的心理活动及情绪化的原因，给予充分的理解和同情。根据病人的不同情况，向其解释隔离治疗的作用与意义，做好隔离期间的健康宣教，及时传递相关信息，以消除其顾虑和疑惑；耐心指导病人适应隔离期间的生活，鼓励病人积极配合治疗。由于传染病病人比较敏感且疑心较重，护士在进行治疗护理的时候，要特别注意自己的肢体语言，以免病人产生被护士嫌弃的感觉。

4.精神病病人　精神病病人由于精神异常表现为行为异常，如不遵守医院各项规章制度、不愿配合医务人员、不服从治疗等。护士应积极与病人的家属或监护人进行治疗性沟通，对精神病病人的异常语言和行为给予理解和包容，在治疗中尊重病人的人格和尊严，做到关心体贴病人。

5. 情绪愤怒病人　愤怒是指受到人为的不公平对待而出现的一种情绪状态。在临床护理工作中，当有些病人突然患病或遭遇突发事件而难以承受挫折时，会以愤怒的方式来发泄自己的不满情绪，表现为拒绝治疗、大喊大叫、无端仇视周围的人，甚至摔东西或殴打医护人员。对待这类病人，有的护士可能会采取不理不睬或回避的态度，以暂时缓解病人的情绪。这种回避的态度有时可以暂时缓解矛盾，有时则更容易激发病人的愤怒情绪。因为有些病人的愤怒行为在一定程度上是为了引起医护人员的关注，如果医护人员对其采取置之不理的态度，病人就会表现得更暴躁。对待这类病人，护士应对病人的愤怒行为作出正面反应，即将病人的愤怒看作是一种适应性反应，尽量为病人提供发泄渠道。同时护士应主动倾听、了解和分析病人愤怒和激动的原因，并根据情况采用适当的方式安抚病人。

6. 感知觉障碍病人

（1）视觉障碍病人：与视觉障碍的病人进行沟通时最好选择有声语言，尽量避免非语言方式。病人因视觉障碍导致视物困难，对护士的突然出现和离去会感到惊恐或不知所措，因此当护士走进或离开病房时，都应向病人通报自己的名字和所处位置，对于完全没有视觉的盲人还应对发出的声响作出解释。与视觉障碍的病人交谈时语速要慢，语调要平稳，给病人留有足够的时间，使病人对交谈内容充分理解后再作回答，切忌使用催促或厌烦的语气。与尚有残余视力的病人，交谈时要面对病人，保持较近距离，尽可能让病人看到表情。

（2）听力障碍病人：与听力障碍的病人沟通时最好选择非语言方式，即通过目光、表情、手势、姿势、书面方式等进行沟通。非语言方式能使病人在无声世界里感受到护士的关心和体贴。如护士进病房时，可以轻拍病人使其知道护士来了；在病人还没看到护士进来之前，不要说话；在与病人交谈时，应面对病人，让病人能够看清楚护士说话时的表情与口型，同时适当增加身体语言表达，以弥补病人由于听力障碍引起的沟通困难。与听力障碍病人交谈时应选择安静的环境，注意避开探视时间，这样可近距离地与病人耳语交谈，也可适当放大声音进行交谈，但应避免大声吼叫，以免使病人产生误会，还可采用写字板、卡片等其他沟通方式。

7. 失语病人　对于因疾病原因暂时丧失表达功能的病人，护士可以教给病人一些替代语言的常用手势，如用手轻轻拍床表示不舒服，再用手指不舒服的部位；动大拇指表示要大便；觉得有痰指指喉咙；想喝水指指嘴唇等。对文化程度较高的病人可用写字板进行沟通。

第三节　护患冲突

护患冲突是护士与病人间发生的人际冲突。人际冲突主要指两个或两个以上个体之间、个体与群体之间或群体之间，在目标、观念、行为期望和直觉不一致时存在的互不相容、排斥的紧张状态。护患冲突是护患交往过程中出现的障碍，是影响护患关系健康发展的一种客观状态，同时也是护患关系的组成部分。要建立和发展良好的护患关系必须处理好护患冲突。分析发生护患冲突的原因，只有主动、积极地化解而不是否认和回避护患冲突，护患关系才能进入良性循环。

一、常见护患冲突

护患冲突归根结底主要产生于"需求与满足"的矛盾中，主要有以下4种表现形式：

（一）理想角色与现实冲突

理想角色是指病人根据护士职业规范所确立的较理想的标准，是对护士职业群体的一种较高境界的期望值。在病人心中，护士是"白衣天使"，病人常常把对护士群体的角色期望作为衡量每一个护士个体的标准，希望每个护士都能有扎实的理论和娴熟的技能，还希望护士都能有高度的责任心、爱心并能够善解人意地帮助病人解除疾苦恢复健康，对护士的职业提出了较高的要求。当现实中个别护士的职业角色行为与他们的理想标准距离较大时，病人便可能产生不满、抱怨等情绪，而在与护士交往中产生不同程度的矛盾及冲突。另外，如果个别护士不能正确理解病人的角色期望并给予正确的引导，反而将其理解成病人对自己苛求，甚至表现出完全对立的情绪，就有可能加剧护患冲突。

🔔 **问题与思考**

需求与满足的冲突

病人住院期间需要各方面的照料，并渴望得到护士的精心护理，病人的需求是多方面的，在治疗护理方面、饮食生活方面、居住条件方面、休息娱乐方面等都有具体的要求。虽然从促进健康恢复的角度多数的要求是合理的，应该得到满足，但是以目前医院的条件很难做到物质条件、设备、医疗技术水平等都是优越的，所以很难满足病人的一切需求，因此需要护士理解病人，耐心巧妙地解决冲突。

有一位糖尿病病人确诊糖尿病后一直未用降糖药物，近期给予生活干预后血糖居高不下并出现了一些并发症，焦虑极了，住院后进行胰岛素强化治疗，住院3天后血糖有所下降，但未降到理想范围。病房与她邻床的病人夜间睡觉"打呼噜"，声音很响，影响到这位病人睡觉，本来入睡就困难，这一宿基本上睡不了觉，病人很激动，找到护士长，要求调换床位，或者允许邻床病人回家休息，需要治疗时再回到病房。并强调自己血糖一直下不来就是因为睡眠不好，说住院没有意义，如果解决不了就出院吧。护士长便安抚病人："我知道您的需求了，您先回病房，一会儿我去找您。"过了一会护士长便找到了这位病人，和颜悦色地问起了病人的病情，并耐心地解释了目前用药的目的和相关并发症的情况，耐心给病人做了病情相关的教育指导，指出治疗期间血糖的控制应循序渐进，血糖的骤降会对机体造成很多的不良影响，病人一直在点头并回应着"啊！原来是这么回事！"这时候病人是非常高兴的。紧接着护士长问她："您看您夜间确实是睡不好，真是挺抱歉的，条件有限，您看要不我们给您准备一个耳塞，不知道您愿不愿意使用，或者我帮您问下医生能不能适量地服用辅助睡眠的药物？"病人很高兴地说："真不好意思，给您添麻烦了，我们来住院是寻求您这里精湛的诊疗技术的，其他的都是小事，我自己可以解决。非常感谢您这么用心帮助我。"

思考：作为护士，在临床工作中经常会遇到此类需求与满足的冲突导致的问题，应如何去查找问题的根源，如何去应对？请你制订出一份分析、理解及解决冲突的方案。

（二）偏见与价值冲突

来自社会各个层次的病人，对护士的职业价值的看法受到他们自身的社会、心理、文化等方面因素的影响。有的病人很少与护士交往，对护士职业缺乏了解，只能根据一些道听途说的信息来片面地认识护士，把对护士职业的社会偏见带到护患交往中来，而长期以来一直受职业困惑的部分护士，则对他人对自己职业的消极评价特别敏感、反感，很容易就此与他人发生争执，导致护患冲突。

（三）病人自主性与护士工作规范冲突

病人的自主性是指病人对自己的医疗问题，经过深思熟虑所作出的合乎理性的决定，并据此采取的行动。病人自主权是病人重要的道德、法律权利之一。但是在我国，病人的自主权远未深入人心，甚至在许多地方还多有疏忽。当病人简单地借用自主权的概念，把自主理解成是一种不受限制的自由时；当护士把病人自主权随意地排除在护患关系之外，以为其无足轻重时；当护士把病人自主权看成是病人单向意义上的权利，而忽略了它与病人义务及护士护理权的一致性时，就可引发冲突。

（四）依赖与独立冲突

依赖与独立的冲突经常发生在疾病恢复期的护患之间。在病人方面，由于经过较长的病程，他们已逐渐适应并形成了病人角色的习惯，在心理上已适应了对护士的依赖。他们把疾病的后果看得过于严重，对康复后重返社会角色缺乏信心，担心因失去病人角色而使健康再次受损，结果常常丧失了与自身疾病抗衡的主观能动性。而护士的重要职责是要增强病人的独立意识，协助病人学会疾病状态下新的自我护理技巧，修正自我形象概念，努力提高行为能力，恢复自信，最终获得心理健康与躯体康复同步的最佳身心状态。在独立与依赖这对矛盾面前，护患之间如果不能及时有效沟通就容易发生冲突。

二、护患冲突处理原则

（一）公正原则

公正是处理人际关系时的公平与正义的原则。公正或正义一直是人类社会普遍的道德法则，是我们孜孜以求的价值生活目标，也是伦理学、思想史不断探究的一个核心概念。亚里士多德曾经将公正视为一种人际关系的"中度"。孔子和孟子同样提出了"中庸"理论。在处理护患冲突时要求护士面对不同种族、肤色、年龄、职业、社会地位、经济状况、文化水平的人，根据公正原则做到一视同仁、平等相待，公正合理地分配医疗资源。

（二）理性原则

理性原则要求护士无论处在什么样的情景下，都要保持理智，克制自己的情绪，灵活处理问题。护士在处理护患纠纷时要保持理性头脑，不能因为病人的无理取闹、过激言辞而发生正面冲突，不顾及身份职责。在冲突时要避免针锋相对，忌讳使用质问式强硬的语气。可通过讨论、协商、静谈、安抚等方式解决冲突。

（三）尊重原则

护患关系是一种帮助关系，在整体护理模式下更应强调服务意识，充分地满足病人的心理需求。护理服务对象在医院这个特定的环境中，往往以弱者自居，常常具有脆弱的自尊心，他们很容易受到伤害。因此，对他们的观点和意见应表示尊重，避免直接指责和使用批评性的言语。

在临床工作中，尊重病人，鼓励病人提高自我意识，并不意味着护士可以放弃自己的责任及临床护理工作的自主权，因此，护理实践过程中必须处理好尊重病人与以护士为主体的临床护理工作间的关系。尊重病人包括帮助、劝导以及限制病人进行临床护理服务的选择。

三、护患冲突应对技巧

护患关系是一种专业性的互动关系，护士是影响护患关系的主要方面。因此，下面将主要从护士的角度讨论如何建立良好的护患关系。

（一）注重职业道德教育，树立以人为本的助人理念

以病人为中心的整体护理要求护士要爱岗敬业，尊重病人的合法权益。护士要不断加强自我修养，注重职业教育，给予病人尊重、温暖、真诚和同情。护士要公平对待病人，尊重病人权利和要求，满足病人的心理需求，使病人获得一种自我价值感。高尚的职业情感可以为病人创造一种安全温暖的氛围，促进护患关系的融洽和谐。

（二）加强心理素质训练，塑造良好性格

护士职业责任重，工作量大，再加上工作条件的限制和护士本身各方面的压力，易引起护士情绪波动，出现工作倦怠，对护患关系产生负面影响。因此，护士要加强心理素质训练，避免情绪激动，可以通过深呼吸来控制情绪激动，还可以利用冷处理方式，护患双方先冷静一下，耐心地分析原因，护士可以寻求帮助，找资历高的同事或者护士长分析解决问题，锻炼沉稳冷静的心理素质。

（三）塑造良好形象，增强人际吸引力

护患关系是一种特殊的人际关系，如果注意利用影响人际交往的因素，则可以增强护士的人际吸引力。

1. 树立良好"第一印象"　良好的第一印象对良好护患关系的建立起着事半功倍的作用。仪表端庄、举止大方、修饰得体、语言恰当等都是护士建立良好"第一印象"的基本要素。护士给病人留下良好第一印象的方法有以下4种：

相关链接 | **首因效应**

首因效应是由美国心理学家洛钦斯（A.S. Lochins）提出的，是指在人与人交往时的第一次印象对今后交往关系的影响，也称之为优先效应或者第一印象效应，如人们常说的"先入为主"的影响。首因效应是由于大脑处理外界信息的顺序决定了认知效果，最先输入的信息作用最大，最后输入的信息也起较大的作用，但是当不同的信息结合在一起时，前面的信息往往会被重视。

初次见面，首先应该尊重对方、礼貌待人，建立起一个温馨的气氛及表示接受的态度，会使病人开放自己并坦率地表达自己的思想情感，使交谈顺利地进行。因此，护士在与病人交谈开始时应注意提供支持性语言，建立起信任和理解的气氛以减轻病人的焦虑，这有助于病人提高战胜病魔的信心。

（1）注重礼貌仪态：由于第一印象较多取决于外表，因此护士在与病人初次沟通时要表现出优雅的风度、得体的举止和整洁的仪表，如着装要干净整洁，符合临床护士着装要求，做到对病人有礼貌、说话谦逊和举止文雅大方。

（2）克服羞怯心理：许多年轻护士在与病人初次沟通时，往往会表现得很害羞，护士应树立信心，主动与病人交往，克服害羞心理。

（3）学会微笑：微笑是礼貌和善意的象征，在护理工作中起到表达情意、改善关系、优化形象和促进沟通的作用。护士面带微笑接待病人是进行沟通的第一步，微笑可以使病人消除陌生感，从而消除病人的紧张情绪，增加其对护士的信任和战胜疾病的勇气。

（4）语言文明：语言是人的思想和情感的表露，初次见面，一定要注意语言的表达，一方面要准确阐述自己的意见，另一方面说话时要谦虚，切勿抬高自己而贬低他人或只谈自己忽略他人；同时语言要优美，对病人称呼要得体，既符合病人身份，又表现出对病人的尊重，使病人感到亲切自然。

2. 充分利用晕轮效应　护理工作让护士与病人有较多的接触机会，晕轮效应能改善护患关系。但只是停留于表面的关心远不能发展良好的护患关系，护士还需诚恳地对待每一位病人，在心灵的交流中增加与病人的信任，增进相互了解和理解。一个甜甜的微笑、一句善意的提醒、一次真诚的搀扶，都会消除病人的紧张焦虑，温暖病人的心田。当然也要避免"熟不讲礼"的现象。

3. 增进护患交往　利用"相似"原理增进护患交往，护士通过了解病人经历，寻找相似之处，适当运用自我暴露，增进人际吸引，以提高护患间的信任。

相关链接　　　　　　　　　　　**晕轮效应**

　　晕轮效应，又称"成见效应"，是指人们对他人的认知和判断往往只从局部出发，扩散而得出整体印象，即以偏概全。这种强烈知觉的品质或特点，就像月晕的光环一样，向周围弥漫、扩散，从而掩盖了其他品质或特点，据此，美国著名心理学家爱德华·桑戴克为这一心理现象起了一个恰如其分的名称——"晕轮效应"，也称"光环作用"。

　　有时候晕轮效应会对人际关系产生积极效应，比如某人对人诚恳，那么即便这个人能力较差，别人对他也会非常信任，因为对方只看见他的诚恳。因此，护士在临床工作中可以充分利用晕轮效应的积极作用，帮助构建良好的护患关系。

（四）注重人文修养，提高护患沟通能力

沟通是人与人之间交换意见、观点、情况或情感的过程，有研究表明，80%以上的护患冲突都是由于沟通不良或沟通障碍引起的。沟通对护理工作来说有着特殊的意义，有效的沟通是解决护患冲突的基本方法，能够使双方达到求同存异。因此，护士要学习沟通技巧。护患沟通对建立融洽护患关系起着举足轻重的作用。因此护士要注意以下4个方面的内容：

1. 具备良好心态　护士必须具备良好的服务心态，以同理心为护理服务基础，用换位思考的理念真正从病人的角度和利益出发，主动为病人提供人性化、个性化的服务。认真倾听病人的

叙述和倾诉，学会判断病人面部表情、动作姿势的含义，采用安慰性、解释性及鼓励性语言与病人沟通交流，使病人能理解和掌握与疾病相关的信息，取得病人的信任，护患同心协力完成护理工作。

2. 尊重病人权利 尊重病人权利主要体现在履行知情告知义务上。护士应认真学习与护理有关的卫生法规，自觉守法，提供护理服务时，要从法律的角度审视自己的言行。及时向病人通报与之有关的诊断、检查、治疗、医疗收费等信息，耐心做好医院规章制度的解释工作，使病人能积极配合并参与医疗及护理。

3. 注重语言修养 护士应具备的语言修养包括语言的情感性、治疗性、规范性、审慎性、尊重性、委婉性和严肃性。护士在沟通中应注意自己的语言艺术，语义、语音、语调、语速规范恰当，语言需谨慎，多使用礼貌用语，体现护士的职业素质修养。

相关链接 | **护理服务有"七声"**

病人初到有迎声；

行治疗有称呼声；

操作失误有歉声；

病人合作有谢声；

见病人有询问声；

接电话有问候声；

病人出院有送声。

---

4. 合理运用非语言沟通技巧 注重非语言沟通，护士的举手投足都在传递着沟通的信息。护士的微笑对病人的安抚作用胜过良药；护士仪表端庄、举止大方也能给人以信任的感觉；护士镇静的目光，可以给恐慌的病人带来安全感；护士热情的目光，可以使孤独的病人得到温暖；护士鼓励的目光，可以令沮丧的病人重建自信。又如经常给卧床不起的病人洗头、擦浴会使他们感到愉快、舒适，体会到人间的真情，唤起他们对生命的珍惜。

学习小结

本章主要介绍临床实践中护患关系和护患沟通的相关内容，简要论述了护患关系的发展过程和护患关系的模式，系统论述了不同病种病人的沟通特征与技巧，以及护患冲突的处理原则与方法。

（贾立红）

一、单项选择题

1. 护患关系的实质是（　　）
   A. 满足病人健康需求
   B. 促进病人配合
   C. 规范病人的遵医行为
   D. 强化病人自我护理能力
   E. 帮助病人熟悉医院规章制度

2. 治疗性沟通以（　　）为中心
   A. 护理工作质量
   B. 病人满意度
   C. 护士满意度
   D. 医院利益
   E. 病人健康

3. 科学的沟通技巧，既能体现一种态度，又是一种能力的是（　　）
   A. 尊重接纳病人
   B. 倾听与共情
   C. 控制沟通信息
   D. 把握非语言沟通技巧
   E. 了解病人文化背景

4. "先入为见"反映了人际交往中的（　　）
   A. 首因效应
   B. 近因效应
   C. 晕轮效应
   D. 移情效应
   E. 共鸣效应

5. 下面属于共同参与模式的护患关系是（　　）
   A. 脑出血病人与护士
   B. 婴幼儿肺炎病人与护士
   C. 休克病人与护士
   D. 初发糖尿病病人与护士
   E. 急危重症病人与护士

   答案：1. A；2. E；3. B；4. A；5. D

二、简答题

1. 简述护患关系的特征。
2. 简述护患沟通的基本方法。
3. 简述护患冲突处理的原则。

推荐阅读文献

［1］ 郭起浩，洪震. 神经心理评估 [M]. 2版. 上海：上海科学技术出版社，2016.

［2］ 郝玉芳. 护理心理学 [M]. 北京：中国中医药出版社，2016.

［3］ 何晶晶. Peplau人际关系模式在护理实践中的应用进展 [J]. 护理研究，2018，32（10）：1534-1536.

［4］ 胡佩诚. 临床心理学 [M]. 北京：北京大学医学出版社，2016.

［5］ 黄辉，刘义兰. 叙事护理临床应用的研究进展 [J]. 中华护理杂志，2016，51（2）：196-200.

［6］ 蒋衍. 医院病房护患关系话语建构的积极话语分析 [D]. 重庆：西南大学，2019.

［7］ 李冰. 和谐护患关系建构中的伦理问题研究 [D]. 新乡：河南师范大学，2020.

［8］ 李明. 叙事心理治疗 [M]. 北京：商务印书馆，2016.

［9］ 琳达·布兰农. 健康心理学 [M]. 8版. 郑晓辰，张磊，蒋雯，译. 北京：中国轻工业出版社，2016.

［10］ 曲海英，高岩. 护理心理学 [M]. 北京：科学出版社，2016.

［11］ 史宝欣. 护理心理学 [M]. 3版. 北京：人民卫生出版社，2018.

［12］ 史瑞芬. 护理人际学 [M]. 5版. 北京：科学出版社，2023.

［13］ 杨小丽，孙宏伟. 医学心理学 [M]. 北京：科学出版社，2017.

［14］ 钟志兵. 护理心理学 [M]. 北京：中国医药科技出版社，2016.

［15］ HOUSTON T K，CHERRINGTON A，COLEY H L，et al. The art and science of patient storytelling-harnessing narrative communication for behavioral interventions：the ACCE project[J]. J Health Commun，2011，16（7）：686-697.

［16］ SMITH BATTLE L，LORENZ R，LEANDER S. Listening with care：using narrative methods to cultivate nurses'responsive relationships in a home visiting intervention with teen mothers[J]. Nurs Inq，2013，20（3）：188-198.

索 引